中等职业教育护理专业“双元”新形态教材
丛书总主编　陈嘉

护士人文修养

湖南省医学教育科技学会护理教育专业委员会 组织编写
主编 ⊙ 敖琴英　赵炼

中南大學出版社
www.csupress.com.cn
·长 沙·

图书在版编目(CIP)数据

护士人文修养 / 敖琴英，赵炼主编. —长沙：中南大学出版社，2024. 8

ISBN 978-7-5487-5807-5

Ⅰ. ①护… Ⅱ. ①敖… ②赵… Ⅲ. ①护士—修养—中等专业学校—教材 Ⅳ. ①R192. 6

中国国家版本馆 CIP 数据核字(2024)第 083323 号

护士人文修养

HUSHI RENWEN XIUYANG

敖琴英　赵　炼　主编

□**出 版 人**　林绵优
□**责任编辑**　陈海波
□**责任印制**　唐　曦
□**出版发行**　中南大学出版社
社址：长沙市麓山南路　邮编：410083
发行科电话：0731-88876770　传真：0731-88710482
□**印　　装**　长沙雅鑫印务有限公司

□**开　　本**　787 mm×1092 mm　1/16　□**印张** 18. 75　□**字数** 465 千字
□**互联网+图书　二维码内容**　字数 15 千字　PDF 图片 775 张
□**版　　次**　2024 年 8 月第 1 版　□**印次** 2024 年 8 月第 1 次印刷
□**书　　号**　ISBN 978-7-5487-5807-5
□**定　　价**　56. 00 元

本书编委会

◇ **主　编**

敖琴英　赵　炼

◇ **副主编**

王志敏　王　莉　李建树

◇ **编　委**(按姓氏笔画排序)

王　莉(核工业卫生学校)
王志敏(南华大学附属第二医院)
王滨琳(中南大学湘雅医院)
伍　荣(南华大学附属南华医院)
李建树(核工业卫生学校)
欧　娜(南华大学附属南华医院)
赵　炼(长沙博雅卫生中等专业学校)
胡　茜(核工业卫生学校)
敖琴英(核工业卫生学校)
唐　鉴(核工业卫生学校)
薛慧慧(核工业卫生学校)

总序

PREFACE

在当今健康事业蓬勃发展的时代，医疗服务正在向老年、社区、居家等领域拓展，国家卫生健康委和国家中医药局聚焦人民群众日益增长的多元化护理服务需求，要求临床基础护理不断加强，护理质量明显提高，护理服务持续改善，护理内涵更加丰富，护理领域拓展延伸，服务模式日益创新，覆盖全人群全生命周期的护理服务更加优质、高效、便捷。基层护理人员作为卫生领域的关键支撑，其重要性日益凸显，培养高素质、技能精湛的基层护理专业人才，是满足社会对优质医疗服务需求的迫切任务。

湖南省医学教育科技学会护理教育专业委员会，专注于护理教育、护理科技以及两者交叉领域，为优化中等职业教育护理专业教学内容，创新教学模式，优化提升教学质量，以岗位需求为导向、以岗位胜任力为核心，组织学校与医疗机构深度合作编写本套“双元”教材。为学生构建了一个完整、系统且高效的学习体系。

本套中等职业教育护理专业“双元”新形态教材，范围涵盖护理专业的基础课程和核心课程，包括但不限于《生理学基础》《病理学》《护理药理》《护理学基础》《内科护理》《外科护理》《妇产科护理》《儿科护理》《健康评估》《急救护理》《老年护理》《社区护理》《护士人文修养》等。

教材编写适应中等职业教育改革和发展的要求，坚持“三基五性”，特色鲜明。

校企“双元”，共同开发　教材由学校与医疗机构紧密合作，共同确定教材内容、结构和编写要求，确保教材内容的实用性和针对性。编写人员主要是国家级重点中等职业学校护理专业的骨干教师，以及三甲医院临床一线的护理专家，教师们拥有丰富的教学经验，能够准确把握教学重点和难点；而临床专家则带来了最新的临床实践经验和行业动态，确保教材内容与实际工作紧密衔接。

书证融通，案例教学　一方面，注重理论知识的系统性和科学性。从人体的生理结构到疾病的发生机制，从基础护理的原理到专科护理的要点，每一个知识点都经过精心梳理和编排，力求准确、清晰地传达给学生，为他们奠定坚实的专业理论基础。另一方面，实践导向是本套教材的鲜明特色。我们深知，护理是一门实践性极强的学科，只有通过大量的实践操作和临床体验，学生才能真正掌握护理技能。因此，我们将护士执业资格考试的知识、技能和素养要求通过教材融入到课堂教学中，使教材体系既满足学历教育的要求，又涵盖护士职业技能等级证书的考核要点。通过丰富的实践案例和操作指导，引导学生完成学习任务，提高学生的实践能力和综合素质，建立“教、学、做”一体化的教学模式。

数字融合，配套丰富 新形态的呈现方式为教材注入了新的活力。随着信息技术的飞速发展，数字化教学资源成为教育领域的新趋势。本套教材不仅有传统的纸质版本，还配备了丰富的数字资源，如电子课件、微课视频等，支持线上线下混合式教学，方便学生随时随地进行学习和巩固。

活页设计，便于更新 全套教材采用活页式设计，便于根据行业发展和技术进步及时更新教材内容，保持教材的先进性和时效性；便于师生根据自己的需要，分类、整理和添加学习材料，有助于复习和巩固知识点。

本套教材适合各类卫生中职学校护理、助产等专业的学生使用，也可供临床护理人员参考。我们希望通过系统的理论和实践训练，使学生掌握扎实的护理基本理论和基本技能，成为实用型护理人才；通过培养职业道德、职业情感和人文关怀能力，使学生成为具有高度责任感和使命感的护理人才。

中等职业教育护理专业“双元”新形态教材是校企合作的结晶，是护理专业教育改革与创新的成果。在未来的日子里，我们也将持续关注护理领域的发展动态，不断更新和完善教材内容，使其始终保持先进性和适应性，以适应不断变化的社会需求和行业要求。我们相信，在广大师生的共同努力下，这套教材必将为培养更多高素质、技能型的护理人才发挥重要作用。同时，我们也期待更多的学校和医院加入到这一行列中来，共同推动护理专业教育的繁荣发展。

祝愿每一位使用本套教材的学子都能在护理专业的学习道路上取得优异的成绩，成为一名优秀的护理工作者，为健康中国的建设贡献自己的力量。

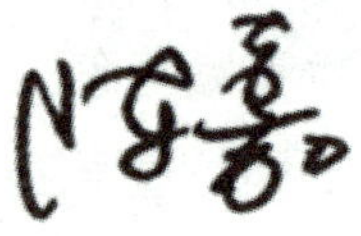

前言

FOREWORD

护理人文修养是护理学科中不可或缺的重要组成部分，它体现了护理工作的内在本质和价值，同时也是护理专业发展的必然需求。本教材是由中职教育“双优”院校的骨干教师和多家三级甲等综合医院的护理骨干的“双元”主体合作编写、共同使用的中职教育护理专业“双元”新形态教材。在教材编写过程中深入贯彻落实《中华人民共和国职业教育法》《职业院校教材管理办法》，根据职业教育培养目标，以岗位需求为标准，突出基本理论、基本知识、基本技能，进一步体现思想性、先进性、科学性、启发性和适用性，注重满足中职护理专业及相关专业的学科需要、教学需要和学生发展需要，力求突出以能力为本的职教理念。

本教材涵盖了人文关怀、护士社会学修养、护士伦理道德修养与法规、护士文化修养、护士美学修养、护士礼仪修养、护士人际关系修养、护士科学思维修养等内容。本着“够用为度”“注重实践”的原则，对涉及人文学科的内容进行精选、优化整合，力求内容实用精练、详略得当，以解决中职教育专业课程多、时间紧而人文课程无法全部开设的困难。

本教材每章列明“学习目标”，便于学生熟知知识重难点；部分章节引入“案例导入”，增强学生的学习兴趣和情景体验，同时正文中插入与教学内容相关的“知识链接”，作为对正文教学内容的补充和延伸，扩大学生知识面；在正文中对涉及护考的知识点予以标注，在相应的知识点链接护考真题，进一步对接了护士执业资格考试；在章末以“思维导图”的方式呈现本章小结，系统地归纳、概括该章知识要点，便于学生梳理知识脉络；章后设置了自测题，有助于学生巩固所学知识。

本教材得以顺利完成，离不开各位编委的辛勤付出，离不开编委们所在单位的大力支持，本教材参考和引用了国内公开出版的教材和文献中的论述或研究成果，主编谨此致以诚挚的谢意！

本教材虽然做了一些新的尝试，但由于编者知识水平和能力有限，难免有疏漏和不妥之处，恳请各位专家、同仁及广大读者不吝赐教。

敖琴英　赵　炼

扫码获取本书PPT

目录

CONTENTS

第一章

绪论

学习目标

【知识目标】

1. 能解释人文、人文修养、人文科学、人文精神等相关概念。

2. 能阐述护士人文修养的内涵、医学科学精神与医学人文精神的内涵、科学与人文的辩证关系、护士应具备的人文修养。

【能力目标】

1. 能说出提高护士人文修养的主要途径和方法。

2. 能比较医学科学精神与医学人文精神的内涵及相互之间的辩证关系。

【素质目标】

1. 能说出护理学的人文内涵，树立正确的护理价值观和人文关怀的护理理念。

2. 具有热爱护理事业的高尚情怀、甘于奉献的敬业精神、一切为患者服务的理念。

护理是一门学科，更是一门艺术，是一门充满爱与关怀的艺术。随着医疗科技的飞速发展和医学模式的转变，护理不仅关注疾病，还应关注人的心理、社会、精神层面的需求。因此，护士既需要具备扎实的专业知识和精湛的专业技能，还应拥有良好的人文修养。

第一节　人文修养概述

一、人文相关概念

（一）人文、人文科学、人文学科

1. 人文　在中国传统文化中，“人文”是相对于“自然”“天文”而言的。它最早出现在《易经》贲卦的彖辞中：“刚柔交错，天文也；文明以止，人文也。观乎天文以察时变，观乎人文以化成天下。”北宋理学家和教育家程颐在《伊川易传》中这样注释：“天文，天之理也；人文，人之道也。天文，谓日月星辰之错列，寒暑阴阳之代变，观其运行，以察四时之速改

也。人文，人理之伦序，观人文以教化天下，天下成其礼俗，乃圣人用贲之道也。”在这里，人文指的是礼乐教化方面的人类文明。在《辞海》中，人文的解释为人类社会的各种文化现象。在这里，“人文”涵盖了除原始的、天然的现象之外的，人类自己创造出来的所有文化现象。

在西方，“人文”一词源于拉丁文“humanus”，用它来表示与正统经院神学研究相对立的世俗人文研究。英文中“humanity ”表示“人文”，它含有人道或仁慈、人性、人类几层意思，强调以人为中心，重视人生幸福与人生责任。

无论东方还是西方，“人文”一词都包含两方面意思：一是“人”，即关于理想的“人”或“人性”的观念；二是“文”，是为了培养这种理想的人(性)所设置的学科和课程。综上所述，人文即先进的价值观及其规范，是指人类文化中的先进部分和核心部分，其集中体现的是重视人、尊重人、关心人和爱护人。

2. 人文科学　人文科学是指以人的社会存在为研究对象，以揭示人类社会的本质和发展规律为目的的科学。人文科学最早出自拉丁文“humanitas”，是指人性、教养。15 世纪欧洲开始用此词，指有关人类利益的学问，后来其含义不断演变。15—16 世纪，欧洲人提出人文科学教育，旨在对抗反动、极端的神本主义和宗教蒙昧主义对人性的禁锢，强调要学习古典语言(希腊文、拉丁文)，要扩大课程门类，如社会科学、文化艺术及自然科学。

人文科学的基本任务：①探讨人的本质；②建立价值体系；③塑造精神家园。基于这些基本任务，人文科学显示出了它自身的特质。如用中国哲人的话说，就是“为己之学”，而非“逐物之学”；用西方哲人的话说，就是“认识你自己”。

3. 人文学科　人文学科是以观察、分析及批判来探讨人类情感、道德和理智的各门学科的总称(一般是指 20 世纪那些被排斥在自然科学和社会科学之外的学科)，是集中表现人文精神的知识教育体系。人们常用“文(文学)史(历史)哲(哲学)”来概称人文学科的主干。较广义的人文学科可包括现代语言和古典语言、语言学、考古学以及含有人道主义内容并运用人道主义的方法进行研究的社会科学。

人文学科不等同于人文科学，人文学科归属教育学教学科目分类，人文科学要依托人文学科的教育形态，而人文教育是人类优秀的文化成果，将人文科学通过知识传授、环境熏陶，使之内化为人格、气质、修养，成为人相对稳定的内在品格。

【知识链接】

南丁格尔奖是红十字国际委员会为表彰在护理事业中作出卓越贡献人员的最高荣誉奖。英国人弗洛伦斯·南丁格尔在 1854 年至 1856 年的克里米亚战争中开创了护理事业。她将个人的安危置之度外，以人道、博爱、奉献的精神为伤兵服务，成为护理工作者的楷模。1907 年红十字国际委员会在第八届国际红十字大会上设立南丁格尔奖，1912 年在华盛顿举行的第九届国际红十字大会上首次颁发。该奖每两年颁发一次，每次最多 50 名。

1991 年，红十字国际委员会布达佩斯代表大会通过的弗洛伦斯·南丁格尔奖章规则第二条规定，奖章可颁发给男女护士和男女志愿护理工作人员在平时护理工作和战时作出如下突出成绩者：具有非凡的勇气和献身精神，致力于救护伤病员、残疾人或战争灾害的受害者；如有望获得奖章的医疗从事者在实际工作中牺牲，可以追授奖章。

(二)人文修养

1. 修养　修养是指理论、知识、艺术、思想等方面的一定水平以及养成的正确的待人处事态度，与人的性格、心理、道德、文化等有着紧密的联系，是人综合能力与素质的体现。

2. 人文修养　人文修养是指个人在人文思想、人文知识、人文技能和人文精神等方面的综合水平，是一个人成其为人和发展为人才的内在品质。如果说生理机制是一个生命体成其为人的物质条件，那么人文修养则是决定这个生命体是人还是非人，或是人才还是非人才的主要内在因素。

3. 人文修养的组成

(1)人文知识：人文知识是与自然知识和社会知识相对应的一类知识，是以语言(符号)和行为模式对人文世界的把握、体验、解释和表达。人文知识可分为两类：①感性的人文知识，主要是通过人们的日常生活获得，主要表现为社会生活习俗的人文知识，它是零碎的、肤浅的、不系统的。②理性的人文知识，主要通过学习、实践和反思而获得，是一种高水平、高层次的人文知识，它是系统化的、理论化的人文知识。它主要包括文学、艺术、哲学、美学、心理学、历史、法律、伦理、宗教等人文学科知识。

(2)人文技能：人文技能是指与人共事的一种能力，是在综合掌握人文知识的基础上，用人文的方法思考和解决问题的技能。人文也可理解为人类用技能文饰自己的方式，这种方式体现了人文的艺术化、可操作化。它不同于专业技能强调精确性和普遍适用性，人文技能重在定性，强调体验，且与特定的文化相联系。护士应具备的人文技能主要包括人际交往技能、沟通技能、写作技能、教育引导技能、心理支持技能、观察分析技能、思维判断技能、协调整合技能等。

(3)人文思想：人文思想特指人文科学领域中内含的思想精髓，主要以人对生命意义和人生方向的看法为核心。相较于科学思想，人文思想具有鲜明的意识形态特征、民族色彩和个性色彩。现代人文思想的核心是“人”，即“人本观念”“人本位”，人是衡量一切的标准，强调以人为本。

(4)人文精神：所谓人文精神，是在历史长河中形成和发展的由人类优秀文化积淀凝聚而成的精神，一种内在的精神品格。它在宏观方面汇聚于民族精神之中，如践行社会主义核心价值观体系；在微观方面体现在人们的气质和价值取向之中，如有崇高的理想和坚定的信念、崇尚优秀道德情操、热爱和追求真理、养成和采取科学的思维方式、向往和塑造健全的人格等，都是人文精神的体现。

简言之，人文精神就是以人为本，或者说是人文关怀。人文精神的内涵主要体现在以下几个方面：关注人的生存；尊重人的尊严和价值；维护人的权利；重视人的发展。

人文思想是根基，人文知识是基础，人文精神是人文修养的核心要素，是护理人员必须领会并付诸实践的精神范式；人文技能则是人文修养的外显部分，是理念与精神的外化，是理论联系实际的体现。

4. 人文修养的层次　根据人文修养不同表现状态，可将人文修养分为三个层次，即基本层、发展层和高端层。

(1)基本层人文修养：表现为珍惜生命，有同情心、羞耻感、责任感，愿助人，有一定的自制力，做事较认真；做到己所不欲，勿施于人；能顺利运用母语，思维清楚顺畅，有逻辑性和个人见解，言行基本得体；懂得一些文学、历史、哲学等基本知识。

(2)发展层人文修养：表现为积极乐观，崇尚仁善，热情助人，热爱生活，有较强的责任感，有明确的奋斗目标和较强的自制力，做事认真；能准确、流畅地运用母语，思维清晰、逻辑性强，有独到见解，言行得体；有一定“文、史、哲”知识或文艺特长，能欣赏点评艺术等。

(3)高端层人文修养：表现为关爱所有生命和自然，厚德载物，道济天下，有高度的使命感，百折不挠；能生动自如地运用母语和熟练应用一门外语，思维敏捷，思想深刻，善于创新，言行得体，举止优雅，富有魅力，在“文、史、哲、艺”方面有较高的造诣等。

这三个层次并不一定与年龄、学历成正比。一般情况下，这三个层次是一个逐层发展、循序渐进的上升过程。人文修养的四个方面可相辅相成、和谐发展，但每个个体不一定能均衡发展，有的个体在某方面可能已达到较高境界，而在其他方面还处在基本层。

(三)护理人文与人文护理

1. *护理人文*　护理人文包含两个含义：一是护理学中的人文内核，即解释护理学的人文性与人文化趋势；二是护理学与人文，即揭示护理学与人文学科的交集和互动关系，是从社会、文化、认知及政治的角度评估健康、疾病和护理，通过关注个体生物性与文化性的关联，在人文学科、社会科学与自然科学间建立一座联系的桥梁。

护理人文的研究范畴是推进护理人文化、护士人性化的学科群，包括护理发展史、护理哲学、护理伦理学、护理心理学、护理社会学、护理管理学、护理美学、护理文化学、护理人类学、护理教育学、护理人际学、卫生经济学、卫生法学等。由此可见，护理人文学科主要围绕护理实践的主体——护士的认识论、方法论、价值观和审美观，以及护理学与社会文化诸方面的关系展开，是考察护理学与社会相互关系，提高护理活动主体的素质和社会功能的学科群。

2. *人文护理*　目前从理论上对人文护理的概念尚无十分清晰的界定，有学者把人文护理看作“护理人文”的同义词；有学者认为人文护理是与“生物医学”相对应的一种护理模式，即“以人为中心”的整体护理，研究护理学如何将人的生命和人的价值等因素置于核心地位，重视生理、心理和社会因素相互作用对人体健康的影响，用道德法律和哲学思辨等社会价值观指导临床护理，将人文关怀贯穿于护理全过程中。

人文护理的本质就是对生命和健康的终极关怀，是不断追求“优护”的过程。人文护理揭示了护理学区别于其他自然科学的特殊性，即以人为本。

实践活动

活动组织：课前布置预习，以小组为单位，各收集1位南丁格尔奖章获得者的事迹。讨论分析南丁格尔奖章获得者身上体现了怎样的人文精神？作为一名未来的护理工作者，应该如何传承和发扬南丁格尔精神？课堂上，各小组将讨论结果进行展示分享。

教师总结引导：要成为一名优秀护士，首先应具备什么素养？

二、科学与人文概述

（一）科学与人文的分野

1. 历史背景　当人类步入工业文明后，随着近代科学的建立和发展，自然科学在人类认识世界的过程中居主导地位，科学主义孕育而生。科学主义把科学绝对化，认为唯有自然科学的方法才能获取知识。科学主义把科学推到人类文化至高至尊的地位。它藐视人文知识，排斥人文科学所倡导的普遍价值，摒弃一切非科学形态，宣扬科学能解决一切问题，结果引起了事实与价值的分离、智慧与道德的分离。而人本主义则宣扬和夸大人的意志、情欲、生命和潜意识等非理性主义，反对科学主义主张的理性至上。科学主义和人本主义把科学与人文割裂为两个极端。

2. 科学技术发展带来的社会问题　20 世纪以来，科学技术的快速发展，为人们创造了高效便捷的生活，但同时导致了日益尖锐的社会问题。核武器这把"达摩克利斯之剑"时刻高悬于人类的头顶，克隆技术对人类伦理道德的挑战，基因技术对人类生命和道德的潜在威胁，信息技术迅猛发展和生态环境的持续恶化等诱发了一系列精神危机。

3. 科学与人文分野的现状　随着自然科学技术愈演愈烈的学科分化和扩张，作为传统知识主体的人文学科日渐缩小成一个小的学科分支。文理分科使专业化越来越强，社会发展对理工科的需求远大于文科，文科规模越来越小。学科普遍的科学化和功利化倾向，使人文学科的地位进一步下降，导致自然科学与人文科学的学科地位不平衡。自然科学的客观性有时被误解为道德中立，这可能导致科学研究中的道德评价和人文精神被忽视，进而造成自然学科与人文学科在社会关注上的不平衡。

（二）科学与人文的相依共存

1. 科学离不开人文　科学求真，却不能保证其本身方向的正确性，科学越是向纵深发展，产生的问题越多。如用基因技术将人与黑猩猩进行某种杂交，肯定会出现一种新的生物，这种新的生物是否比人更聪明、更敏捷、更健康？这又是一个科学问题，而这个研究绝对不能进行，因为它比克隆人更加反伦理、反人类。因此，科学要以人文为导向，人文为科学提供价值标准。有人这样比喻："科学是桨，人文是舵，无桨则无法前行，无舵则迷失方向。"

2. 人文离不开科学　人文要解决"应该是什么"的问题，但这个"应该"必须要合乎"真"，也就是说人的一切活动必须建立在符合客观规律的基础之上，否则必遭失败。例如，我国曾对某沙漠地区进行绿化，此举自然属于"应该"；然而，由于当时不清楚沙漠下水资源的分布情况，树开始是蓬勃生长的，但后来有限的水源逐渐枯竭，树全枯死，情况比绿化前还糟糕。可见，人文求善需要基于科学基础之上，方能达到目的。人文需要科学奠基，护士的人文关怀也应植根于科学基础之上，否则，极易出现"好心办坏事"的结果。

尽管科学和人文各自的关注对象、研究路径不同，所追求的目标也有差异，但是在源头上两者相通互补，相依共存。作为人类活动，无论是科学还是人文，都是人类智慧的体现。

第二节　医学科学与医学人文

一、医学科学精神与医学人文精神

(一)医学科学精神

1. 医学科学精神的相关概念　医学是以医学科学技术来为人们健康服务的。科学精神，是指在科学活动中人们的思维理念、行为方式和价值观念。在一定程度上，科学精神指导着科学技术的发展。科学精神的实质和精髓是学习精神、求实精神、创新精神、严谨精神、开放精神、质疑批判精神、民主精神、协作精神及追求卓越的精神等。在2018年8月第一个“中国医师节”即将来临之际，习近平总书记对医务工作者作出重要指示：“弘扬敬佑生命、救死扶伤、甘于奉献、大爱无疆的精神。”医务工作者不仅要掌握丰富的医学科学知识，还要大力宣扬医学科学精神，两者相互结合，共同作用，才能更好地服务于人类健康和社会主义现代化建设。

2. 医学科学精神的内涵

(1)严谨求真的实事求是精神：实事求是是科学精神的精髓，求真即“诚信”。医学是一门严谨的科学，医务工作者作为人民健康的守护者，应具备严肃的工作态度、严谨的工作方法，严格遵守医院的各项规章制度、操作规程，认真履行岗位职责。如当前提倡的循证医学，就要求负责、明确、明智地利用已有的最佳证据来决定每个患者的治疗，讲求“理性”与“实证”。

(2)在继承实践基础上的创新精神：当代医学专家吴阶平教授认为“解决一切实际问题的能力只能来自实践”。医生必须在临床实践中积累经验和才干，在实践中提出问题。任何科学技术，都必须以现有的基础为依托，在继承中创新。“创新是科学的生命”，没有创新就没有发展和进步。未来，更需要具有创新精神的人才。医学是不断发展的科学，我们对一些疾病发生的原因以及疾病的诊断治疗尚不清楚，因此，医学必须不断发展与创新。这就要求我们在医学实践中要有敏锐的洞察力，善于发现问题，提出设想，并对问题和设想进行求证和验证。这样才能解决医学领域的未知问题，推进医学不断向前发展。

(3)团结协作的团队精神：临床医学工作具有多学科合作的特点。无论是临床治疗、护理、手术、检查，还是急诊抢救患者等，都需要团队合作才能完成。在团队协作中要注意平等民主，对不同意见采取宽容态度；医护人员要互相尊重、互相学习，取长补短，才能取得更大进步。

(4)不断追求卓越的精神：医学是一门研究人类健康的科学，还有许多未知领域有待不断去研究与探索。诊疗技术、服务能力、医疗设备设施等都需要不断发展创新。作为医务工作者，应致力于不断提高医疗服务水平，不断攻克医学难题，勇攀科学高峰，秉承精益求精的态度、追求卓越的精神，为人类的健康而不懈努力。

(5)“以人的健康为中心”的人本精神：随着社会文明进步和医学模式的发展，“以患者为中心”的理念得到不断完善，已从单纯治病的服务观念发展为为人的健康服务，更加突出了人的主体地位。2016 年全国卫生与健康大会提出了“大健康”的概念。党的十九大报告中明确提出了“坚持以人民为中心”的理念。党的二十大报告中提出，推进健康中国建设，把保障人民健康放在优先发展的战略位置。这些观念和模式的转变是我国医疗卫生事业的性质和宗旨所决定的，是医学模式发展的必然结果。以人的健康为中心，医务工作者应具备良好的职业道德，具有“敬业奉献”精神，不断提高服务水平；同时在技术上精益求精，不断提高医疗质量。因此，医务工作者不仅要掌握医学知识和技术，还应具备人文知识，培养人文精神，坚持以人为本的理念。

（二）医学人文精神

1. 医学人文精神的概念　医学人文精神以求善、求美和关注情感体验为特点，是人文精神在医学领域中的具体体现，其核心理念是以人为本。强调尊重患者的情感世界和意愿，遵循整体观念，遵照仁术信条，强调临床感受，重视人的人格尊严和权利，重视情感因素的投入，追求医学的人性化，提倡对人的理解、同情、关心，注重人与人、人与社会多种关系的和谐。在整个医学过程中，生命的价值和人的感受被置于重要地位。

2. 医学人文精神的内涵　医学人文精神其核心是关爱生命、以人为本。具体表现为：关心人、尊重人、保护个人隐私、尊重患者权利，重视人的价值和人格尊严，对患者一视同仁。医疗行业的职业精神有别于其他行业，体现为职业信仰与职业责任，如“救死扶伤”是医务人员的职业责任，要求医务工作者认真负责、甘于奉献、持之以恒、精益求精、与时俱进。

【知识链接】

抗疫防疫彰显科学力量

习近平总书记指出：“人类同疾病较量最有力的武器就是科学技术，人类战胜大灾大疫离不开科学发展和技术创新。”在这次抗疫斗争中，科技支撑、科学精神始终贯穿其中，彰显出强大的科学力量。

科学防控。在 2020 年暴发的“新冠肺炎”疫情防控中，大数据、物联网、云计算、人工智能、5G 等新科技得到广泛运用。车站、医院、社区等人员密集场所，配备安装热成像、红外测温等设备，能够高精度监测人员体温状况。AI 电话机器人自动外呼询问，智能汇集记录，速度快、效率高。基于大数据研发的确诊患者同乘查询类工具，让疫情可寻可知，及时锁定目标人员，截断传播渠道；基于轨迹追踪等算法技术研发的健康码，让人员流动安全健康有序。现代科技使“早发现、早报告、早隔离、早治疗”成为可能，有效助力疫情防控。

科学救治。迅速建成并投入使用的火神山、雷神山医院，是全面采用 5G 技术的智能医院，能够实现超高速实时数据采集、精准管理、远程会诊和监护等医疗功能。针对重症、危重症患者，组建院士专家团队，建立感染、呼吸、重症、心脏、肾脏等多学科会诊制度，实现一人一案、精准救治。国家先后推出多版《新型冠状病毒肺炎诊疗方案》，被世界多国认可并借鉴。医学科研工作者第一时间分离新冠病毒，对基因组测序，研制出新型检测试剂盒，为快测准测提供科学诊断技术。这些救治方法和技术手段，为实现应收尽收、应治尽治、应检尽检提供了有力的科技支撑。

二、医学的人文流失与回归

(一)当今医学中的人文流失现状

1. 关注“技术”忽略了人　在临床工作中，医患双方将疾病诊疗、恢复健康寄托于医疗技术，形成技术至上的观念，往往导致患者的感受被忽视。

2. 关注“疾病”忽略了人　受传统医学模式的影响，部分医护人员把患者仅看作是疾病的载体，是一台等待“修理”的机器，只关注躯体症状，忽视患者的精神心理及其他需求，不尊重患者的权益(如隐私权、知情权、选择权)等，这些观念降低了医护人员对患者的人文关怀。

3. 关注“物欲”忽略了人　在市场经济的大潮中，每个人都处在多元化价值的碰撞中，如果对物质的占有欲过度膨胀，就可能把患者当成是牟取私利的对象。

(二)医学人文精神流失的原因

1. 人文教育的弱化　新中国成立初期，国家迫切需要大批科学技术人才，在学校改革和院系调整中，许多综合性大学改设为专业学院，在医学院校的课程设置中大大减少了人文课程，造成了人文教育的薄弱化。

2. 高新技术的异化　在医疗科技日新月异的发展过程中，使用医学高新技术对疾病进行检查、诊断与治疗已成为疾病诊治过程中不可或缺的程序。这导致医务人员越来越依赖仪器设备进行确诊，而不是在患者床边聆听其陈述、与之交谈和进行体格检查，进而导致医患之间的沟通大大减少，影响了人文关怀的开展。

3. 市场导向的功利化　受拜金主义思潮的影响，少数医务人员以各种方式诱导或误导患者进行过度医疗消费。

4. 人的思想被“物化”　医务人员将过多的精力放在职称晋升、论文发表上，加上有的医院为减员增效而致使医务人员严重缺编和超负荷运转等，故人文关怀被逐渐弱化。

三、医学科学精神与医学人文精神的相辅相成

在不同的历史条件下，在医学发展的不同阶段，医学科学精神与医学人文精神两者地位不同，但从来不是对立的，两者互为补充，统一于医学。没有科学精神，医学技术无法进步；没有人文精神，医学就不能称之为人的医学。医学科学精神和医学人文精神如同医学的双翼，只有比翼双飞，医学才能真正发挥“除人类之病痛，助健康之完美”的作用。

1. 医学科学技术为患者的康复提供保证　医学人文关怀为患者的身心康复提供了精神支持，而医学科学技术解决的则是患者的躯体痛苦；医学人文关怀将生命的价值赋予患者，医学科学则为患者康复提供了技术保证，将患者从病痛中解救出来，为患者带来健康的希望。

2. 医学人文精神为医学科学精神的发展指明方向　临床实践表明，如果只重视医学的科学精神，忽略医学的人文本质；只注重对躯体疾病的诊治，忽略患者的心理需求与感受，其结果要么直接影响临床疗效，甚至加重病情，要么引起不必要的医疗纠纷。医学人文精神为医学科学精神的发展指明方向，使医学肩负起生命终极关怀的使命。

实践活动

活动组织：由教师进行叙事，或者在课前布置导学任务，在提供学习目标的基础上，让学生查阅疫情期间医护人员白衣为甲、逆行出征的故事，课堂上由学生复述。

叙事举例：巾帼不让须眉，柔肩担当重任——宁夏青年党员刘玉雯支援湖北抗击疫情事迹。面对突如其来的疫情，90后护士刘玉雯同志早已做好了奔赴医疗前线的准备，将两个孩子送到了父母家里，在自治区党委、政府号召组建支援湖北的医疗队时，她没有丝毫犹豫，第一个写下请战书，因早有"哪里需要护士，自己就去哪里支援"的想法，面对出发的"集结令"，面对年迈的父母和年幼的孩子，她来不及多想，毅然决然踏上抗击疫情的征途，奔向了武汉疫情主战场、最前沿。

活动任务：请同学们分析白衣为甲、逆行出征护士的行为动机，体会其中的职业情感，并发表自己的看法。

第三节 护士与人文修养

案例导入

李某，65岁，患慢性支气管炎、冠心病10余年。2个月前因阵发性房颤转为持续性房颤入院治疗，之后出现左心衰竭而进行抢救，现病情稳定。医生建议患者置换人工二尖瓣，患者家属同意患者尽早接受手术，但患者尚在犹豫之中。患者近来胃口不好，自诉心神不宁，入睡困难，易惊醒，并一直反复问医生护士手术的危险性。王护士早上查房时，患者说道："我这几天变得不像我自己了，我整天都在担心手术的危险性，这种手术成功的可能性有多大呢？手术之后会比现在好吗？我真不知该怎么办才好！"护士说："李先生，你不要想那么多，能有手术的机会已经很幸运了，医生会尽力的。"

思考

1. 对此案例中王护士与患者的交流，你有何看法？
2. 如果你是王护士，你会怎么做？

一、护理人文修养

（一）护理学的人文内核

1. 护理学的本源是关爱生命　自从有了人类，就有了护理工作的轨迹，可以说，护理贯穿于人生命全周期。追溯护理学发展史，仁爱与技术从来都是并驾齐驱。护患关系中，也不意味着护士只需关注技术操作的准确性，还应考虑患者的感受和意愿，给患者以温暖。重视专业技术与人文知识、人文精神的融合贯通，是护理学的本源本色。

2. 护理的定义充满了人文特征　中华护理学会课题组和香港理工大学护理学院合作，通过问卷调查、专家访谈等方法，经专家多次讨论与修订，于2005年提出适合我国国情的护理定义：护理是综合应用人文、社会和自然科学知识，以个人、家庭及社会群体为服务对象，了解和评估他们的健康状况和需求，对人的整个生命过程提供照顾，以实现减轻痛苦、提高生活质量和健康的目的。该定义充分体现了护理学以“对生命的关怀照顾”为己任的人文精神。

3. 护理学的性质是自然科学与人文科学的耦合　护理学是一门关于人的学科，研究的是护士如何关怀和照顾患者。护理学不仅要从个体、系统、器官、组织、细胞、分子等微观层面上，更要从家庭、社会、生物界乃至地球、宇宙等宏观环境上，去揭示生命、健康、疾病、死亡等基本现象的本质，并把握其相互联系的内在规律。因此，护理学还应具有心理学、社会学、经济学、法学、伦理学、哲学等人文社会科学的学科内容，是自然科学与人文科学的耦合。

4. 护理学的目的是守护健康　守护健康，满足人对健康的需求是护理学的核心目的。而人对健康的需求是多方面、多层次的，不仅包括躯体健康，也包括心理健康和良好的社会适应能力。护理是与人的生命质量密切相关的专业，是关心他人、发扬人道的专业，本身具有人文内核和人文追求。

5. 护理学的未来是人文精神引领　近年来，随着社会的进步与护理事业的发展，人们对健康的需求日益增长，在“以人为本”理念指引下开展的整体护理及优质护理服务取得显著成效，但仍不能完全满足人们的需求，特别是在基层医疗卫生机构，护理人文关怀还存在差距。未来，护理工作更应强化对人的生命、健康、人格、尊严的关注与尊重。因此，护理必须是科技性和人文性的完美结合和统一。它不仅是一门科学，更是一门艺术，是一门关于爱的艺术。

案例导入

“硬核”护士崔艳荣，“疫”线巾帼绽芳华

在方舱医院，崔艳荣每天面对的是新冠肺炎轻症患者，但轻症和重症都一样具有传染性。为了不影响工作，在穿上防护服后，她在病区工作的八小时内不吃不喝。由于工作时不能上厕所，崔艳荣穿上了纸尿裤，有时还要忍受数小时的便溺。但是，她一想到每天新增加的确诊病例数以及很多确诊病例还没有收治，她就与战友们咬牙坚持着，她想，再难也要保质保量完成任务。

为了丰富患者的生活，崔艳荣想了很多办法。她和护士们带着患者跳广场舞，和患者交朋友、加微信、聊家常。有时，一些患者因为病情反复，住院时间较长而情绪失控，每到此时，崔艳荣就反复解释，耐心沟通，在一次次沟通交流中，化解了患者的疑虑，安抚了患者的情绪。同时，她还为患者实施心理疏导，指导患者做深呼吸训练。在与患者沟通交流中，她为了让患者听清楚，不得不大声说话，但大声说话就要用力呼吸，用力呼吸肺通气量就会随之增加，肺通气量增加被感染的风险也将进一步加大。但是，崔艳荣一想到通过对患者实施心理干预，患者便能保持乐观积极的心态，更有利于病情恢复，于是，她便毫不犹豫地坚持与患者沟通交流。

思考

结合案例，分析护士崔艳荣体现了怎样的职业情感，并发表自己的见解。

(二)护士角色的人文属性

护理学中的人文属性，是护理学发展历史长河中积淀下来的人文精神，常常外化为护士的价值感召、职业情感与情怀。

1. 护士角色——专业的人文属性　由于护理服务的对象是人，作为一个整体的人、一个社会的人包含了生理、心理、社会、精神、文化、道德等多方面的需求。所以提供护理服务的护士应是富于人文精神、善于人文关爱的人；护士的角色也相应地从护理的实施者，扩展为教育者、咨询者、健康生活方式的倡导者等。因此，护士是融知识技术和人文素养为一体的高素质专业工作者。

2. 护士角色——"四性"的人文要求　护士要将科学与人文融合，就必须具有完备的知识基础、优秀的思维品质、有效的工作方法、和谐的相互关系与健康的身心状态。这样才能将自己塑造成为优秀的护士。在护理过程中，要能全面整体地观察人、认识人、理解人、尊重人、关爱人，并运用护理知识和技术去服务人，做到有"四性"——仁性(仁心、仁术、爱人、爱业)、理性(客观、循证、冷静、沉稳)、悟性(反思、求索、探询、省身)、灵性(适时、应变、技巧、创新)。

3. 护士角色——"双原则"的人文践行　护理学的人文属性体现在护理实践中，一切护理技术与方法、一切护理效果与评价、一切护理制度与政策、一切护理改革与措施，都要以对人的身心健康和生命质量的考量作为出发点和落脚点。临床护理中要遵循两个原则。一是科学原则：即遵从疾病的病理、生理、治疗护理标准与技术手段。二是人文原则：考虑患者的心理、意愿、自理能力，以及个人及其家人的需求、社会需求、伦理原则等。

二、护士必备的人文修养

(一)护士人文修养的内涵

护士要适应现代护理事业发展的需要，应具备的人文修养至少包括以下几个方面。

1. 伦理道德修养　良好的人际关系必须以社会认同和遵循的伦理观念和道德行为准则为基础。当今，医学和护理学都面临着前所未有的伦理道德方面的挑战，护士面对平等、公正、权利、信仰、尊严、需要等伦理问题时，要处理好患者的健康价值、护理道德价值以及经济价值之间的冲突，因此提高护士伦理道德修养就成为迫切需要解决的问题。

2. 社会学修养　社会是人的社会，人是社会的人，护士要与服务对象交往，要开展团队合作，需学习社会学知识。社会学知识有助于护士明晰自己的职业规划和社会角色，更有助于提升护士社会角色的适应能力。护士了解护理与社会的关系及护理工作的社会性，熟悉社会群体与社会组织的特征，能有效提升护理服务和管理品质。

3. 人际关系修养　心理学专家曾指出——人类的心理适应，最主要是对人际关系的适应。良好的人际关系修养不仅有利于自身融入社会，而且能提升自身竞争力。良好的护患关系不仅有利于提高人们的健康水平，为服务对象提供及时有效的帮助，而且有利于提高工作效率和完成工作目标，使护士在人际互动过程中，逐渐养成健全的个性和心理。

4. 语言文字修养　语言文字修养是体现一个人的文化素质最基础的部分，语言文字可以进行信息传递和人际交往，也是我们生存的重要工具，因此语言文字修养是护理工作者基本的修养之一。

5. 文化传统修养　优秀的传统文化是人类文明的瑰宝。护士要注重提高文化传统的修养，以便了解不同社会、不同阶层、不同职业、不同地域、不同民族的服务对象的政治文化背景、宗教信仰、社会关系和经济条件等，领会文化背景对其人生观、价值观的影响，以便更好地为患者服务。

6. 美学艺术修养　美学艺术修养是通过审美活动逐步培养的，护士美学艺术修养的提高，有助于其学会欣赏美和创造美，有助于观察人、理解人，也有助于陶冶情操、丰富情感、健全人格、提升品位，使她们成为美的化身和美的使者，成为真正的白衣天使。

7. 科学思维修养　科学思维修养是人文修养中最高层次的修养，主要表现为在观察各种现象时善于发现事物间的内在联系，透过现象看本质，找到事物之间的联系与发展规律等；在思考问题时善于进行综合分析与推理概括，在解决问题时善于联想和寻找突破点。科学思维修养对提出护理问题、进行护理干预和实现护理创新具有重要的意义。

人文修养包括的内容还有很多，涉及许多相关学科，例如心理素质、创新素质、管理素质都与人文修养息息相关。

（二）提高护士人文修养的有效途径与方法

1. 注重人文知识的学习　人文修养的提高离不开人文知识的学习与积累。在护理教学和临床实践中，护士要注重人文知识的学习与人文思想的渗透，一切以人为本，尊重人性，理解个性；追求人格平等，反对等级观念；崇尚理性，反对蒙昧。而人文知识的学习伴随人生成长的整个过程，可以通过在校学习、自我学习、社会生活等逐步积累，也可以在专业教育和护理实践中获得和巩固。

2. 加强人文技能的修炼　对护士而言，人文技能方法和专业技能学习同等重要。例如，在进行基础护理操作练习时，不但要学习操作技术，还要掌握有效的护患沟通技巧，学会尊重、关爱患者。在确定护理方案时，要学会分析判断和科学思辨，学会合作学习，不断提高团队合作能力、人际沟通与交流能力。

3. 强化人文精神的养成　护理工作服务的对象是人，因而护理不是一门单纯的技术，而是护理科学与人文科学的高度融合体。现代护理不仅需要知识和技能，更需要人文关怀和职业责任。护士必须理解和重视医学的人文内涵，把它作为自己工作的重要组成部分。人文精神的培养不同于一般的道德教育和法律教育，它始于人性的自觉，着眼于情感的潜移默化。护理人员自己必须是一个人性丰满而高尚的人，重视自我修炼，才能真正领悟为人之道。

4. 重视护理实践的积累　护士的人文修养都会直接或间接地反映在护理实践中，也可以通过学习、实践的积累而提升。在护理实践中，护士必须注重职业道德、理性思维等抽象概念的综合运用，同时要能了解人的社会性、与人相处的复杂性以及文化修养与生活方式、身心健康的关系，能感悟到美与丑、善与恶，能找到自我完善的努力方向。因此，护理实践是提高护士人文修养的重要途径。

【本章小结】

- 绪论
  - 人文修养概述
    - 人文、人文科学、人文修养的定义与内涵
    - 科学与人文的分野
  - 医学科学与医学人文
    - 医学科学精神、医学人文精神的定义与内涵
    - 医学人文流失的现状及原因
    - 医学科学精神与医学人文精神的关系
  - 护士与人文修养
    - 人文修养在护理专业中的重要性
    - 提高护士人文修养的方法

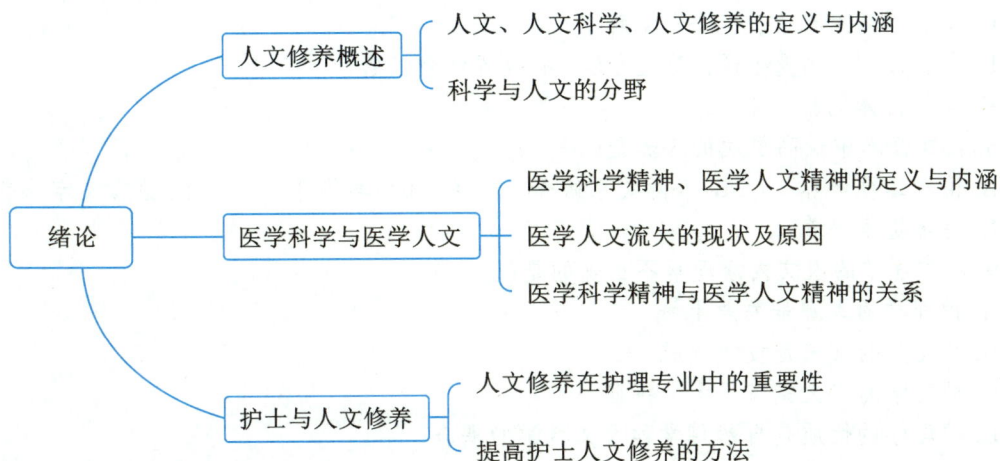

【自测题】

一、选择题(A1 型题)

1.“人文”一词最早出现在(　　)

A.《论语》　B.《离骚》　C.《诗经》　D.《易经》

E.《左传》

2.《辞海》中对“人文”的解释是(　　)

A. 人道或仁慈、人性、人类　B. 以人为中心

C. 诗书礼乐等人类文明和文化　D. 研究人类的人文学科

E. 人类社会的各种文化现象

3. 以下对“人文修养”的理解正确的是(　　)

A. 是指一个人的人文知识水平　B. 学历越高，人文修养就越高

C. 掌握人文知识并不等于掌握人文方法　D. 人文修养的核心是以人为本

E. 有了人文精神就等于有了人文修养

4. 护士人文修养直接反映在(　　)

A. 学习中　B. 生活中　C. 护理实践中　D. 人际关系中

E. 沟通交流中

5. 对“护士修养”理解正确的是(　　)

A. 指护士在内心信念驱动下，将道德规范、职业规范内化为自身的品质

B. 职称越高，人文修养就越高　C. 指护士关爱生命，有同情心、责任感

D. 就是伦理道德修养　E. 就是人际关系修养

6. 护士需具备的人文修养不包括(　　)

A. 人格尊严修养　B. 人际关系修养　C. 伦理道德修养　D. 美学艺术修养

E. 社会学修养

7. 以下属于发展层人文修养表现的是(　　)
A. 珍惜生命，有同情心、责任感、羞耻感
B. 愿意帮助他人，有一定的自制力
C. 能顺利运用母语，有个人见解
D. 积极乐观，热爱生活，助人为乐，有较强的责任感
E. 言行得体优雅，有魅力
8. 人文修养中最高层次的修养是(　　)
A. 伦理道德修养　B. 人际关系修养　C. 社会学修养　D. 语言文字修养
E. 科学思维修养
9. 对护理学的人文内涵理解不正确的是(　　)
A. 护理学的本源是关爱生命
B. 护理学的未来是技能领航
C. 护理学的定义充满了人文特征
D. 护理学的性质是自然科学和人文科学的耦合
E. 护理学的目的是守护健康
10. 下列不是提高护士人文修养的有效途径的是(　　)
A. 注重人文知识的学习　B. 加强人文技能的修炼
C. 强化人文精神的养成　D. 重视护理实践的积累
E. 加强学历提升
11. 下列不属于护士角色——“四性”的人文特征的是(　　)
A. 仁性　B. 理性　C. 悟性　D. 灵性
E. 感性
12. 人文精神内涵不包括(　　)
A. 关注人的生存　B. 尊重人的尊严和价值
C. 维护人的权利　D. 重视人的发展　E. 关注精神状况
13. 对“科学与人文”关系的认识，下列哪项是错误的(　　)
A. 科学需要以人文为导向　B. 人文需要科学奠基
C. 个人要发展，科学与人文同样重要　D. 科学与人文是互动互补、交融合一的
E. 科学求善，人文求真，两者缺一不可
14. 人文修养的组成不包括(　　)
A. 人文知识　B. 人文技能　C. 人文思想　D. 人文精神
E. 人文境界
15. 不属于人文修养高端层的是(　　)
A. 关爱所有生命和自然
B. 能生动自如地运用母语和熟练应用一门外语
C. 思维敏捷，善于创新
D. 在“文、史、哲、艺”方面有较高的造诣
E. 有一定的自制力

二、选择题(A2 型题)

1. 李爷爷，68 岁，因脑出血住进当地一家医院 ICU，护士小陈是李爷爷的责任护士，

根据护士角色人文属性要求，她在为该患者提供护理服务时应遵循下列哪两个原则（　　）

A. 科学原则、人文原则
B. 人文原则、尊重原则
C. 科学原则、尊重原则
D. 人文原则、关怀原则
E. 科学原则、守信原则

2. 章先生，男，58岁，维吾尔族，因心绞痛急性发作入住某医院心血管内科，责任护士小王为该患者实施人文关怀体现在对其的服务上，以下错误的是（　　）

A. 尊重患者的生命价值
B. 了解患者的文化背景
C. 表达护士的关爱之情
D. 满足患者的个性需求
E. 任何时候，严格要求患者遵守病房管理制度

三、简答题

1. 护士人文修养应包括哪些方面？
2. 谈谈你对医学科学精神与医学人文精神关系的理解。

（敖琴英）

第二章

人文关怀

学习目标

【知识目标】

1. 能解释关怀、人文关怀、护理人文关怀、人文关怀能力、护理人文关怀能力等相关概念。

2. 能阐述护理人文关怀的起源、重要性及理论基础，护理人文关怀培养策略及践行方法。

【能力目标】

1. 能运用护理人文关怀相关理论知识对服务对象践行护理人文关怀。

2. 能运用 PDCA 循环管理模式评价、优化护理人文关怀培养策略。

【素质目标】

1. 具有正确的护理价值观。

2. 具有良好的人文关怀意识。

第一节　护理人文关怀概述

一、基本概念

(一) 关怀与人文关怀

1. 关怀　关怀一词在我国出自《宋书·孔觊传》:“不治产业，居常贫罄，有无丰约，未尝关怀。”关怀是指关心，含有帮助、爱护、照顾的意思，也有对某事某人在意、操心的含义。20 世纪 70 年代，美国护理学家 Leininger 最早研究关怀的内涵，以人的文化特征为出发点，提出人成长的背景不同，对服务对象表达关怀的形式也有所不同。将关怀定义为帮助、支持他人或满足需求，从而提高人类生存条件的活动或行为。

2. 人文关怀　人文关怀又称人性关怀(human caring)，起源于文艺复兴时期，是提倡以人为本的哲学范畴概念，是指对人的生存状况的关怀，对人的尊严与符合人性的生活条件的肯定，对人类的解放与自由的追求。简言之，人文关怀就是关注人的生存与发展，就是关心人、爱护人、尊重人。人文关怀是当今社会发展的一个重要特征，其对象除人类外，还拓展到动植物乃至自然界，以体现万事万物的相依共生，营造一个充满关爱的整体，并在相互关系中达到和谐共处，促进人综合素质的全面发展。人文关怀是促进人类社会发展和进步的必要条件，对于构建和谐社会具有重要作用。

（二）护理人文关怀

护理人文关怀与人文关怀有着天然不可分割的关系。1979 年，美国护理理论家 Waston 在《护理：关怀的哲学和科学》中首次提出护理人文关怀，指出“以人为本”的人文关怀是护理的本质。她认为护理人文关怀是护士内化的一种有目的、意愿和责任的专业价值观或态度，通过具体行为来实施护理关怀。护理人文关怀是一个复合概念，是哲学与护理学的有机结合。从狭义的角度来看，护理人文关怀是指在护理过程中，护士以人道主义精神，对患者的生命与健康、权利与需求、人格与尊严的真诚尊重、理解、关心和帮助。广义来讲，护理人文关怀不仅包括护理人员对患者的关怀，还包括护理管理者对护士的关怀、护理人员之间的相互关怀及护理人员的自我关怀。

案例导入

平凡工作中的不平凡

2023 年冬天科室收治了一位胸椎骨折伴双下肢部分瘫痪、情绪不稳的婆婆，她的责任护士小李耐心地向其讲解疾病的病因及治疗，使其对疾病有了初步认识，随后进行了多次的心理疏导，使其慢慢平静下来。在婆婆心理状态良好的情况下，进行治疗与康复训练，从手的控制训练，到下肢肌力，关节活动度及感觉的恢复，每一步都很艰难，一次次手抬起放下，一次次腿抬起放下，患侧肌肉按摩、翻身、扣背，每次训练下来，都让婆婆大汗淋漓、气喘吁吁。但就是经过一次次的训练，婆婆可慢慢下床，做简单的事，大小便得到控制。自信的笑容又重新回到婆婆的脸上，她拉着小李的手激动地说：“感谢你又让我重新回归生活！”正是小李在日常平凡的工作中给予了婆婆体贴入微的照顾，才让其取得良好的康复效果。

思考

1. 患者截瘫后会有哪些困扰及心理反应？
2. 从这个故事中，你对护理人文关怀有什么感悟？
3. 如果你是小李，你还会从哪些方面给予婆婆护理人文关怀？

二、护理人文关怀的历史与发展

护理人文关怀在中西方都有深远的历史渊源，在不同时期有不同的人文关怀发展脉络。

（一）西方的人文关怀思想的溯源

西方的人文关怀精神起源于古希腊爱琴文明。古希腊城邦的民主政治制度、追求个性完美的文学艺术，为人文关怀精神的形成提供了良好的社会基础。希腊所有的人文关怀都是通过对自然的理解，再反馈到关于人的理解上面。如普罗泰戈拉提出："人是万物的尺度，是存在者存在的尺度，也是不存在者不存在的尺度。"这样把人看作是万物的核心和衡量万物的标准，以人的正义美德为中心的伦理学逐渐树立。在医学界，希波克拉底誓言中提到：医生除了是医疗知识和技术的提供者外，也是一位聆听者和观察者，除了听取患者病情方面的主诉，还包括理解患者身心的痛苦煎熬、家人的担忧以及观察疾病对患者生活的影响。可见在医学的起源阶段，医生的使命既包括治病救人，还应具有关心同情患者的情怀。

公元 14 世纪中叶至 17 世纪欧洲兴起文艺复兴运动，其核心精神是强调人们应当回归希腊罗马古典著作中对人的价值和人的尊严的热爱，提倡个性解放与自由。思想家们主要从人类文化的角度探讨人的问题，以人为中心，注重人对真、善、美的追求，崇尚人的价值与尊严。文艺复兴运动对人文关怀发展起着承上启下的作用。

18 世纪的启蒙运动继承了文艺复兴运动时期的人文主义。启蒙思想家们关心人，关心人的独立和尊严，并将科学理性精神与人文精神结合起来，反对宗教蒙昧主义，宣传理性和科学、自由、平等、博爱、民主等思想。其间，人文关怀精神不断渗透至社会各个领域，人文关怀内涵得到了不断的丰富与发展，逐渐成为西方社会的主流思想。

19 世纪德国马克思批判性继承了西方近代人文关怀思想，把一切人的自由全面发展作为人类解放的目标。同时期，南丁格尔最早挑战"以医疗为中心"的模式，提出了"以照顾为中心"的模式，明确了"照顾比医疗更重要" 的价值选择。南丁格尔将近代照护关怀理念引入护理学，在护理学发展史上具有里程碑的意义。

20 世纪 60 年代初，人本主义心理学家马斯洛(Maslow)从人的需要、动机出发，进行需要层次分析，提出人的基本需要层次理论。美国心理学家罗杰斯(C. R. Rogers)认为人的本质是善良的，提出了"以当事人为中心"的医学关怀模式，要求医护人员应无条件积极关注服务对象，设身处地地理解或共情服务对象。

20 世纪 70 年代开始，西方护理学家提出护理的本质是关怀。1998 年，美国高等护理教育学会首次将人文关怀列为护理专业人才培养的核心概念和价值观。由此，人文关怀开始渗透到护理专业中。

(二) 中国人文关怀的起源与发展

人文精神是中国传统文化的重要特征。从宏观上看，中国文化的核心是人文精神，西方是理性精神。儒释道三家，共同构成了中国传统文化的基础。在中国优秀传统文化中最具人文关怀特色的当属儒家文化，儒家文化是中国传统文化的主流。儒家创始人孔子的核心思想是"仁"，"己立立人，己达达人""己所不欲，勿施于人"正是"仁"的体现。荀子在人性论中提及"人生不能无群"，人的群性最主要的表现就是人能爱护和关怀自己的同类。把人看作是一切问题的出发点和归属，把关心人、爱护人作为人的基本态度和准则，这是中国古代人文关怀的重要体现。除此之外，中国传统文化中蕴含着人文关怀思想，各个时期都有代表人物及核心思想，如：先秦时期的管仲提出"以人为本，本理则国固，本乱则国危"的思想；西汉贾谊提出"以民为本、以民为命、以民为公、以民为力"的主张；隋唐时期提出"凡事皆须务本，国以人为本"等，均是弘扬人的价值，强调以人为核心，注重人的地位与作用的体现。

【知识链接】

中国古代的人文关怀

中国古代的人文关怀主要体现在以下几个方面：

尊重传统和敬畏祖先：中国古代人文关怀强调对传统的尊重和对祖先的敬畏。传统被视为智慧和经验的积累，而祖先则被视为家族和社会的根基。人们通过祭祀祖先和遵循传统习俗来表达对祖先和传统的敬意。

重视家庭和亲情：中国古代人文关怀强调家庭的重要性和亲情的纽带作用。家庭被视为社会的基本单位，家庭成员之间的相互关爱和互助被认为是人生最重要的支持和保障。

尊重长辈和孝道：中国古代人文关怀强调尊重长辈和尊重年长者的智慧和经验。尽孝道被视为儿女对父母的敬爱和孝顺。孝道是一种道德和伦理的准则。

人文关怀思想在医学领域集中表现为以“救死扶伤、悬壶济世”为核心理念的医德。在千年的医疗实践中，中国医德代表人物灿若群星，著述多而精辟。药王孙思邈在《千金要方》中云：“人命至重，贵于千金。”宋代林逋在《省心录·论医》中指出：“无恒德者，不可以作医，人命死生之系。”这些都强调了医者需具有良好的医德，最大限度尊重患者的生命。我国古代医护不分，没有专门的护理人员和职位，承担护理职责的人主要是医生及其弟子，另外还有患者的家人、下属或仆人。因而，护理中的人文关怀应该说是蕴含在传统文化和传统医学中。

中国近代的护理事业是随着近代医疗事业兴起的，是西学东渐的产物。1884 年美国的第一位传教护士 Elizabeth Mckechnie 来到中国，在上海倡导新护理制度，引介新护理观念，中国的医院开始有了正式护士。在近代西潮的影响下，中国医学界逐渐形成一种以人文关怀为核心的医学人道精神。

1942 年毛泽东同志在延安给护士题词“尊重护士，爱护护士”，提出对护士进行关怀。关怀护士，激励护士更好地关怀患者，更好地为人民的健康服务。

1988 年 12 月，卫生部颁布的《医务人员医德规范及实施办法》提出，医务人员应“文明礼貌服务，举止端庄，语言文明，态度和蔼，同情、关心和体贴病人”。国家首次从政府层面将护理中的人文关怀提到了新的高度，以部门规范的形式规定了医护人员对患者实施人文关怀的职责和义务，并提出了明确的规定和要求。此后，在我国护理“十一五”及“十二五”发展规划纲要中，人文关怀都被正式提出。

2010 年 1 月，卫生部在全国卫生系统开展了“优质护理服务示范工程”，强调实施“以病人为中心”的责任制整体护理，对患者实施人文关怀。

2015 年，国家卫生和计划生育委员会开展“改善医疗服务行动计划活动”，强调以患者为中心，加强医患沟通，给患者提供人性化护理服务。2016 年，中共中央、国务院印发《“健康中国 2030”规划纲要》提出要加强医疗服务人文关怀，构建和谐医患关系。2018 年，国务院颁布的《医疗纠纷预防和处理条例》中强调，加强人文关怀，从源头预防医疗纠纷。2020 年，《国家卫生健康委办公厅关于进一步加强医疗机构护理工作的通知》指出，要增强主动服务和人文关怀意识，加强与患者的沟通交流，尊重和保护患者隐私，关注患者的不适和诉求，并及时提供帮助。

进入21世纪以来，我国人文关怀教育得到进一步发展。2015年中华护理学会护理管理专业委员会成立人文关怀学组，同年中国生命关怀协会成立首届人文护理专业委员会，全方位推动人文护理的理论和实践工作。

在重大传染病疫情防控时期，护理人文关怀得到充分体现。2020年，新冠肺炎疫情的发生，全国数万名医护人员英勇无畏地坚守在疫情一线，日夜鏖战，守护生命。《新冠肺炎患者、隔离人员及家属心理疏导和社会工作服务方案》等文件，要求广大护理人员用专业知识及急重症护理技术尽力救治患者，同时，以博大的爱心，尽其所有、尽其所能为在不同场所的新冠肺炎患者提供人文关怀。这些政策的出台体现了党和政府高度重视对新冠肺炎患者的人文关怀及对医务人员的关爱，也使护理专业在人民健康中的价值得到进一步提升。

三、护理人文关怀的重要性

(一)人文关怀是护理专业的核心与精髓

美国学者Leininger博士1979年提出没有关怀就没有护理，护理的本质就是关怀。护理学的核心目的是守护健康。1990年世界卫生组织提出：健康不仅是没有疾病，而且还包括躯体健康、心理健康及良好的社会适应能力和道德修养。护理专业与人的健康、生命息息相关，特别强调关怀和照顾人，是体现人道主义精神的专业。由此可见，护理专业本身具有人文关怀的内核和追求，并非是外在强加给护理专业的。护理技术与人文关怀，如车之双轮、鸟之两翼，缺一不可。在未来，护理专业无论如何发展，满足护理服务对象的健康需求不会改变。护理专业的内核——人文关怀不会变，需要同步发展的是如何让人文关怀发扬光大。

(二)人文关怀是护理人员的法定职责

2008年国务院颁布的《护士条例》第十八条中提出：护士应当尊重、关心、爱护患者，保护患者的隐私。这从法律的层面规定了护理人员人文关怀的责任。对患者实施人文关怀是护理人员的基本职责，与其他治疗(如为患者进行静脉输液)职责一样，两者的区别仅在于有无医嘱而已。医学专家认识到人文关怀的重要性，提出：医生给患者开的第一张处方应该是人文关怀，而这张处方的执行者既包括医生也包括护士。

(三)人文关怀是护理道德伦理要求

中华护理学会2008年颁布的《护士守则》第五条中指出：护士应当关心、爱护患者，保护患者的隐私。中国生命关怀协会护理伦理专业委员会制定的《护士伦理准则》对护士关怀患者提出了明确具体的要求，其中第四条——关爱生命；第五条——善良为本，仁爱为怀，热心、耐心、细心、诚心，提供全人、全程优质护理。

(四)人文关怀是患者的需求及权利

患者到医院诊治的过程中，不仅有生理的痛苦，还要承受心理压力、经济负担等。因此，护理人员除应具备专业的临床知识、丰富的临床经验与技能外，还需有仁爱之心，关心爱护患者，为他们提供更好的服务，即使其得到情感支持和关怀照顾。如果得不到关怀甚至遭受非关怀行为，轻者招致患者抱怨或不满，重者会引起投诉、纠纷，甚至会成为暴力性伤医事件的导火索。

(五)人文关怀能促进护患关系和谐发展

护士以患者需求为导向对患者实施人文关怀，让患者有更好的就医体验，同时通过开展个性化的护理服务，让患者满意度更高。因为感受到关怀，患者会对护士表达发自内心的赞美、感恩和感谢，把护士当亲人或朋友一样去依靠和信任，甚至会向护士表达关心与关怀，这样就能促使护患关系和谐发展。良好的护患关系不仅能加速患者身心康复，而且护士在友好、感动的氛围中工作，也能提高护士的职业归属感。另外，护理中的人文关怀还包括医院领导及护理管理者对护士的关怀。医院通过制定人性化的管理制度、提供良好的福利待遇和优良的工作环境与发展前景等措施，使护士热爱医院、热爱工作，激发其工作潜能，从而更好地服务患者。

实践活动

1. 课前布置预习，班级以小组为单位，每组5人左右，现场观察或网上收集护士人文关怀案例，分享人文关怀故事，每组分享3分钟左右。
2. 感受护士人文关怀的内涵及魅力，谈谈自己的感受及收获。
3. 教师启发，引导学生树立正确护理价值观，以患者为中心，为患者提供人文关怀。

第二节 护理人文关怀的理论基础

无论是中国传统文化中蕴含的丰富人文关怀内涵，还是西方理论家在不同发展阶段提出的护理人文关怀的相关理论或模式，均对护理专业人文关怀知识体系的完善及临床实践的推动有着重要作用。

一、中国传统文化与人文关怀

人文关怀思想的核心是“以人为本”，强调尊重、理解和关爱人，重视人的作用，是一种充满人性关爱特质的思想和理念。中国诸子百家传统文化蕴含了丰富的人文关怀思想，对彰显人的价值和促进社会和谐起到了巨大的作用。

(一)儒家文化与护理人文关怀

儒家文化别具特色、博大精深。其创始人是孔子，主要代表人物还有孟子、荀子等。他们修订或撰写的《诗》《书》《礼》《乐》《周易》及《春秋》等著作蕴含丰富的人文关怀元素，其中“仁、义、礼、智、信”是儒家文化的精髓。

1. 推崇人“最为天下贵” 孔子曾说：“天地万物，唯人为贵。”孟子将“人本”视为“民本”，认为人是最珍贵的，任何时候都必须把人放在最重要、最值得关注的位置，此即“以人为本”思想的体现。基于此理念，医护人员任何时候都以抢救患者生命为首要职责；现代护理服务也推崇“以人的健康为中心”的优质、整体护理服务。

2. 注重“仁爱”和“礼” “仁爱”是儒家人文关怀的核心思想，如《论语》中提出的“仁者爱人”；《论语·雍也》中提出的“己欲立而立人，己欲达而达人”；《孟子·梁惠王》中孟子提出的“老吾老，以及人之老；幼吾幼，以及人之幼”等，都体现出儒家所提倡的仁义仁爱、推己及人。以“仁”为核心的爱民、惠民、富民的儒家思想为人文关怀思想奠定了基石。对人、对生命应具有高度的仁爱和博爱精神，是护士必备的基本道德；护士还应具备仁爱之心和敬畏生命的伦理情怀，急患者之所急，想患者之所想，设身处地、发自内心地去照顾、帮助患者。“礼”也是重要的儒家人文思想之一。护理人员工作中应明德明礼、内外兼修，让服务对象感受到白衣天使的仁爱善良及崇文尚礼。

3. 强调“诚信” 儒家的“诚信”是中国传统道德的基本品质和行为准则。“诚”与“信”的结合，表达的是人们真实无妄、信守诺言、言行一致的美德，是人的道德之本，行为之源。护理服务对象是人，“健康所系，性命相托”，所以诚信是护士不可或缺的品质；同时也特别要做到慎独，一个人工作时也一样要严格遵守护士职业道德和行为规范。

4. 主张“和” 儒家主张“和”的思想，即追求人与人之间的和谐与平衡。儒家还认为身心是一体的，主张身心和谐。身心和谐才能安顿生命，培育精神，才能激发人的潜能，提高人的创造力。在护理服务中要对患者的生理功能、躯体疾病、健康状况、精神健康、情感职能及社会功能方面实施整体护理照顾。要注重与患者及其家属的沟通，促进护患关系和谐发展。

(二) 道家文化与护理人文关怀

1. 主张“贵人重生” 道家文化的创始人是老子，其代表人物还有庄子、列子、文子、关尹子等，主要著作有《老子》《庄子》《黄帝四经》《吕氏春秋》等。道家文化强调“贵人重生”“慈心于物”。《老子》中说“贵生”“摄生”“自爱”“长生久视”。《吕氏春秋·贵生篇》中云：“圣人深虑天下，莫贵于生。”“贵生”成为道家生命伦理的基本价值取向，强调人的至尊性，把人生命的价值放在首位，敬重生命、关注生命的质量和意义，凸显了对提高生命质量的人文关怀。护理工作中，护理人员首要职责及使命就是把患者的生命安全和健康放在首位，时刻为患者的生命健康保驾护航。

2. 坚持“泛爱” 道家“泛爱”思想强调万物平等，应善待万物，慈心于物。其思想的核心是“道法自然”，认为自然界的一切都是由“道”的生命本体化生而来，而且都含有“道”的生命本体，都是一种生命，即遵循自然规律，尊重生命，敬畏自然。泛爱是人的自然之爱，包括爱自我、爱家庭、爱弱者、爱团体、爱祖国、爱人类、爱自然、爱真理。目前很多媒体报道护理人员在工作之余用爱心和专业能力为大众提供服务的事例，就是泛爱的表现。

(三) 墨家文化与护理人文关怀

墨家文化的开创者是墨翟。墨家的人文关怀思想以“兼爱”为核心，提倡“兼以易别”，强调人人平等、互相关爱，反对儒家所强调的社会等级观念。“兼爱”作为墨家的核心思想，其本质是提倡平等的博爱，体现了墨家对平等、公正、正义的追求。“视人之国若视其国，视人之家若视其家，视人之身若视其身。”把别人的亲人看成自己的亲人，把别人的身体看成自己的身体；爱自己几分，爱别人也几分；爱自己的父母、兄弟、子女几分，爱别人的父母、兄弟、子女也几分；一视同仁，人人平等，分毫不差，这也是“兼爱”。对护理而言，“兼爱”就是要求护理人员对待服务对象要一视同仁，不管其身份的高低贵贱，护理人员都要给予同样的爱心，为护理服务对象提供护理与帮助。

【知识链接】

“杏林春暖”的由来

三国时期的名医董奉医术高明，他给人看病从不收钱，而是有一个特别的规定：每看好一个小病，患者要给他栽活一棵杏树；看好一个大病，则给他栽活五棵杏树。几年后，这些杏树长成了一片杏林。当杏林结果时，董奉又以果换粮，用来赈济穷人。因此，人们称颂董奉的人品和医德，用“杏林春暖”“誉满杏林”“杏林高手”等词句来形容医术高明、医德高尚的医生。所以，“杏林春暖”的由来既是一个富有深意的医学故事，也是对医者仁心的赞美和期许。

二、国外人文关怀理论简介

(一)南丁格尔理论之人文关怀

1. 概述　现代护理创始人弗洛伦斯·南丁格尔说：“护理不仅是一门科学，更是一门艺术，那么，这门艺术很大程度就是仁爱的艺术”。可以说，护理专业从正式起源开始，就充分体现着人文关怀的本质和内核。南丁格尔人道、博爱、奉献及创新的精神世代相传，通过各种形式，在全世界广泛传播。

2. 南丁格尔理论中的人文关怀要点　南丁格尔对疾病有其独到的见解，她认为疾病是某段时间或某一个阶段的修缮过程。她指出，护士为患者创造良好的环境和条件，有利于修缮过程及患者的康复，如病房空气、建筑设施、阳光、饮食营养、安静的环境、病情观察等。在护理实施过程中，南丁格尔强调要尊重患者，时刻关注患者的感受，减轻患者的痛苦，避免给患者带来不适或伤害。同时南丁格尔也提出，护士对工作对患者要高度负责，做一名值得患者信赖的护士。在其专著《护理札记》中，南丁格尔介绍了很多为患者实施人文关怀的措施。这些观点和做法非常质朴，具有很好的现实意义。举例如下：

(1)病房通风时要做好患者保暖措施。南丁格尔非常重视保持病房空气清新，她强调通风的时候要避免患者受凉。天气寒冷时，在打开窗户之前，可以先给患者穿上睡衣，准备好热水袋，让患者处于温暖的状态。

(2)患者睡眠护理与舒适。南丁格尔非常关注患者的睡眠状态和舒适度。他认为睡眠对患者的康复和舒适具有巨大的促进作用。她强调，护士应注意，患者第一次睡着后，尽量不要吵醒他，如果被吵醒，那么他很难再入睡。

(3)饮食护理中的关怀。饮食对患者的疾病治疗和健康恢复非常重要，特别是对于衰弱的患者，护士应该更加关注患者的饮食护理。①护士首先要花心思寻找适合患者的食物。②护士一定要安排好患者进食时间，中间的间隔要适当。护士要主动了解患者什么时候有食欲，想吃东西。③不要把食物放在病床边。南丁格尔说，有些护士把患者没有吃的食物放在病床边上，希望患者想吃的时候就吃，事实上这样做只会使患者失去胃口。护士应该按时把食物送到患者面前，无论他是否食用，一定要及时拿开。④除了患者盘子中的食物，不要让他看见其他任何食物。南丁格尔指出，不要让患者看到别人的食物及自己吃剩的食物，或者闻到这些食物的气味，护士和其他工作人员更不能在病房吃东西。

(4)护士要对患者负责，让患者放心。南丁格尔强调，护士离开患者时要提前向患者打招呼。不管你是离开多长时间，都应该事先告诉患者，什么时候你会走开，什么时候你会回来。

(5)护士与患者沟通时要充分体谅患者。南丁格尔描述道："护士与患者沟通时，要坐在患者可以看得见你的地方，这样他和你说话时才能看见你，而不用费力转头找你；如果你一直站着，患者就必须常常抬头看你；当你和患者谈话的时候，不要来回走动，也不要打手势，不要站在患者的背后和他说话，也不要站在门口对他说话，还有说话的时候和他的距离不要太远，也不要在患者做事的时候和他说话。"

(6)做受患者信赖的护士和负责任的护士。南丁格尔说，每一个护士都应成为值得患者信赖并可以托付的人。因此，护士应做到以下几点：①护士要热爱自己的职业，敬畏生命，因为她们掌握着患者的生命。②护士要全心全意积极投入自己的工作中。③护士应对患者的信息保密，不随意议论，不得向无关人员解答任何关于患者疾病的问题。④护士遇事要镇静，诚实地面对一切。⑤护士必须是虔诚的，乐于奉献的。⑥护士必须善于观察，能敏锐发现细微之处。最后，护士还要有高尚的情操，细腻的情感。南丁格尔提出，护士应该是负责任的。负责任体现在不仅仅是把自己需要做的工作完成，还要监督其他人的工作。

南丁格尔是护士精神的代名词，她的精神也成了护理职业甚至整个医学界的榜样精神。现如今，医学学科已取得了极大的进步，护理技术亦日趋先进，患者对护理人文关怀的需求也不断增加。护理人员要一如既往挖掘、传承和发扬南丁格尔理论中人文关怀的思想和做法，将其融入临床护理工作中，以体现真正意义的人文关怀。

(二)简·华生博士人文关怀理论简介

1. 简述　简·华生(Jan Wotson)博士是当代极负盛名的护理理论家，曾任美国护理联盟主席。1979年华生博士创立了人文关怀理论，提出"人文关怀是护理学的本质"的观点，并将护理学拓展到以"关怀整体人的生命健康"为本的人文关怀的发展阶段。她将哲学中"以人自身的生命价值"为本的人文关怀理念引入护理学"关怀弱势群体的生命健康"之中，揭示了护理人文关怀的精神内涵。同年出版了第一本专著《护理：关怀的哲学和科学》。1985年出版了第二本专著《护理：人性的科学和人性的照护》。华生博士强调，人们可以对理论进行阅读、学习、教学和研究，但如果想得到真谛，必须亲自去体验。华生博士的理论在护理领域产生了深远的影响，其倡导人们去尝试这些哲学概念并在其中成长，为护理实践提供了重要的指导，也促进了个人及职业生涯的发展。

2. 关怀理论的主要内容

(1)主要概念：华生博士对一些主要概念进行了阐述，如四大核心概念、关怀瞬间、关怀情形、超越个人关怀等。

四大核心概念：即人、健康、环境、护理。（详见《护理学基础》）

关怀瞬间、关怀情形：主要体现在护理实践中。当一名护士和其护理对象带着彼此独特的生活经历和人性相互作用的奇异感觉走到一起时，关怀便发生了。关怀包含着护士和护理对象的选择及行动。关怀瞬间和关怀情形体现了华生人文关怀理论的核心精神，即人性关怀的本质，结合科学与人文知识，为患者提供全方位的护理服务。

超越个人关怀：超越个人关怀的基础是超越个人的关怀性人际关系，不仅仅局限于个人对个人的关心和照顾，而是将关怀作为一种普遍的、无处不在的人类行为和社会现象。"超个人"意味着超越表象，对人的内心世界和主观意识加以关注；超越自我、超越特定时刻，与他人的精神世界甚至更广阔的宇宙建立起深刻的联系。超越个人关怀是通过特定的时机或场地给予真诚的关怀，把护理对象看作一个整体的人，关注护理对象传递的外在信息，同时给予心理、精神甚至灵魂上的需求并加以照顾。护士可通过移动、姿势、面部表情、程序、触摸、声音、语言、技术、美学等方式与另一个人进行超越个人的精神与精神层面的连接，把护理人性艺术行为或有意的关怀传译到治愈模式中。例如，对一个因身体残疾而行为偏激和出现言语暴力的患者，应持之以恒地给予温和对待而不是与之发生冲突；陪伴、倾听患者的心声等。所以，超越个人关怀需要个人的真诚以及拥有向自我和他人展示真诚的能力。

（2）十大临床博爱程序：也称人文关怀十大要素，它指明了护理人员可以从这些方面对患者进行关怀照顾。十大临床博爱程序包括：①拥有利他主义的价值观，对自我及他人表达、施以关怀。②时刻尊重他人，交往中注入信心与希望。③通过培育悲悯情怀及行为，可敏锐地感知自己与他人的苦难。④与周围构建信任、关怀、帮助型的人际关系。⑤真诚地倾听他人的故事，无论是正面的还是负面的，接纳并改善其感受。⑥以创造性和务实的姿态提出人文关怀的系统解决方案。⑦善于运用适宜的方法对护理对象进行健康教育。⑧创造人格被尊重、疾苦被关怀、伤病被救助的场所与氛围。⑨尽力协助满足每位患者的躯体、心理需求。⑩以开放的心态接纳、面对生命的无常、神秘与神圣，接纳存在主义、现象学理论。

（三）内尔·诺丁斯的关怀教育理论

1. 概述　内尔·诺丁斯（Nel Noddings）博士是美国当代著名的教育学家、哲学家，是关怀理论最积极、最成功的倡导者。她从女性视角、哲学、伦理学、社会学等不同角度分析了关怀理论，是关怀道德教育学派的代表人物。她撰写了《关心：伦理与道德教育的女性视角》等多部著作，她的著作和实践经验在美国和其他国家产生了重要影响。关怀理论对于我国护理人文关怀教育具有重要的启示作用。

2. 诺丁斯关怀教育理论的基本内容　关怀伦理是由美国教育学家、哲学家内尔·诺丁斯创建的。她认为关怀和被关怀都是人的基本需要。关怀最基本的表现形式是人与人之间的接触与沟通，建立并维护平等、互惠的关怀关系是关怀理论的基本思想，认真倾听并积极回应是关怀的标志。

（1）关怀的内涵：诺丁斯关怀伦理学说中的核心概念是关怀，它包括体验、理解、感激和回报等多种情感。诺丁斯认为关怀是对人、对事的一种道德品质，包括两种含义：①关怀与责任相近，如果一个人关注某事并为之操心，他就是在关怀这件事。②如果一个人观注到某人并寄予期望，他就是在关怀这个人。因此，关怀是生活中应有的待人处事的能力与态度，是一个人内在的责任与情感驱动下外在的行为表现，意味着对某人的关心及某事的关注，期待并促进其向好的方向发展。

（2）关怀的性质：关怀的实质是关怀者采取行动以尽可能满足被关怀者的需求并得到积极回应的行为。诺丁斯认为，关怀既是一种美德，更是一种关系。没有关系就没有真正的关怀。只有构建平等、互惠的人际关系，才能实现人与人之间更好的良性互动。在这种互动中，被关怀者获得帮助，而关怀者也得到了肯定与认可，关怀与被关怀双方在付出与收获中都体验到人与人之间的美好情感，进而建立、保持与促进这种关怀关系。因此，关怀关系是具有互惠互利关系的人际交往实践。

（3）关怀的形式：诺丁斯指出，关怀作为人类最基本的需要，由浅入深有两种基本形式。一种是自然关怀，另一种是伦理关怀。自然关怀是源自人们的爱的情感，带有鲜明的"原始性"，表达的是具有情感特征的生物所应作出的基本选择。例如，母亲对孩子的关怀。伦理关怀是一种深层次的关怀，它基于人的道德感，建立在自然关怀基础上的关怀，弥补了自然关怀无法涉及的领域，使得所有人都能感受到来自他人的关怀，也使得所有人都能承担起关怀他人的责任。自然关怀是伦理关怀的基础。但自然关怀范围比较局限，必须发展和强化伦理关怀，扩大人与人之间的关怀范围。

（4）关怀的途径：根据诺丁斯理论，要建立"关怀性"关系，首先要唤醒关怀或被关怀的体验，从而在认知方面理解他人的关怀，在情感上生出感激之情，最终对关怀行为作出回应及回报。简言之，体验关怀、理解关怀、感激关怀及回报关怀四者之间前后承接，环环相扣。

3. 诺丁斯关怀伦理与护生关怀能力养成　诺丁斯所构建的关怀伦理思想，从目标到课程体系上都强调了护生关怀能力的培养，护生学会关怀，首先应体验关怀。护理教师应具有良好的关怀素养，树立平等的教学观，并基于护生的实际需求来建构关怀教学理念，进而实施对护生的关怀教育。今天是护理专业的学生，明天就可能是临床护士或学校教师。护理专业课教学要通过营造关怀的教学氛围、树立教师关怀的榜样作用等来培养护生的人文关怀意识和能力。

第三节　人文关怀能力的培养与评价

一、人文关怀能力概述

（一）人文关怀能力

从心理学角度看，能力是个体成功完成某项目标或任务所具备的本领或力量。人文关怀能力是指尊重人的主体地位和个性差异，关心人丰富多样的个体需求，激发人的主动性、创造性、积极性，促进人全面发展的能力。人文关怀能力需要通过后天不断地学习和培养习得，并不是与生俱来的。

（二）护士人文关怀能力

护士人文关怀能力是指护士在护理工作中，以患者为中心，关注患者的身体、心理、社会和文化需求，通过运用护理知识和技能，为患者提供全面、细致的护理服务，同时表现出对患者的关爱、尊重和同情的能力。护士人文关怀能力是护士完成关怀照顾患者活动所必备的个性心理特征及应用能力，是基于一般能力基础上发展出来的特殊能力，是护士人文素养的重要体现，是综合护理能力的核心。

（三）护士人文关怀能力的构成要素

护士人文关怀能力由多种能力要素构成，它是一种综合能力，可归纳为以下七种能力要素。

1. 价值判断能力　价值判断能力是指个体在特定情境下，根据自己的价值观、经验和知识，对事物、行为或观念进行价值评估、判断的能力。价值判断能力的高低取决于价值思维水平。在护理工作中，护士应拥有判断是非曲直的能力，这既体现了护士的基本素养，也决定着护士的人文关怀水平。此外，护士的价值判断能力还体现在对患者心理、社会和文化需求的敏锐洞察上。在对患者实施关怀照顾的过程中，护士形成人道、利他价值观后，就可做到尊重患者的价值观和个体独立性，为患者的利益和状况考虑，并由此获得满足感。

2. 情感交流能力　情感交流能力指个体在情感方面采用有效且适当的方法与对方进行沟通交流的能力。情感交流能力是护士在护理工作中不可或缺的重要技能，是护士与患者之间建立情感联系，理解并回应患者情感需求的能力。其包括有爱心及施爱能力、尊重与理解患者、情感调控能力、情感理解能力、情感与言语表达技巧等。

3. 身心调适能力　身心调适能力是指运用心理学的理论和方法来调适心理、缓解压力、排除心理障碍以达到适应环境、身心健康等目标的能力。具备良好的身心调适能力对于护士而言至关重要：一方面，能保证自己拥有健康的工作心境；另一方面，可以指导患者正确应对疾病带来的心理和社会压力。

4. 精神支持能力　精神支持能力是通过言语、行动或其他方式，帮助他人面对心理困境和挑战，提供心理安慰和鼓励的能力。护士应帮助患者并接受其寻求精神寄托的行为，运用心理护理使患者进行积极的自我暗示，帮助其树立恢复健康、保持健康的信念。

5. 健康帮助能力　健康帮助能力是指护士通过自身具备的专业知识和技能，为患者提供健康指导、疾病预防、康复支持等方面的帮助。这种能力在护士的工作中起着至关重要的作用，有助于提升患者的健康水平和生活质量。

6. 解决问题能力　解决问题的能力是指个体在面对问题时，能够有效地运用各种方法、技能和知识，找到并解决问题的能力，包括观察力、预见力、专业力、思维力、沟通力、决策力、协调力和执行力等。在护士的职业发展中，她们可能经常需应对各种复杂的临床情境和挑战，如焦虑、恐惧、语言障碍、营养失调、自理能力缺陷、气体交换功能受损等。要解决来自患者躯体、生活、心理及家庭等各方面的问题，护士就必须将科学地解决问题的原则和方法运用于工作中，统筹安排工作内容，作出最佳决策，才能帮助患者解决健康问题，才能将人文关怀落到实处。

7. 共情同理能力　共情同理能力又叫作换位思考的能力，是指站在对方立场设身处地地思考和处理问题的能力。具备共情能力，有助于护士学会理解、关注、宽容、尊重他人。共情是人文关怀的基础。从实际运用角度看，护士的共情可以分解为：①倾听观察。通过观察、沟通和主动倾听，了解患者的感受和意图。②换位思考。设身处地地感受和理解患者的情绪、情感。③共情表达。以恰当的方式表达自己对对方的理解与尊重，在必要时用合适的方式向患者提供有针对性的支持与帮助。共情同理能力是护士与患者建立信任关系、提高患者满意度和护理质量的关键能力。护士运用自己的共情同理能力，为患者提供更为贴心和有效的护理服务。

名人赏析

中国首位南丁格尔奖章得主——王琇瑛

王琇瑛(1908 年 5 月 28 日—2000 年 9 月 4 日)，女，护理专家及护理教育家，1983 年第 29 届南丁格尔奖章获得者，成为新中国首位获此荣誉的护理工作者。

王琇瑛曾赴美国哥伦比亚大学进修，获护理硕士学位。新中国成立后，她以极大的热情投入护理教育事业之中，为祖国培养了大批的优秀护理人才。她晚年仍积极参加各项社会活动，宣传护理工作的重要性。“患者无医，将陷于无望；患者无护，将陷于无助。”中国首位南丁格尔奖得主王琇瑛的这番话曾激励一个又一个护理人员勤奋工作，不让患者陷入无助的境地。她忠于职守，严于律己，正直诚恳，平易近人，处处以身作则，助人为乐。她对青年一代护士寄予莫大希望，不断给予她们鼓舞和启发。同时她也受到护士们的广泛尊敬，为全国护理工作者的楷模。

“国家不可一日无兵，亦不可一日无护士。护士的工作必须像田园中的水一样灌注到人们生活的每个角落。”这正是王琇瑛用自己的一生对护理事业所做的诠释。

二、护士人文关怀能力的培养

护士人文关怀能力的培养是以人文关怀为价值取向，以关怀理论为指导，以关怀情感为基础，以关怀能力为要务，通过多种教学策略，培训护士关怀患者的意识、态度、知识、技巧及能力的过程。培养护士人文关怀能力也是护理专业发展的需要。

(一)设置护理人文关怀的课程

护理人文关怀的课程是一种综合性的学习体验，包含课程目标、课程内容、教学方法、课程评估、后续支持与持续教育等，是连接理论和实践的手段和工具，通过系统的课程设置，旨在培养护士在护理实践中向患者展现深度关怀的能力。

1. 课程对象　课程对象不仅包括护理专业学生，还包括临床护士、护理管理者、护理教育者。

2. 课程目标　课程目标指课程对象掌握人文知识，具备人文关怀意识，强化人文关怀意识，获得人文关怀能力，表现人文关怀行为，传播人文关怀理念，建立关怀氛围，提升服务对象的满意度。

3. 课程内容

(1) 护生：学习哲学、社会学、美学等人文社会科学课程，也包括护理心理学、护理伦理学、护士人文修养等课程，还包括护理人文理念在专业课中的渗透，人文知识、理论的实践。

(2) 临床护士：学习人文关怀、人文关怀理论、专业知识与人文理念的融合，医院文化、职业精神、职业道德、职业形象、人际沟通能力、叙事能力与合作能力、共情能力等。

(3) 护理教育者：学习崇高职业理想和职业意识、关爱生命理念、教育学与心理学知识、关怀语言与行为的使用、临床关怀能力等。

(4) 护理管理者：学习组织与管理理论、教学与培训、研究、沟通和管理能力、人文关怀理念、人文关怀护理管理等。

(二) 营造护理人文关怀的环境氛围

营造护理人文关怀的环境氛围对于提升患者体验和提高护士工作效率至关重要。如加强环境建设，增加校园和医院的人文景观。优美的环境，随处可见的名人名言、大家画像、中外名画等，既给人以视觉上的美感，也能带来精神上的享受，从而达到“陶冶人、激励人”的目的。有研究表明，环境中关怀氛围越强，护生/护士的关怀能力分值就越高。

(三) 运用多种人文关怀培训模式

1. 小组教学模式　组建关怀小组，通过角色扮演、案例导入、分享经验、小组讨论等启发护士在临床实践中的关怀意识。用人文的、整体的方法来进行临床护理活动，逐渐将人文知识内化为护士的品质内涵，形成护理的人文核心，使护士重视疾病，更重视人，重治疗也注重对患者的人文关怀。在小组中，护士还可以分享自己在工作中遇到的实际问题，鼓励护士之间进行相互学习和交流，共同提升人文关怀能力。

2. 网络教学模式　由于护理工作的原因，护士的空闲时间较碎片，网络教学是一种较好的选择。将关怀教育模式与网络媒体相结合，为护士提供便捷的在线学习机会。如制作关于人文关怀的在线课程，运用微课、教学 App 等，将护理关怀语言注入在线模块中，护士完成一定课程并通过考核可获取相应学分，利用网络教学的多样性拓展人文关怀教育的空间。

3. 模拟实践模式　利用模拟病房或模拟情境，让护士在实际操作中体验人文关怀的重要性。通过模拟患者与护士之间的互动，培养护士的同理心和沟通技巧。在模拟实践后，组织护士进行反思和讨论，分享自己在实践中的体会和收获。

4. 工作坊模式　定期组织工作坊活动，邀请专家或资深护士分享人文关怀的经验和技巧。工作坊可以包括主题讲座、互动讨论、实践操作等环节，让护士在活动中学习和提升。

5. 反思与分享模式　鼓励护士在工作中进行反思，记录自己在人文关怀方面的成功案例和不足之处。组织护士分享会，让大家相互分享自己的反思成果和心得体会。通过反思与分享，促进护士之间的学习和成长，共同提升人文关怀能力。

6. 其他教学模式　应用分层教学法，即在学生知识基础、智力因素和非智力因素存在明显差异的情况下，教师有针对性地实施分层教学，从而达到不同层次教学目标的一种教学方法。如翻转课堂，通过重新调整课堂内外的时间，将学习的决定权从教师转移给学生。

(四)护士共情能力的培养与测评

护士共情能力的培养与测评是护理教育中至关重要的环节。护士共情能力的培养与测评是一个持续的过程，需要护士在教育培训、临床实习、反思与自我评估等方面不断努力。同时，通过患者满意度调查、同行评价和自我评估与反思等方式来测评自己的共情能力，以便及时调整和改进。

1. *护士共情能力的培养* 共情能力是护理人文关怀的基础，它既是一种理念，也是一种能力与技巧，同时也是一种有效的工作方式，是护士必备的人格修养。护士通过逐渐培养和提高自己的共情能力，从而为患者提供更优质、更人性化的护理服务。

(1)培训摆脱"自我中心感"：摆脱自我中心感是一个涉及认知、情感和行为多个层面的过程。如人在儿童时总是以自我为中心，孩子会以为全家都以其为中心。自小受到的照顾和呵护太多，再加上重成绩、轻人格的培养，导致成年后仍以自我为中心，只关注自己的需要和愿望。当下电子科技的迅速发展使人与人的交往越来越虚拟，真实感的消失也使人们的共情能力下降。所以，培养共情能力，首先要做的是学习摆脱"自我中心感"，多关注周围的人。培训方法：鼓励护士有意识地多参加集体活动或以他人为主角的活动(如他人的生日宴会)；引导其在节假日或一些特殊日子给他人送祝福等。

(2)培训对他人需要的敏感：培训对他人需要的敏感是人际交往中非常重要的能力，它有助于建立更好的人际关系，增强沟通和理解。如公共汽车上青年人没有给老弱孕残者让座，不能说他一定有道德问题，有的人是因为缺乏对他人需要的敏感。一位母亲说，她怀孕时很少有人给她让座，但后来抱着儿子上街时，经常有人主动给她让路、让座。这说明有些人并不缺少"共情的心"，而是缺少"共情的眼睛"。有的护理人员在患者需要帮助时没有及时"出手"，不一定是缺乏道德和善良，而是缺乏对他人需要的敏感觉察。患者的每一个细微表情、一声叹息都可能是在表达他的需求，护士应培养对他人需求的敏感。

(3)培训主动倾听和观察能力：护士要通过主动倾听、细致观察、用脑思考、用心感受，增进对他人的了解和理解。可采用如下方法进行训练：①认真倾听。与其他人(如朋友、同学、同事)一起练习对对方谈话内容的反馈与确认，试着把对方所讲的意思讲明白，确认你的理解是否正确。②形象思维。当对方讲述各种事情时，试着把他们的述说用图像在自己的脑海中显示出来；如果不能运用视觉思维，就找合适的词汇来描述。

(4)培训换位思考和善解人意：通过主动倾听、仔细观察和认真询问，明确患者最关心的问题并与之讨论他们最关心的事情。尽最大努力理解他人的行为。如思考"患者李某总是一副咄咄逼人的样子，是什么原因导致的?"此时需要设身处地地站在患者的角度来理解其内心的感受和行为。

(5)培训良好的共情表达能力：运用语言技巧，把自己对患者的理解反馈给对方。因此，需努力丰富自己的词汇量，以便能相对准确地表达。护士不仅要准确地理解患者的问题，还要愿意站在患者的角度去感受，继而引导患者对自己的问题作进一步思考，从而促进其内在心理机制的恢复。护士的共情表达不仅要用语言，还要为患者提供最需要的专业帮助，解决患者实际问题。

2. *护士共情能力的测评* 我国目前共情能力测评常用的是杰弗逊共情量表和自制共

情量表。杰弗逊共情量表为4个维度、20个条目，国内自制共情量表为4个维度、28个条目。4个维度为护士认知的共情、情感的共情、意志的共情和行为的共情。

案例导入

小帽子的故事

一个俊俏、可爱的小女孩晓晓，她读小学一年级的时候，身体里竟然检查出了肿瘤。经过手术和化疗，头发全部脱落，她不知道以后该怎样面对她身边的老师和同学，怕他们笑话她，对她指手画脚。然而在晓晓返校之前，她的班主任，一位年轻的女教师热情而郑重地对班里同学宣布："从下星期开始，所有的同学都要戴帽子来学校上课，越新奇越好！"一个星期后，晓晓站在校门口却迟迟不敢进去，她担心，她犹豫，因为她戴了一顶帽子。可是让她感到意外的是，她班上的每个同学都戴着帽子，和他们五花八门的帽子比起来，她的那顶帽子显得那样普通。

思考

故事让我们深刻体会到了共情的魅力，晓晓老师巧妙的安排，避免了晓晓的尴尬，彻底缓解了晓晓的担心与犹豫。如果你是晓晓的责任护士，你会怎样指导晓晓面对困难与挑战？

(五)叙事医学、叙事护理与关怀能力培养

1. 相关概念

(1)叙事：叙事是指对系列事件的描述，指将各种经验组织成前后连贯的具有现实意义事件的基本方式。简单地说，叙事就是讲故事，从自己的主观视角，带着自己的看法和理解、情绪和情感讲述故事。这为我们提供了了解世界及向别人讲述我们对世界的了解的途径。

(2)叙事医学和叙事护理：2000年，美国哥伦比亚大学医学院丽塔·卡伦(Rita Charon)教授最先提出了叙事医学这个概念。叙事医学是一种新的医学模式，它强调医生应具备叙事能力，通过倾听、解释和回应患者的故事和困境，为患者提供充满尊重、生机和共情的医疗照护。简言之，它训练医生见证患者的苦难，详细描述疾病的全貌以提高医生的同情心和诊疗效果。在叙事医学模式中，具备叙事能力的医务工作者通过"倾听、解释、回应患者的故事和困境"获得治疗信息，为患者提供更人性化、更能满足其需求的医疗照护。叙事医学是文学与医学联系的着力点。叙事护理则是叙事医学在护理领域的应用。它要求护士通过倾听、了解患者的故事，帮助患者外化问题，重构疾病故事意义，从而发现护理要点，对患者实施临床护理干预。叙事医学、叙事护理既包括患者叙事，也包括医生护士叙事。医生护士的叙事方法包括出版故事集、书写反思日记和平行病历(笔记)、小组讨论等。

(3)反思：反思是一个重要的认知过程，是一种间接认识，是叙事的核心之一。要使叙事医学、叙事护理达到应有的效果，仅靠叙事是不够的，还需要对所叙的事及其过程进行反思。叙事医学、叙事护理反思的方法主要包括质疑反思、归纳反思、换位反思等。通过各种形式的反思，可以对护理方法进行改进，学会从他人角度出发思考问题，有利于构

建和维护和谐的护患关系。

2. 叙事医学与叙事护理的意义

(1)对患者的意义：叙事医学、叙事护理对患者有两重意义。一是身体疾病的治疗和护理。患者诉说疾病经过时，会选择符合疾病特点的主题信息，难免出现信息遗漏，具备叙事能力的医护人员会帮助患者找出遗漏的片段，引导他们说出自己不曾察觉的部分，以启发患者对自身故事的多角度思考，对疾病的治疗、护理及预后更加有利。二是精神的抚慰。精神的抚慰有时会比治疗身体疾病的意义更大。叙事增强了医护与患者之间的互动关系，通过互动与沟通，在心灵及情感上给予他们支持，引导他们乐观地看待疾病，树立正确的疾病观、生死观。

(2)对医护人员的意义：叙事医学、叙事护理强调医护人员的叙事能力，要求医护人员加强与患者的交流，站在患者的立场上，更好地理解和关心患者，有助于提升医护人员的沟通能力和关怀能力。此外，叙事医学合并读写的叙事方法还能使医护人员进行自我心理疏导和职业压力释放，从而降低职业倦怠感。

(3)对医护患关系的意义：医学叙事和护理叙事的过程即医护患沟通的过程。在这个过程中，医护人员能从患者那里得到对诊断、治疗及护理有益的线索，并根据患者的个体特点，增强患者对生命的掌控力。患者理解疾病及治疗的意义，有利于医护患关系的改善，有利于提高临床治疗的效果和护理质量。

3. 叙事护理与人文关怀能力的培养

(1)院校叙事护理教学中人文关怀能力的培养：叙事教育是一种具有护理专业特色的教学方法，能深入挖掘和传授护理人文内涵。一方面教师在理论和实践教学中讲述人文关怀的故事，帮助护生理解人文关怀的重要性和方法，增加对职业的热爱，形成仁爱的道德品质，强化关怀的意识。另一方面教师组织护生参加相关叙事活动，如让护生阅读文学作品、观看人文电影、举办关怀故事分享活动等，使其心灵得到熏陶，让其感受人文关怀的温暖与力量，增强人文关怀的能力。护生也可发挥自己的主观能动性，积极参加各种叙事教学活动，不断提升自己的关怀能力。

(2)实习教学中叙事护理人文关怀能力的培养：实习教学中可采取与叙事护理有关的多种方法来促进护生人文关怀能力的提升。具体方法包括：①护生书写实习反思日记。对实习中经历的重要事件进行记录和反思。教师对日记的书写进行批注，给予及时的反馈和鼓励。反思日记不仅是个体探究和反思的过程记录，还能通过分析特殊的护理故事，帮助护生提升沟通能力，领悟如何更好地关怀患者。②组织实习护生开展人文关怀故事分享。组织实习学生开展故事分享会，讲述实习中发生的、观察到的人文关怀故事，让护生体会护理职业的神圣和伟大，感受关怀的力量，学习借鉴他人的关怀方法。

(3)医院叙事护理人文关怀能力的培养：医院可采用多种叙事护理教学形式进行人文关怀能力的培养。①开展护患沟通、倾听患者故事活动。②以科室为单位定期或不定期开展护理人文关怀故事分享，互相学习借鉴人文关怀的方法。③组织人文关怀演讲比赛。④编撰、出版人文关怀故事集。这些活动能触动人的心灵，产生正能量，激发护理人员的关怀意愿，从而不断提升自己的关怀能力。

三、护士人文关怀能力的评价

护理人文关怀具有多重本质，可以被视为一种态度、能力、属性和特征，或是一系列相互关联的复杂行为。护理人文关怀具有一定的内隐性和不稳定性，关怀测评的过程实际就是将主观、复杂、内在的关怀现象简化为客观、可观察的内容。

(一)国外护理人文关怀能力测评研究

1. 测评内容　当代护理人文关怀研究认为，人文关怀的构成维度包括关怀能力、感知、行为和知识等方面。

(1)测评关怀能力：测评的重点是人文关怀的能力。在评述关怀行为的基础上进行深入挖掘，根据护士对一些事物的看法与做法作出判断，以较间接的方式反映护士是否具有相应的关怀能力。

(2)测评关怀感知：主要测评对关怀行为或氛围的感知，如患者对关怀行为的反应、护生对所处集体及学校关怀氛围的评价等。

(3)测评关怀行为：测评的重点是护理人文关怀的行为活动，包括判别护士哪些行为属于关怀行为、护士是否实施关怀性行为等，通过这些方法来挖掘护理人文关怀的本质内涵。

(4)测评关怀知识：测评的重点是护士对人文关怀知识的掌握程度，旨在发现对关怀知识内容掌握的缺失，以便有针对性地进行相关学习、培训。

2. 国外护理人文关怀能力测评工具

目前应用较广泛的 3 种工具分别是关怀能力量表(CAI)、关怀评价表(CAT)、关怀效能量表(CES)，见表 2-1。

表 2-1　国外护理人文关怀能力测评工具

工具名称	概念、内涵	测评人群	测评内容	测评方式
关怀能力量表(CAI)	过程	护生/护士	关怀能力	自评
关怀评价表(CAT)	行为	护生/护士	关怀能力	自评/他评
关怀效能量表(CES)	行为	护生/护士	关怀能力	自评

(二)国内护理人文关怀能力测评研究

近年来，国内护理人文关怀能力测评研究得到了广泛关注和发展。目前国内使用较多的是国内学者根据较成熟的国外量表翻译并经改良的关怀能力量表和自制关怀能力量表，用于测评护理本科生关怀能力的影响因素和临床护理人员的关怀能力。我国学者自行研制的量表有：①关怀行为量表，通过患者的感知，评价护生人文关怀行为，由“真诚、同情”及“尊重和专业护理行为”两个维度构成。②护生人文关怀能力量表，包括科学解决健康问题、协助满足基本需求、健康教育、帮助解除困难、灌输信念和希望、人道利他价值观、提供良好环境、促进情感交流等 8 个维度 45 个条目。

现有测评工具研究了护理人文关怀的本质内涵，为学校教育及临床实践中护理人文关怀的评价提供了依据，但护理人文关怀测评工具仍存在较大的研究发展空间。首先，要提高测评工具的评价质量；其次，要创新测评工具使用方法；此外，要拓展测评工具的理论基础。通过探究不同人群之间对护理人文关怀的体验和理解，研制出科学、有效的护理人文关怀测评工具。

第四节　护理人文关怀的践行

一、医院文化与人文关怀

（一）对医院人文关怀本质的认识

医学的主体是人，从诞生起就包含着人文主义和人道精神，医院文化是医学群体长期形成的理想信念、思想观点、价值取向、行为准则和道德规范，其本质就是人文关怀，即对患者在就医过程中提供全面的关注和照顾。

（二）医院人文关怀文化建设

医院人文关怀文化是一种将人文关怀理念融入医院管理和服务中的文化形态。医院通过文化建设，培养员工文化修养和人文关怀意识，形成医院内部的精神体系和优质服务理念体系，从而打造全面、个性化、关怀性的医疗服务。

1. 物质文化　物质文化是医院文化的重要组成部分，直接影响患者和医务人员的体验及感受。如医护工作服、医院环境及建筑风格、病房设计、自助设备、共享轮椅、志愿者服务、防滑防跌设施、爱心针线包及个性化的营养餐等，构成了医院人文关怀的物质文化，为患者就医提供了舒适、放心和安全的环境。

2. 精神文化　精神文化是指医院在长期医疗实践中逐步形成的共同信念、价值观念和精神追求，是医院文化的核心和灵魂。其主要包括医院的使命、愿景、核心价值观以及在此基础上形成的医院精神、医德医风、办院宗旨等。如北京协和医院“待患者如亲人，提高患者满意度；待同事如家人，提高员工幸福感”；武汉协和医院“仁爱济世，协诚人和”等。这些理念和宗旨不仅只挂在墙上，更重要的是融入医院每位员工的精神和日常工作之中。

3. 制度文化　制度文化明确规定医院管理者和医务人员在工作中遵循人文关怀行为准则及风俗习惯。这种文化主要体现在医院的规章制度、工作流程等方面，如病房管理制度、抢救制度、告知制度、健康教育制度、人性化管理制度等，为医院人文精神的发展提供了良好的环境和土壤。

4. 行为文化　行为文化也称为形象文化，主要是指医院全体员工在医疗实践、日常工作和人际交往中所表现出来的行为方式和精神风貌。人文关怀的行为文化促使员工为医院的发展贡献自己的工作经验。用人文思想创造性地开展人文护理活动，包括关怀流程、关怀行为、关怀语言、关怀礼仪等多方面。

二、护理人文关怀的组织管理

（一）医院护理人文关怀的组织管理

护理人文关怀的组织管理是一个系统性的工作，是医院护理管理者在人文精神指导下的一种管理，需要多方面的努力和配合，包括构建优秀的护理团队、培训与教育、制定合理的工作流程、建立评估机制、激励机制及营造良好的工作氛围等。医院护理人文关怀的组织管理包括以下几个方面的工作。

1. 建立护理人文关怀组织　医院成立护理人文关怀委员会，形成分管院领导—护理部主任、副主任—科护士长—护士长—护士的自上而下的关怀护理管理组织；制定各级各类护理人员相关职责并要求相关人员切实履行职责。

2. 制定相关制度、流程和标准　通过制定符合人文关怀理念的护理相关制度、常规、标准和规范的工作流程，来实施培训并组织落实。如患者入院接待、病情告知、护理操作等。

3. 营造人文关怀氛围和环境　营造良好的人文关怀氛围，如张贴体现人文关怀的医院理念、院训等；创设舒适便捷的就诊环境；标识明确，有检查平面图和指示牌，地面贴“注意楼梯”等安全指示条；为老弱病残患者提供免费轮椅；为残疾人员准备专用卫生间；免费提供一次性水杯及热水等。

4. 优化就诊流程，改善患者就医体验　提供多种形式的挂号渠道，如设立自主挂号、缴费、打印检查结果等自助设备等；提供信息化就诊服务，优化预约挂号系统；就诊流程再造，节省患者排队等候时间；改善服务环境与设施，提供导医、志愿者服务，方便患者就医。

5. 畅通沟通渠道　设立管理者接待日、就诊意见箱和一站式服务平台等措施，便于服务对象或工作人员及时反映问题、提出意见，及时解决相关问题，化解矛盾。

6. 建立和完善人文关怀培训考核制度　制定护理人文培训计划，设定培训目标、内容和方式；采取多种适宜的方式方法实施培训，并对人文关怀培训效果进行考核。

7. 建立人文关怀评价及改进机制　构建管理者评价、服务对象评价、护士自评和同行互评的评价机制，设置评价标准和条目。评价内容包括护士人文关怀知识评价、护士人文关怀能力评价、患者对关怀满意度的评价、护士工作满意度评价等。评价可综合运用自我评价、同行评价或第三方满意度测评等方式。并合理运用考核结果，对考核优秀的人员进行奖励与表彰。对发现的问题要进行原因分析并提出针对性改进措施，以促进人文关怀质量的持续提高。

8. 对护士实施人文关怀　医院应实施柔性管理，制定护理人员人文关怀政策，保障护理人员福利和待遇，开展巴林特小组等形式的活动，为护理人员缓解工作压力，提升职业满意度。

(二) 护理人文关怀工作职责

护理人文关怀工作职责是从制度层面规范各层次护理人员的职业行为，树立关怀理念，强化关怀责任意识，落实关怀行为，并进行人文关怀教学与研究，促进护理人文关怀的进步发展。

1. 护理部人文关怀职责

(1) 健全管理制度：制定护理人文关怀的相关制度、流程、规范、评价标准等，同时制定医院人文关怀护理工作年度计划，并部署实施。

(2) 加强自身培训：护理管理者要通过各种形式的学习和系统化的人文关怀培训，强化自身人文关怀意识，提升人文关怀能力。

(3)开展科学研究：组织护理人文关怀课题的申报立项、科研的实施、论文的撰写和发表；应用循证方法，促进人文关怀发展。

(4)营造关怀氛围：护理管理者要积极营造人文关怀氛围，采取切实可行的措施，对护士实施人文关怀，让护士感受关怀。建立人文关怀链，护理部主任关怀护士长，护士长关怀护士，护士更好地关怀患者。

(5)评价关怀效果：运用PDCA等质量管理工具，推进护理人文关怀质量，如开展人文关怀护理查房和满意度调查等，促使护士为患者提供有效的人文关怀，提高患者对护理服务的满意度。

(6)拓展关怀活动：护理管理者组织护士成立医院爱心志愿小组或爱心小分队等，多渠道、多形式开展各种爱心活动，扩大人文关怀护理的社会影响力。

2. 护士长人文关怀工作职责

(1)制订人文关怀工作计划：护士长根据护理部相关制度和年度计划制订本科室具体工作计划，根据相关护理人文关怀管理制度，建立护理工作督查表，及时点评总结，确保计划实施。

(2)提升护士人文关怀能力：采取多种形式加强对科室护士人文关怀培训，定期举办音乐会、读书会、人文关怀故事分享会等，提升护士人文关怀能力。

(3)开展人文关怀护理科研：根据科室专科特点，定期开展人文关怀护理经验交流会，组织护士积极申报课题，撰写论文。

(4)营造科室人文关怀氛围：主动征求护士对排班和科室管理的意见，满足护士合理需求；采取多项措施营造关怀氛围，如设立护士睡眠日、为护士送生日祝福、护士人文关怀爱心小厨，开展释放护士压力的巴林特小组活动等，丰富护士业余生活，缓解工作压力。

(5)落实个性化人文关怀：在临床工作中每日例行查房，主动向患者介绍自己，与患者建立关怀关系；了解患者情况，对特殊患者实行个性化人文关怀。

(6)监测人文关怀实施效果：检查科室人文关怀护理的实施情况，开展人文关怀护理查房，促使护士为患者提供安全、有效的人文关怀护理服务，提高患者满意度。

(7)拓展人文关怀爱心活动：参加医院爱心志愿小组，成立科室爱心社团，组织开展各种爱心活动，如定期到养老院、孤儿院、社区或有特殊需求的患者家庭，为他们提供心理辅导、专科护理、生活关怀、健康教育等，将人文关怀延伸到社区和家庭。

3. 护士人文关怀工作职责

(1)强化关怀意识，树立关怀理念。树立利他主义价值观和人文关怀理念，强化关怀意识和责任感，充分认识到关怀患者是护士的重要职责。

(2)加强学习，提升人文关怀能力。积极参加医院、科室的人文关怀学习培训，提高人文关怀能力，掌握人文关怀实施方法。

(3)落实人文关怀制度与规范。在护理全过程中实施对患者的关怀，包括对患者礼貌称呼、主动与患者及家属沟通、与患者建立关怀关系、评估患者关怀需求、及时提供个性化且让患者满意的护理服务。

(4)开展或参与主题活动。积极开展或参与各种人文活动，通过各种形式实施人文关怀，如志愿者探访活动、患者手工作品赛等。

(5)记录人文关怀故事，书写反思日记，与同事分享护理人文关怀故事。

(6)做好与同事之间的相互关怀，保证充足的睡眠，养成良好健康的生活方式，积极参加户外活动，保持良好稳定的情绪。

(7)进行护理人文关怀研究，撰写报道，分享经验与成果。

三、护理人文关怀的践行措施

2022年国家卫生健康委关于印发《全国护理事业发展规划(2021—2025年)》的通知提出，要强化护理人文关怀。护理人文关怀不仅体现在具备"以人为本"的理念上，更重要的是体现在护理过程中对患者的关怀护理，这是一种专业性关怀。

(一)以人为本，尊重患者的生命尊严

护理人员的人文关怀首先要做到尊重患者的生命价值、尊严及权利。

1. 尊重患者的生命　生命对于每个人来说都是独一无二的且弥足珍贵的。护理人文关怀首先要尊重患者的生命价值。医护人员应尽最大努力去救死扶伤，维护患者的生命。当生命无法挽回时，应让患者享受到生命的尊严。

2. 尊重患者的人格　护理人员在工作中应接受患者特征性的思想和行为，不能心存偏见。

3. 尊重患者的隐私　患者的隐私是与公众利益、群体利益无关的，是不愿被他人知道或他人不便知道的个人信息。患者的隐私包括身体、疾病信息及个人信息等，在查看患者身体时，应征得患者同意，采取必要手段为患者创造隐蔽环境；不在公共场合讨论患者病情，不随意向患者朋友或他人透露疾病信息。

4. 尊重患者及家属的选择　在临床实践中，患者对各种医疗护理方案选项有充分知情权。医护人员应采用同理心和移情技巧，帮助患者综合考虑其家庭背景、文化程度、疾病情况、经济条件等因素，作出最合适的选择。当患者的选择确定后，护理人员不能干涉。

5. 尊重患者及家属的习俗　护理工作人员在工作中应了解患者的宗教信仰，熟悉患者的生活习惯，并最大限度地尊重其习俗，以减少患者对医院环境的陌生感和排斥感，促进患者康复。

(二)整体护理，尊重患者的整体存在

人的生理、心理、社会和精神等因素之间存在相互作用、相互影响。因此，护士在临床护理过程中要尊重患者的整体性。就患者个体而言，在护理中，既要关注病更要关注人，了解患者的整体舒适感，从饮食是否合理、运动是否适量、心理是否健康、身体是否舒适等方面全面评估其身体功能。在护理技术中融入人文关怀，表现在护理操作时既要保证安全、科学、准确、规范，还要全过程体现对患者的人文关怀，让患者有好的体验。就护理过程而言，表现在对护理对象的院前、院中和院后的服务：入院前在社区等开展义诊或疾病筛查、健康教育服务；住院中为患者提供优质护理服务；出院后为患者提供健康随访和护理健康教育服务。

(三)多元互动，理解患者文化背景

文化背景是患者经过长期的文化沉淀所形成的价值取向、思维模式、心理结构的总

和。不同文化背景的人有着不同的关怀需求和体验，例如，对一般高热患者，护士可用触摸其额头的方式来表达关注和关心，但对某些少数民族患者，则绝对不可以碰其头部。可见，护士在实施关怀照护过程中，应根据患者的文化背景，满足其多元需求。在临床护理过程中，护士应了解患者的文化程度，提供其理解能力范围内的健康宣教内容；了解患者的职业，选择患者乐于接受的称呼；了解患者的民族文化，避免产生误会与纠纷；了解患者的习惯，给患者提供适度的服务。

(四)提供帮助，满足患者的健康需求

健康是一个动态的过程，健康需求即患者希望获得生理、心理健康服务，院内、社会、社区和家庭的健康服务，内容广泛、形式多样的医疗、保健知识等。护士在临床工作中要做到：

1. 主动提供帮助　护士要对患者健康需求敏感，主动提供帮助。例如，看到患者在走廊上东张西望，护士应主动上前询问患者是否需要帮助。

2. 提供适需帮助　护士应善于换位思考、移情和共情，评估患者的健康需求，适需提供所需的服务。例如，对一个上肢功能障碍恢复期的患者，最需要护士指导其如何尽快恢复功能，实现生活自理，早日回归社会，而不是为他端水、喂饭、清洁、洗漱。

3. 提供专业帮助　即护士利用高水平的护理知识和操作技能，为患者提供解决健康问题的深层次专业服务，例如，老年患者大小便失禁的情形多而复杂，普通的医护人员对此常束手无策，“理遗”专科护士能指导患者学会自我膀胱管理、自我康复护理，指导患者家属掌握专业的护理方法，提高老年患者的生活质量。可见专业帮助具有很强的专业主动性、不可替代性及可提供治疗性服务等特点。

(五)做好评估，提供个性化护理服务

每个患者都是一个独立的个体，对人文关怀的需求会因不同的情境而有所差异。因此，护士在实施人文关怀前，首先应对患者的需要作出准确评估，重视患者的个体差异，围绕患者的个体特征提供个性化护理服务，给予针对性的帮助，让患者恰到好处地得到应有的支持、鼓励与肯定。

(六)加强沟通，协调护理人际关系

多了解、多倾听、多沟通、多解决是维持良好的护患关系的秘诀之一。良好的护患关系既是关怀的手段，也是实现进一步关怀的基础。护患之间相互信赖的关系，能促进患者正性情绪的表达，为患者营造一个维护、改善与支持其健康的环境。例如，护士在接待新入院患者时帮助其尽快熟悉环境，查房时与患者“拉拉家常”，都能令患者感到亲切和踏实，利于护患关系的建立，促使患者主动参与和配合治疗护理活动。

护士整洁大方的服装、温和的语气、关心的话语、适度的微笑、主动倾听、适时反馈、耐心讲解、适当触摸均能使患者减轻对医院陌生环境的恐惧感，感受到护士的关爱与理解，对疾病康复产生更大的信心。

实践活动

1. 课前布置预习。以小组为单位，分析讨论如何运用护理人文关怀方式劝解呼吸内科

住院患者做好基础护理，如清洗指甲油、修剪指甲等。

2. 各小组将讨论的结果在课堂上展示，形式不限。

3. 教师总结引导：如何成为一名有温度的护士？

四、护理人文关怀的质量管理

建立护理人文关怀质量管理体系，以 PDCA 循环管理模式优化护理人文关怀流程，对患者实施四位一体的整体、全人、全程护理是推进护理人文关怀服务，落实优质护理服务要求的强有力的保障。

（一）护理人文关怀质量管理体系

1. 建立护理人文关怀质量评价标准　护理部应制订护理人文关怀质量关键评价标准，并充分体现人文关怀特色和专科特点，兼顾量性指标与质性指标。具体包括以下三项指标且每项指标应具体可测量。

(1)结构指标：包括护理人员关怀知识、关怀环境、关怀设施、关怀制度、关怀计划等。

(2)过程指标：包括护患关系及关怀流程或措施、关怀培训等落实情况。

(3)结果指标：主要是患者的体验，包含患者关怀满意度、感受到关怀的案例、患者对护士的有效投诉、工作场所暴力事件的数量等；还应包括护士职业满意度、护士执业环境等。

2. 护理人文关怀质量督导　护理管理者通过现场查看、询问患者、询问护士、查看记录等多种方式，了解人文关怀实施情况；定期对在院或出院患者进行人文关怀满意度调查，了解患者就医体验；定期开展护士职业满意度调查，了解护士关怀感知。收集患者对护理人员的感谢信、锦旗等，了解工作场所暴力事件的数量、患者对护理有效投诉次数等并进行总结分析。

3. 护理人文关怀质量持续改进　及时总结推广护理人文关怀亮点措施、经验和成效，给予适当奖励或表彰；对发现的问题及时进行原因分析，提出改进措施并实施。鼓励护士使用医疗失效模式与效应分析、根本原因分析、品管圈等质量管理工具发现人文关怀实践的不足，分析原因，制订改进方法，促进人文关怀质量持续改进。

（二）用 PDCA 循环管理模式优化护理人文关怀流程

1. 评估　入院评估时注重评估患者人文关怀需求。可采用心理痛苦评分筛查表、灵性需求评估表评估患者心理心灵人文需求，也可设计开放式问题，或直接询问患者有何需求。

2. 计划　以华生博士的人文关怀十大要素为依据，根据患者人文关怀需求，制订切实可行的长期计划，如心理问题解决方案；同时制订短期计划，如辅助设施的提供、健康宣教等计划。

3. 实施　护理工作的环节包括入院、检查、治疗、手术、交接班、出院、出院延伸服务等，在其中的各个环节都应运用人文关怀技巧来满足患者的人文需求。

4. 评价　护理管理者通过走动式督查、患者满意度调查、第三方满意度测评等评价人文关怀实践效果，进入 PDCA 循环，以发现短板，完善护理管理制度，改善人文关怀护理流程。

【知识链接】

PDCA 循环

PDCA 循环模式，也称戴明环，是一个持续改进模型，它包括四个循环反复的阶段：计划(plan)、执行(do)、检查(check)和调整(act)。

计划阶段(plan)：在这个阶段，需要确定目标，制订计划，明确要做什么，如何做，何时做，以及由谁来做。这个阶段的关键是确保所有相关人员都清楚并理解计划。

执行阶段(do)：在这个阶段，需要按照计划去实施。执行过程中需要注意细节，确保计划能够得到有效执行。

检查阶段(check)：在这个阶段，需要评估计划执行的效果，找出成功经验和失败的教训。这个阶段的关键是收集和分析数据，了解计划执行的情况。

调整阶段(act)：在这个阶段，需要根据检查结果，对计划进行调整，制定新的标准，形成规章制度。同时，也需要找出遗留问题，转入下一个 PDCA 循环。这个阶段的关键是持续改进，不断提升质量。

【本章小结】

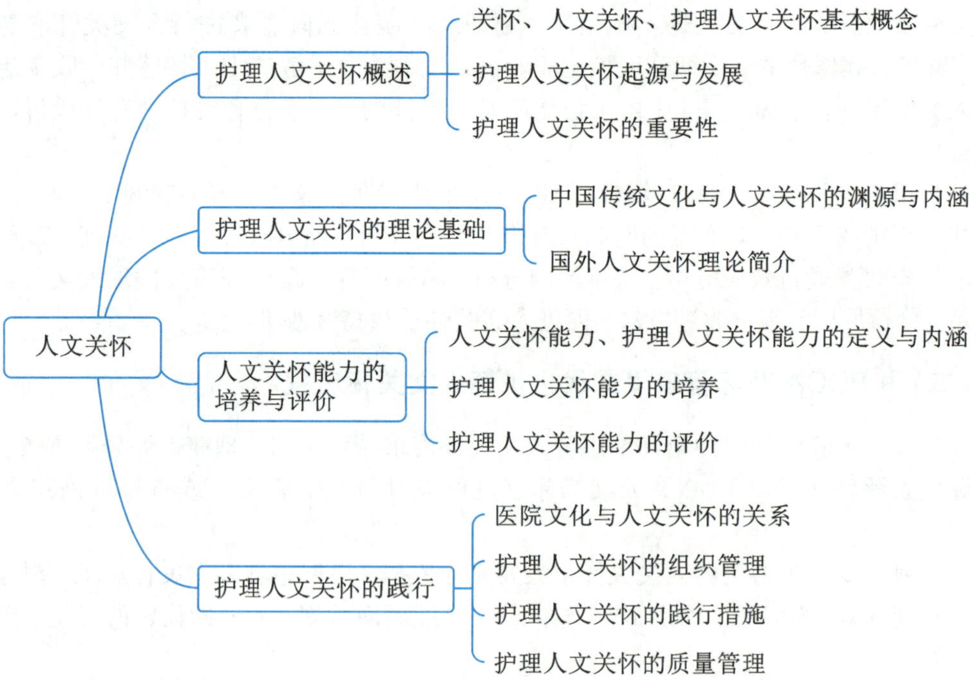

【自测题】

一、选择题(A1型题)

1. 关怀不包含以下哪层意思( )

A. 关心 B. 帮助 C. 爱护 D. 照顾
E. 替代

2. 护理专业的本质和核心是( )

A. 人文关怀 B. 恢复健康 C. 促进健康 D. 照顾患者
E. 预防疾病

3. 西方的人文关怀精神起源于( )

A. 18世纪 B. 古罗马文明 C. 古埃及文化 D. 19世纪
E. 古希腊爱琴文明

4. 1998年，美国高等护理教育学会首次明确将( )列为护理专业人才培养的核心概念和价值观。

A. 救死扶伤 B. 人道主义 C. 人文关怀 D. 服务意识
E. 学习能力

5. 1988年12月，卫生部颁布的( )首次以部门规范的形式规定了医护人员对患者实施人文关怀的职责和义务。

A.《护士条例》 B.《护士管理办法》 C.《医务人员医德规范及实施办法》
D.《中华人民共和国传染病防治法》 E.《医疗机构管理条例》

6. 中国护理人文关怀的理论基础不包括( )

A. 儒家文化 B. 法家文化 C. 道家文化 D. 墨家文化
E. 佛家文化

7. 简·华生博士出版的第一本专著是( )

A.《护理：人性的科学和人性的照护》 B.《医院札记》 C.《护理札记》
D.《护理：关怀的哲学和科学》 E.《学会关心》

8. 华生人文关怀理论的基础是( )

A. 超越个人的关怀性人际关系 B. 关怀瞬间 C. 关怀情形
D. 人的概念 E. 健康的概念

9. ( )需要个人的真诚以及拥有向自我和他人展示真诚的能力。

A. 关怀瞬间 B. 关怀情形 C. 十大关怀要素 D. 超越个人关怀
E. 关怀教育理论

10. 关怀伦理由( )创立。

A. 简·华生 B. 南丁格尔 C. 马斯诺 D. 乔安妮·达菲
E. 内尔·诺丁斯

11. 内尔·诺丁斯认为关怀不仅可以是一种美德，更是一种( )，而且没有( )就没有实质上的关怀。

A. 信任 B. 关系 C. 同情 D. 默契
E. 同步

12. 关于关怀的形式描述不正确的是(　　)

A. 具有自然关怀及伦理关怀两种形式

B. 自然关怀是情感的本能，表达的是具有情感特征的生物所应作出的基本选择

C. 伦理关怀是基于人的道德感，它弥补了自然关怀无法触及的领域，使得所有人都能感受到来自他人的关怀，也使得所有人都能够承担起关怀他人的责任

D. 伦理关怀是自然关怀的基础

E. 自然关怀范围比较局限，必须发展强化伦理关怀，扩大人与人之间的关怀范围

13. 关怀的途径不包括(　　)

A. 同情　　B. 体验　　C. 理解　　D. 感激

E. 回报

14. 护士人文关怀能力构成要素不包括(　　)

A. 价值判断能力及情感交流能力　　B. 身心调适能力及精神支持能力

C. 病情观察能力及终身学习能力　　D. 健康帮助能力及解决问题能力

E. 共情同理能力

15. 护士人文关怀的临床实践不包括(　　)

A. 尊重患者的生命尊严及整体存在

B. 加强沟通，协调护理人际关系

C. 无视患者的个性特点

D. 满足患者的健康需求，提供个性化护理服务

E. 了解患者的文化背景

二、选择题(A2 型题)

1. 护士小李，在接待刚入院患者李爷爷时主动介绍自己和病房环境，并与患者进行了深入的交流，了解患者的需求和担忧。该护士的做法(　　)

A. 体现了人文关怀　　B. 未体现人文关怀　　C. 不符合入院护理工作需要

D. 可能影响日常护理工作推进　　E. 体现了护患沟通有效

2. 患者，李某，67 岁，患有冠心病、糖尿病、高血压，在医院接受长期治疗，因病情反复，情绪低落，对治疗失去信心。作为护理人员，你将如何运用护理人文关怀的理念来关心和帮助这位患者？(　　)

A. 告诉患者病情变化原因

B. 关注患者的需求、尊重患者的选择，提供情感支持

C. 及时准确执行医嘱

D. 告之无须紧张，医生会尽力医治

E. 按程序完成各项护理工作

三、简答题

1. 简述护士人文关怀能力构成要素。浅谈如何提升护士人文关怀能力？

2. 假如你是一名门诊护士，你会怎样向门诊老年就诊患者提供人文关怀服务？

（伍荣）

第三章 护士社会学修养

学习目标

【知识目标】

1. 能陈述社会化的概念、内容、意义、方法和途径，能简述护理社会学的研究内容。

2. 能阐释社会和社会学的概念、社会学的学科特点和功能、社会的功能、学习研究护理社会学的意义。

3. 能说出护士与社会工作的关系、护理社会工作的对象。

【能力目标】

能运用社会学理论，开展护理社会工作。

【素质目标】

1. 具备良好的护士社会学修养。

2. 具有良好的团队协作精神。

社会学是现代社会的产物，随着社会的发展，社会学逐渐形成系统的理论体系。护理学作为一门综合性学科，与社会学有着密切的联系。护理领域是社会系统的一部分，受社会政治、经济、文化等多种因素的影响，护理学的发展和护理工作的开展，应与社会发展保持一致。

案例导入

李瑶是中职二年级的学生，在二年级时查出抑郁症，办理休学。休学后，李瑶在医院接受了6个月治疗后出院。李瑶的妈妈请假全身心地照顾她，药物的不良反应导致李瑶肥胖，不愿与人交往，朋友和同学开始疏远她，小区邻居也对她指指点点。原本性格内向的李瑶倍备情绪困扰，更加沉默寡言，越来越封闭自我不肯出门。李瑶因为所服药物有不良反应而偷偷藏药和减药，当地社区也没有相应的康复机构。

思考

1. 抑郁症患者康复需要得到社会怎样的支持？

2. 请为李瑶制订科学有效的康复计划。

第一节　社会和社会学概述

社会是人的社会，人是社会的人，每个人都生活在社会之中，与社会密不可分。社会学是一门综合性的社会科学，通过研究人与人、人与社会之间的关系和互动，探讨社会良性运行的条件和规律。

一、社会的概念

在深度解构社会的基本概念时，我们不得不致敬马克思主义的见解。根据马克思主义关于社会的科学论断，可概括为社会是一个以特定物质资料生产活动为基础的，同一地域一定数量和质量人口互通联系构建的生活共同体。这个生活共同体是所有社会关系汇集的体现，并将生产关系视为存在与发展的基础。

在这个共同体里，社会关系的种类繁多，涵盖从个人之间到群体与个体的互动甚至到公民与国家的联系。每一层级的关系都在无声地赋予着社会以生命力和动态平衡。换句话说，这些关系既是现实的框架，又是未来发展的基石。

我们将社会学理论指导运用于护理学专业，在与患者的每一次互动中，都深刻地体现出理论对于实践的指导意义，这不仅能帮助我们建立更加高效和贴心的护理服务，还能进一步提升我们的社会责任感，促进整个社会和谐、健康发展。

二、社会的构成要素

社会作为人类生活的共同体，是由许多要素构成的，主要包括环境、人口和文化等，是人类赖以生存和发展的基本成分。

（一）环境

自然环境由生态环境、生物环境和地下环境三部分组成，是人类社会存在和发展的前提，是人类生活相互关联、交互影响的自然条件的总和，是提供着社会生产和生活资料的来源，影响着社会发展速度和人们的心理、行为、生活方式及社会文化习惯。

（二）人口

人是一切社会活动的主体，没有人就没有社会。人口作为社会存在的基本要素，与社会发展有着极为密切的关系。在一定的社会生产力水平下，保持相对适合的数量和一定质量的人口，是社会生产和生活赖以持续进行和发展的重要条件。

（三）文化

人类在改造自然与改造人类自身的过程中，创造出了社会的第三大要素——文化。文化塑造着社会中的个人、群体以至整个社会制度，是人类生活的主要内容，也是人类社会得以存在和发展的重要基础。

三、社会的功能

人类社会一经形成就要发挥其作用，这种作用被称为社会功能。

（一）整合功能

整合功能是指社会能将无数个体组织起来，形成一个整体，在维护社会结构与秩序上扮演着关键角色。这一功能贯穿于个人、团体、国家的日常生活，使众多不同的意志、兴趣、要求可以在共同认可的范畴内和谐相处。认识并发挥社会的整合功能，对化解矛盾冲突、维护统一，以及提升经济合力与生活水平有重要作用。

（二）交流功能

交流功能凸显了社会作为信息、情感和知识交流平台的重要性。从语言文字到风俗习惯，社会铺设了交流渠道让每个人都能参与。它净化人际关系，消解异见，为彼此的理解与共鸣搭建桥梁。借助这些交流机制，同时通过制定社会规范促进个体、家庭乃至国家之间的互联互通。

（三）导向功能

社会既是规范的创造者，也是规范的执行者。它制定一整套行动准则，并通过法律、道德及习俗引导人们的行为和思想，确保社会秩序和谐运转。这种导向功能帮助社会成员分辨是非正误，作出合适的社会化选择，维护集体利益，建立和维系正常的社会秩序。

（四）传承发展功能

社会面临着文明传承和发展的任务，这一功能强调了社会在传承文化遗产、维系知识与价值观系统及推进历史进程方面的作用。尽管个体存续短暂，人类代际更迭频繁，但社会和其所承载的文明却能跨越时代，向未来延绵。

通过这些功能，社会架构了一个持久且显著的框架，为个体与群体的发展提供支持，为文明的进步奠定基石。在护理工作的脉络中，理解社会功能性能够使护理人员更好地明确自身社会服务的角色定位。

四、社会学及其研究对象

（一）社会学的概念

社会学是把社会关系作为一个整体，着力于全面研究社会关系的组成元素及其交互关系，探索社会关系的出现、演进、内在规律的一门综合科学。奥古斯特·孔德（1798—1857年）——法国著名的哲学家、社会学和实证主义的创始人，于1842年正式提出社会学一词，首次为这一学科确立了代表性的思想框架。

（二）社会学的研究对象

社会学的研究对象非常广泛，几乎包含了一切与社会有关的事物。这一门学科着眼于生动变化中的社会有机体，跨越简单的社会事实，直至深刻的社会结构与动态过程。简而言之，社会学的研究范畴蕴含了对整体社会构架及其演变模式的探索与分析。

社会学面向于更广阔动态的社会有机体，有助于完善护理社会功能，转变新医学模式下对护理工作的社会性认识。

五、社会学的学科特点

（一）科学性

社会学注重科学方法论，不同于以往的社会思想和社会认知建立于主观想象，缺乏深度和准确性。社会学的科学性在于其将定性与定量研究有机结合。孔德作为社会学界的奠基人，不但明确了其研究对象，更重要的是提出了研究社会的科学方法，即实证研究方法。经过一百多年的发展，社会学的研究方法已经科学化、系统化。社会学运用抽样调查和统计分析来揭示社会现象之间的联系，体现了其研究的科学性。

（二）综合性

社会学的综合性体现在其具有广泛的研究内容和多学科交集的特点。人的成长、社区发展、社会分层等问题的研究涉及诸多学科知识，如生物学、心理学、人口学、地理学、经济学、政治学、管理学等。它要求从社会学视角出发，协调利用其他学科的知识和方法进行综合研究，这种跨学科的合作为社会学的丰富性和实用性提供了坚实基础。

（三）整体性

在社会学的研究中，把社会视为一个整体至关重要。从社会学的创始人开始，学者们已将社会比作一个有机体，认为社会各组成部分之间存在着有机联系。这不是个人现象和个别现象的研究，而是针对社会整体的研究。例如，在家庭结构的研究中，不单单聚焦家庭本身，而是将不同的家庭结构放在整个社会的背景下进行分析，理解它们在社会运行中的位置和作用。

（四）应用性

社会学的应用性在于务实，指的是其理论和方法在解决实际社会问题方面的有效性。研究过程中，社会学不仅发现、分析社会问题，还致力于提出解决策略，并将其应用于社会管理。社会学的研究工作范畴还涉及某些社会工作，如社会福利、社会保障、社区管理、教育问题、劳工问题、交通问题等，各国社会工作者们广泛参与到这些领域中并发挥着重要作用。

六、社会学的功能

（一）描述性功能

描述性功能是指通过完整客观地收集、记录和整理事物发展的具体过程和现状资料，真实地再现生活途径的过程。社会学工作者通过周密和有条理的社会调查，积累了大量准确、可靠的原始材料作为认识人类社会关系及变化规律的依据。描述性功能是社会学最基本的功能，没有取得大量与实际相符的感性材料，就无法解释事物的本质联系，更不能上升为理性认识。

（二）解释性功能

认识社会不能停留在“是什么”的经验层面上，而应总结经验，深入社会现象的内部，把握其实质。解释性功能迈向了社会学的更深层次，它探究社会事件背后的原因及其因果联系。这一功能要求我们将直观的描述性知识转化为深刻的理论认识，并回答“为什么”的问题。社会学利用其理论框架来分析和解释各种社会现象，以揭示其本质和规律性。例如，对空巢老人问题的研究，解释性功能的任务是要深入分析空巢现象与家庭、社区、政策的关系。

（三）预测性功能

社会学的预测性功能让我们能够基于现有研究，前瞻社会趋势和变化。这种预测是一个基于实证研究、历史统计、现实材料的科学推断过程，是与描述性和解释性功能相联系的高一层次目标。预测是在实证研究并详尽获得大量历史和现实资料的基础上，运用科学的方法，通过对社会关系外在的、表面的、多变的、丰富多彩的现象的研究，从而发现社会关系内在的、深层的、本质的联系，作出较为确切的说明和具体的数量分析。这样的预测具有明确的针对性、实证性、具体性和操作性等特征。例如，对未来移动端青少年占比预测，逐年递增率预测，家庭结构情况统计，深层次揭示青少年移动端网瘾现象。

（四）规范性功能

规范性功能是指根据假设，按事物内在联系，运用逻辑推理得出结论的研究方法。社会学研究不仅仅侧重于“是什么”的实证分析，而且聚焦于“应该是什么”和“怎样做到”的规范性研究。规范性研究确定了社会目标及实现预定目标需采取的行动与措施，以及对社会目标采取行动与手段的合理性和可行性进行评价。例如，社会学工作者在调查研究的基础上，对西部开发、新农村建设等提出了很多建设性的规划方案。

第二节　社会化

一、社会化的概念

社会化是指个人在与社会长期互动的过程中，从生物人转变为社会人，并逐渐适应社会需要的过程。婴儿出生后只是一个生物学意义上的人，从他降临人世到参与社会生活，需要一个漫长的发育成长的过程，这个过程包括生理发育和心理发育两个过程，通过这一过程使人从一个只有自然属性的人成长为兼具有自然属性和社会属性的社会人。

社会化是社会对个人的文化教化和个人对社会主动选择与能动调适的统一过程。社会化过程的实质，是个体反映社会现实的过程，从心理学来看，就是社会现实内化的过程。

二、社会化的内容

(一)技能社会化

技能社会化是人们学习并获得生活技能和职业技能的过程。人出生后缺乏生活技能，因此，个人社会化首先是生活技能社会化，即获得维持生存的能力；其次是职业技能社会化，即掌握谋生的本领。这是个体生存和发展的基础。

(二)价值观社会化

价值观社会化是人们认知与认同社会主导价值观念的过程。任何社会都重视对其成员进行主流价值观的社会化，包括思想体系、社会制度、人生观等方面的教化，使社会成员自觉接受社会的主流价值标准，成为有社会责任心和义务感的人。

(三)政治社会化

政治社会化是个人逐渐学习和接受现有的政治制度，形成和确定政治信念、思想体系、社会制度和政治态度的过程。其目的是将个人培养和训练成为有政治意识和为特定社会发展发挥作用的社会成员。

(四)行为社会化

行为社会化是社会把社会规范内化为人们的信念、习惯、态度，并按照社会行为规范约束自身行为的过程。

(五)角色社会化

角色社会化指按照社会规定的角色要求来塑造自己的素质和行为，使个人行为符合一定社会期望的品质特征。人的社会地位是通过角色表现的，角色实质是一种社会期待。

三、社会化的意义

(一)社会化是个人在社会中独立生存的必要前提

社会化是把“自然人”或“生物人”塑造成社会人的过程。每一个社会个体都必须首先通过社会化的途径接受社会文化，学习社会生活的技能，掌握社会生活方式，才能适应社会，才能在特定的社会环境中生存。

(二)社会化是人类文化延续和发展的前提条件

社会成员在文化上的一致性是确保社会稳定和秩序正常的一个重要因素，是通过社会化来实现的。没有社会化，社会文化就不能世代传承和发展下去，新一代人如果不能通过社会化实现文化的传递，社会发展将会因后继无人而中断。

四、社会化的方法

个体社会化主要通过社会教化和个体内化来实现。

(一)社会教化

教化是指社会通过家庭、学校、工作单位、同辈群体、大众传播媒介等途径对个人进行教导、教育，引起受教育者的感化、变化，使之具有与社会主流文化相一致的文化素质、价值观念和生活模式。社会教化可分为三个层面，即传承文化、调整个体行为、延续社会文明。

(二)个体内化

个体内化包括观察学习、角色扮演和知识积累的社会实践过程。知识的内化与积累是一个以教化和互动为前提、在社会实践中不断实现的过程。随着年龄和经验的增长，内化能力将愈来愈强。

五、社会化的途径

个人社会化的途径主要有家庭、同龄群体、学校、工作单位、大众传播媒介等，若其中任何环节缺失，个体社会化必然出现重大缺陷而无法达到正常水平。

(一)家庭

家庭教育和家庭环境影响，是个人社会化的启蒙，对人的一生有重大影响。尤其是个体初期社会化阶段，家庭环境会给个人观念、心理和行为习惯带来直接或潜移默化的影响。

(二)同龄群体

随着年龄增长，个人与同龄人一起交流学习的时间逐渐增多，同龄群体对其社会化的影响越来越明显。具有相似观念、兴趣、背景等的同龄人之间往往互动频繁，具有较强的吸引力和影响力。

(三)学校

学校是人类社会化的专门学习机构，是个人走向社会化的专门化的学习和训练场所，会帮助个人为进入成人社会做好准备。

(四)工作单位

工作单位是个人变得职业化、实现人生价值和社会价值的主要场所，促使个人在工作实践中再次学习，调整和改进自己的行为方式，学习新的职业技能和生活技能。

(五)大众传播媒介

大众传播媒介是指社会组织在广大社会成员之间传递信息所采用的各种通信手段。大众传播媒介对人们的价值观具有导向作用，对人们的行为有暗示作用，尤其是信息时代，网络的快速发展影响着人们的社会生活。网络对未成年人的影响分为正面和负面作用，因此社会各界与教育部门应引起高度重视，做到因势利导。

第三节 护理社会学

护理社会学是在护理学发展以及与医学社会学相结合的过程中逐步形成的。

一、护理社会学的形成

(一)社会学下的护理领域

护理领袖南丁格尔，在克里米亚战争期间就表现出了她对护理社会性的深刻理解。她的实践强调了改善护理环境和满足患者社会心理需求的重要性，其结果体现为显著降低了死亡率，增强了士兵的士气和战斗力。20 世纪 50 年代以后，随着护理学科的飞速进步，护理社会学逐步深入，特别是在探讨护士的职业素质和特点时，更加显露出护理活动的社会维度。

(二)护理观念的更新与社会化趋势

护理理念不断更迭出新，极大促进了当代医学和护理的发展。生物-心理-社会医学模式和整体护理理念在临床实践中被深入贯彻，并引申出多元文化护理、人性化护理、文化安全护理等众多护理理念，这些新的护理观念强调对患者社会性和文化因素的关注。护理工作者逐步走向社区，建立社区卫生保健系统，促进了护理工作的社会化，扩大了护理的覆盖范围和内涵。

(三)健康需求的全方位扩展

经济社会的进步使人们对健康的需求愈加多元与迫切。在追求健康和长寿的同时，人们亦渴望提高其生活质量。这种需求表现在健康时期对综合健康服务的期盼，疾病期间对高质量治疗与护理的需求，以及临终期对心理安抚和生命尊严的关注。此外，加速的人口老龄化趋势，也使老年病的防治和老年人的生活护理服务变得更为重要。

二、护理社会学的研究内容

(一)护理社会学的概念

护理社会学是一门从社会科学角度审视和解答护理领域中出现的社会问题与现象的科学门类。这门学科以社会学的理论和方法为支撑，并采取如文献审视、社会调查、试验办法及流行病学研究等手段，在护理学这一范畴内探究涉及的具体社会现象与社会问题。

(二)护理社会学的主要研究范畴

1. *护理与社会发展的互动* 护理与社会发展的互动是指护理学的发展与社会演进紧密相关，互相影响。研究该领域的目的在于阐释政治、经济、教育、科技等要素对护理学发展的影响，从而为护理学与社会同步发展提供理论支持。

2. 护理工作的社会问题　研究护理工作领域内的社会问题，涵盖护士与患者的角色定义、特征、权利义务、社会行为、互动关系以及组织结构、管理制度的建立与革新等内容，通过深入分析解读来改善护理的社会条件和环境。

3. 特殊群体的护理社会问题　社会学的视角亦适用于针对特定群体的护理产生的社会学问题进行研究，如老年护理、妇幼保健、心理健康保健、临终护理、青少年保健、精神疾病治疗等。运用社会学的理念与研究方法，提升护理工作水平，促进人类身心健康。

【知识链接】

抗击新冠疫情的护理工作者

自新冠疫情暴发以来，全国各地的护理工作者先后投入抗击疫情的一线，参与患者救治、疫区防控、病愈心理疏导等工作，在防治工作中，护士承担着多种职能。许多护理工作者深入社区、学校组织或参与病毒检测、病毒消杀、病毒防控宣传等工作，其是守卫百姓生命安全的重要力量。这些都是护理工作与社会工作的相互渗透和有机结合。

三、学习护理社会学的意义

（一）顺应医疗模式的演变

当代医学强调生物-心理-社会医学模式，学习护理社会学能帮助护士们理解并应对患者的身心整体性、统一性与社会性。与此同时，将注意力扩展到患者所处社会环境、心理状态和物理因素，理解这些要素对患者康复过程的影响。社会环境与人的健康、疾病有密不可分的关系，应充分考虑临床护理行为涉及的法律、人伦因素。临床护理工作不仅是护理操作，还包括许多心理护理和社会支援。例如通过健康教育和健康促进，改变社会人群和个体不良的生活行为和方式；协调社会有关部门和家庭向护理对象提供多方面、多领域的社会支持；营造有益于精神疾病与残障人群身心健康的外部环境等。

（二）提升护士专业素质

现代护理观念认为护理不仅针对病患，同样涉及健康人群，服务范围从医院延伸至家庭和社区。护理服务对象广泛，包括普通患者、残障人群、精神疾病群体、青少年群体、妇幼群体、慢性病群体等。面对不同群体，护理工作的专业性越发广泛并涉及多学科知识。护理社会学的理论与技术可让护士更全面地从社会学视角出发了解患者，从而提升整体护理质量。

（三）拓展疾病防治手段与完善护理社会功能

护理社会学理论的运用能揭示患者、疾病和疾病防治的社会属性，扩展疾病防治手段，丰富护理职能。在临床护理工作中运用社会学理论方法，有助于护士在病史收集与护理计划制订时考虑到患者年龄、性格、职业、家庭结构、社会背景等详尽个人情况，然后根据患者病情与社会因素的相互关系，制订整体护理计划，提供更为综合的护理服务。

(四)提升护理服务和管理品质

护理社会学明确护理人员与患者各自的权利与义务，有助于护士在专业实践中既履行其职责也能捍卫自身权利，为更好地处理与患者、医生、护士之间的人际关系提供了有效策略。此外，护理社会学的研究成果能为护理管理决策提供理论依据与实践方法，提高管理决策的系统性和目标性，减少其主观随意性，从而不断提升护理的质量管控和安全管理。社会学推动着护理管理的进步，在护理学发展中的作用日益凸显。

四、护士的社会角色

护理工作是医疗卫生事业的重要组成部分，担负着“保存生命，促进康复”的崇高职责。世界卫生组织提出了卫生保健的奋斗目标，即要从以医疗为中心转向以保健为中心，并向家庭医学方向发展。护士工作范围也由单纯的疾病防治护理扩大到全社会的人群，其所承担的社会角色也呈现出多样性。

(一)照顾者

这是护士最基本、最重要的角色，当人们因疾病等原因不能自行满足基本需要时，护士应提供各种护理照顾，帮助护理对象满足如呼吸、饮食、排泄、休息、活动、个人卫生以及心理的、社会的需要。

(二)计划者

护士运用护理专业的知识和技能，为患者制定系统、全面、整体的护理计划，促进患者尽快康复。在这个过程中，要求护士要有深刻的思维判断、观察分析能力和果断的决策能力。

(三)管理者

为了使护理工作顺利开展，护士需对日常护理工作进行合理的计划、组织、协调与控制，以合理利用各种资源，提高工作效率，为患者提供优质的服务。同时，护理管理人员还需与医院的其他管理人员共同完成医院的管理。

(四)教育者

护士的教育者角色包括两个方面：一是对护理对象的健康知识教育和指导，提供有关信息，促进和改善人们的健康态度和健康行为；二是对实习护生和新护士的教育培养，帮助他们进入护理工作领域，发展其护理专长。

(五)协调者

护士在工作中需要与相关人员进行联系与协调，维持有效的沟通网，使诊断、治疗、护理工作得以协调进行，保证护理对象获得最适宜的整体医护照顾。在社区护理中，卫生保健工作的涉及面更广，护士更需加强与社会各机构及有关人员的协调与配合。

(六)研究者

科研是护理专业发展不可缺少的活动，每位护士，尤其是接受过高等教育的护士同时也是护理科研工作者，在完成患者护理工作时，要积极开展护理研究工作，并将研究结果推广应用，指导改进护理工作，提高护理质量，使护理的整体水平在理论和实践上不断进步。

第四节 护士与社会工作

社会工作是秉持利他主义价值观，以科学知识为基础，运用科学的专业方法，帮助有需要的困难群体，解决其生活困境问题，协助个人及其社会环境更好地相互适应的职业活动。社会工作是社会建设的重要组成部分，它是一种体现社会主义核心价值理念，遵循专业伦理规范，坚持"助人自助"宗旨，在社会服务、社会管理领域综合运用专业知识、技能和方法，帮助有需要的个人、家庭、群体、组织和社区，整合社会资源，协调社会关系，预防和解决社会问题，恢复和发展社会功能，促进社会和谐的职业活动。

一、护士与社会工作的关系

随着社会的进步和医学的发展，医学模式发生了转变，而医学模式的转变也带动了护理模式的变化，护士的工作范围随之不断扩展，护士与社会公共利益关系日益紧密，服务对象涵盖全年龄段人群。护士需从整体上关注服务对象的生理及社会心理需求，超越临床护理服务的边界扩展到社区、各种机构及家庭，为有健康需求的群体和个体提供健康服务，护士的社会工作职能由此履行。

二、护理社会工作的服务对象

护理社会工作的服务对象是指那些直接接受并需要社会工作服务与支持的个人或群体。社会工作服务的主体可以分为基本群体和扩展群体。

(一)基本群体

传统上，社会工作最早期旨在帮助那些处于社会边缘、生活困难的人群，如贫困个人和家庭。这些基本群体往往在物质生活上面临较多的挑战。

(二)扩展群体

随着社会的发展和福利制度的完善，社会工作的服务对象已经扩展到更广泛的范围。从最初需要物质帮助的困难个体，逐步扩展到所有遇到生活困难、自我帮助能力受限的人，以及需要关怀的欠发展区域和所有民众。特别是在护理社会工作领域，服务对象主要包括有精神心理疾病、生理残疾或社会适应能力差的个人和群体，需为他们提供必要的健康支持与服务。

三、护理社会工作职能

护理社会工作是社会工作不可或缺的一部分，旨在为生活无法自理或需要其他人帮助的人提供支持。护理社会职能的行使应在社会工作的基本框架内，以维护健康、疾病预防、促进健康、减轻痛苦为主，综合运用护理专业知识和技能，计划性、阶段性地为服务对象提供全面的护理和社会支持。

（一）医疗机构中的社会职能

1. 调适患者情绪，辅助医疗过程　在医院环境中，医生的工作重心在于疾病的直接治疗，患者的心理需求往往需要护理人员格外关注。护士能够利用专业知识来引导患者缓解悲观、焦虑等负面情绪，为他们提供心理支持，从而促进治疗效果。

2. 搭建信息桥梁，协助医生诊治　护士在患者入院之后，通过咨询和评估，将患者的综合资料，包括家庭、经济、社会情况、心理等信息进行详细记载，为医生制订更为周全的治疗计划提供重要依据。

3. 促进医患沟通，降低纠纷风险　护士行使社会职能在医患沟通中发挥着重要作用，能够帮助患者及其家属与医疗团队建立有效的合作，以优质的服务减少患者疑虑，及时听取患者对医疗服务的反馈，收集整理意见给相关部门，参与提升护理工作质量，进而减少医疗纠纷的发生。

4. 增强医院社会形象，协调公众关系　护士关注医院运营和管理，积极建言献策，提升患者服务质量，与慈善机构和社区建立合作关系，同时对志愿者进行必要的指导，通过这些努力，提升医院的整体社会形象和服务质量。

（二）患者家庭中的社会职能

1. 援助患者解决经济问题　护士协助患者通过医疗保险、社会救助等途径申请经济援助，以减轻其治疗与生活的经济压力，从而专注于疾病的康复过程。

2. 提供临终关怀　护士对临终患者提供细心与专业的关怀，帮助减轻其身心痛苦，尊重并抚慰患者及家属接受临终事实，尽可能给予生活帮助，在医院和家庭环境中进行安宁护理。

（三）公共卫生中的社会职能

1. 进行卫生保健普及教育　公共卫生社会工作者应广泛运用媒介，如网络、报刊、电视、电台和宣传册等手段，普及关于疾病预防和健康生活的知识，提高大众对健康问题的认识和自我防护能力。

2. 制订并执行卫生教育培训计划　工作人员需指导和执行针对不同层面社会群体、特殊公共卫生教育的健康教育计划，从内容策划到实施，再到效果评估，以确保健康知识的有效传播和实际效果。

3. 开展社区卫生服务　在社区层面，医护社会工作者通过实地调查和研究社区居民的健康需求和存在的卫生问题，提供包括基础医疗、预防保健和康复在内的综合性卫生服务。

4.提供个体及家庭咨询辅导 在面对个体或家庭相关的公共卫生问题时，医护社会工作者应提供专业的咨询和支持，尤其在突发公共卫生事件时，为受影响的个人或家庭提供特殊关注和帮助。

四、护理社会工作的实施方法

社会工作方法阐明了社会工作中实行服务的工作方式和途径。社会工作者在面对面的交往中为服务对象提供直接援助，包括个体对象、团体对象和社区对象。在执行这些方法时，社会工作者运用专业的技术和技能与服务对象互动。除此之外，社会工作者还可以通过督导、咨询、研究等展开非面对面服务。

（一）社会个案工作

社会个案工作专注于通过帮助个人或家庭调整个人与他人、个人与环境的关系，以提高其适应社会的能力。这项工作侧重于环境的优化和心理支持。个案工作要求社会工作者与受助者建立直接联系，通过观察、访谈，深入了解受助者的身份背景、家庭环境、心理状态、爱好、性格等，分析所面临问题的成因。在此基础上，社会工作者将制订专门化、针对性的干预计划和解决方案。

（二）社会团体工作

社会团体工作的对象是各类团体或组织，目的在于发展团体与成员的社会功能和社会关系。通过集体活动，个体借助集体生活加快其社会化过程，还可协调团体、个人、团体与个人之间的相互关系，促进社会健康和谐发展。在中国，政府和各类组织鼓励人们自愿参与组织活动，通过集体的互动与合作加强社会化，实现共同的发展目标。

（三）社区社会工作

社区社会工作则以社区为对象，促进社区的整体发展和改善居民生活。社区社会工作者需要架设服务机构，调查研究社区问题，并引导居民参与社区建设。社区工作需要工作者具有出色的沟通技巧，不仅要与社区内外组织交流，更要身体力行引导社区成员共同学习和工作。通过这种合力，社区社会工作者与居民将共同提升生活质量，并增强社区归属感。

【故事导读】

社会工作服务在家庭帮扶中的运用

2017年春节的一天，来自××市××区一家人突遭厄运，本就贫穷的家庭因为母亲去世雪上加霜，家中仅剩下年迈的老人和三个未成年的孩子，一家人的生活在经济上和精神上都陷入了窘境。本区××社会工作服务中心的社工们在得知此事后，立即采取行动，与案主所在辖区取得联系，积极介入。社工从服务对象的心理、生理、家庭环境等方面进行摸底调查，随后根据服务对象的不同需求，策划服务方案，开展社工个案、小组、社区工作。

连续三年，该中心为三姐妹开展个案辅导30余次，带领她们参与小组活动15余次，参与社区教育活动6次以上。生活帮扶8次以上，累计价值万元以上。

如今，三个孩子能吃饱穿暖。大姐上初三，学习名列前茅，大姐告诉社工们，要继续提升学习水平，要上高中考大学。二姐有自己的人生目标，将来要成为一名语文老师，并为之努力。小妹，活泼开朗，上一年级，在家里也能帮奶奶做简单的家务，特别喜欢画画，会专门画画送给社工们。

【本章小结】

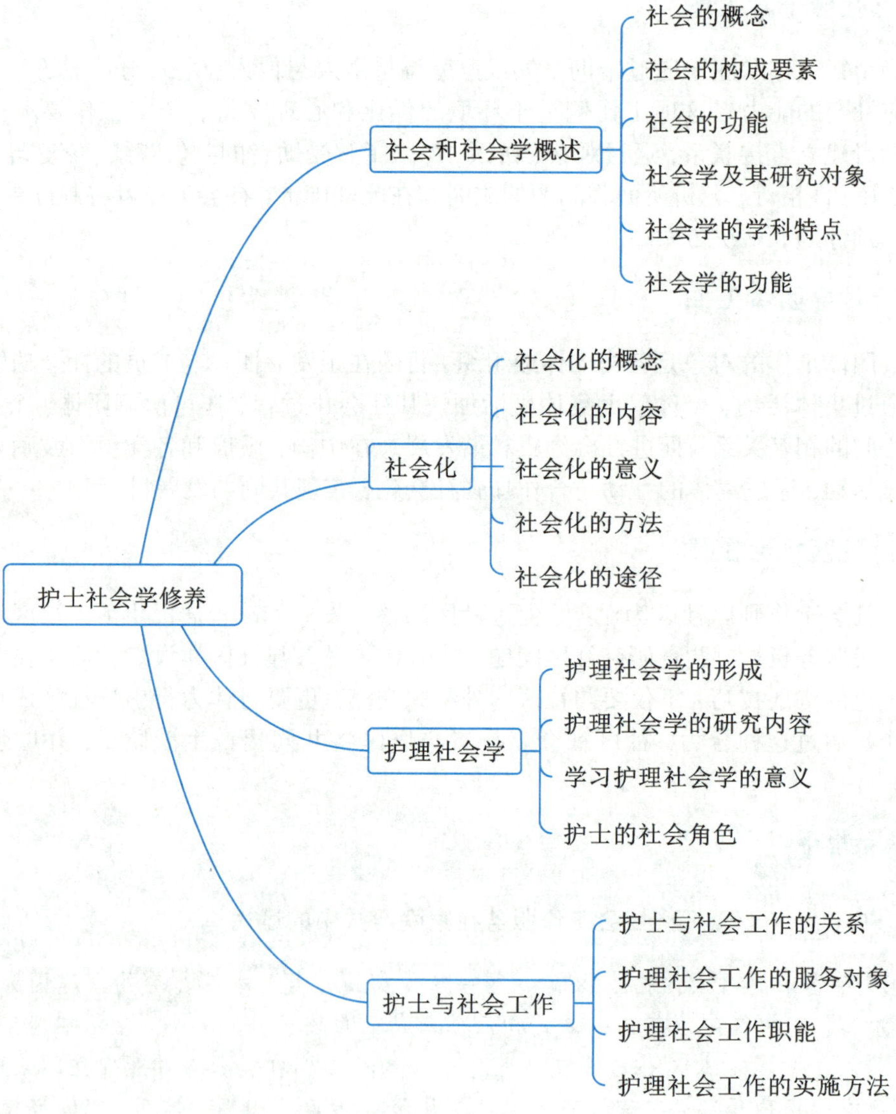

【自 测 题】

一、单选题

1. 社会学的创始人是(　　)

A. 马克思　　B. 毛泽东　　C. 邓小平　　D. 孔德

E. 南丁格尔

2. 正式提出"社会学"这一名称并建立起社会学的框架和构想始于(　　)

A. 19 世纪 20 年代　　B. 19 世纪 40 年代　　C. 19 世纪 60 年代　　D. 20 世纪 20 年代

E. 20 世纪 30 年代

3. 建立社会和谐人际关系，用以消除人们的分歧，融洽感情，主要是利用社会的(　　)

A. 整合功能　　B. 交流功能　　C. 导向功能　　D. 传承功能

E. 发展功能

4. 社会制定了一整套法律、道德等行为规范，用以维持正常的社会秩序，调整人们之间的关系，主要是发挥社会的(　　)

A. 整合功能　　B. 交流功能　　C. 导向功能　　D. 传承功能

E. 发展功能

5. 在社会学的研究过程中，从具体的社会运行中发现各种社会问题，运用定性和定量的方法进行分析研究，找出解决各类社会问题的结论和方法，然后在实践管理中去解决社会问题，这主要反映了社会学的(　　)

A. 科学性　　B. 综合性　　C. 整体性　　D. 应用性

E. 广泛性

6. 社会学在研究家庭结构时，不是只研究家庭结构本身，而是把不同的家庭结构类型置于社会整体之中，这主要表明了社会学的(　　)

A. 科学性　　B. 综合性　　C. 广泛性　　D. 应用性

E. 整体性

7. 认识社会由"是什么"的经验层面转入到总结经验、深入到社会现象的内部，把握其实质，主要是运用社会学的(　　)

A. 预测性功能　　B. 解释性功能　　C. 规范性功能　　D. 描述性功能

E. 综合性功能

8. 调查分析我国抑郁症患者中青少年占比多少？属于社会学的(　　)

A. 描述性功能　　B. 解释性功能　　C. 整合性功能　　D. 规范性功能

E. 综合性功能

9. 坚持以习近平新时代中国特色社会主义思想为指导，深入贯彻党的二十大精神，推动中职教育高质量发展，目的在于使个体(　　)

A. 价值观社会化　　B. 技能社会化　　C. 政治社会化　　D. 行为社会化

E. 角色社会化

10. 社会化是指(　　)

A. 人在学校、团体接受教育的过程

B. 人学习社会文化与行为方式的过程
C. 人在家庭、学校及法律机构接受教育的过程
D. 人在社区、工作单位接受教育的过程
E. 人接受团体、各种媒介的过程

11. 个体社会化的最高要求是(　　)
A. 价值观社会化　B. 技能社会化　C. 政治社会化　D. 行为社会化
E. 角色社会化

12. 护理工作领域面临的社会学问题，不包括(　　)
A. 护理文化的内涵与建设
B. 护理组织结构与管理制度的建立与改革
C. 护士的职业流动
D. 护理职业教育
E. 护士角色

13. 学习护理社会学的意义不包括(　　)
A. 顺应医学模式演变的需要
B. 理解护理职业教育的重要性
C. 适应现代护理工作对护士素质提升的需要
D. 提高临床护理质量和管理水平的需要
E. 拓展疾病防治手段和完善护理的社会功能的需要

14. 社区卫生服务的对象是(　　)
A. 老年人、妇女和儿童　B. 职工和学生
C. 慢性病患者和残疾人　D. 社区内所有的居住人口
E. 健康人

15. 社会心理因素主要是通过下列哪一项来影响人类健康的？(　　)
A. 社交　B. 躯体　C. 教育　D. 心理
E. 生理

二、选择题(A2 型题)

1. 患者小何是一名中职 1 年级学生，因患有罕见疾病住院，但目前国内外尚无有效疗法，仅以支持治疗为主。患者心情极差，经常与医护人员发生矛盾，也不配合治疗。护理社会工作者作为新的社会角色，她开展的社会工作应以社会工作的基本内容为基础，加强护患关系，除了了解其病因外，还可以了解哪些内容？下面错误的是(　　)
A. 家庭史　B. 心理状态　C. 性格、爱好　D. 社会背景
E. 饮食情况

2. 患者小刘 16 岁，从小是留守儿童，因思念在外打工的母亲而患上了抑郁症，通过治疗已好转，患者走向社会的专门化的学习和训练场所，系统强有力的社会化途径是(　　)
A. 学校　B. 家庭　C. 工作单位　D. 大众传播媒介
E. 同龄群体

3. 患者黄爷爷晚期癌症在某三甲医院住院，护士小婷给黄爷爷提供护理服务时，发现患者情绪低落，不愿与人沟通。此时，小婷应该(　　)

A. 尊重患者意愿，减少交流
B. 向医生汇报，请求药物治疗
C. 鼓励患者家属多陪伴
D. 主动沟通，了解患者需求，提供心理支持
E. 忽略患者的情绪低落

三、简答题

1. 护理社会工作的服务对象主要包括哪些？
2. 护理医院内的社会工作包括哪些？

（赵炼）

第四章 护士伦理道德修养与法规

学习目标

【知识目标】

1. 说出护理伦理基本原则、护士和患者各自的权利和义务。

2. 阐述护理伦理规范、护理伦理范畴及临床科室的护理伦理道德要求。

3. 解释道德与职业道德的概念，能阐述伦理学与护理伦理学的概念、研究对象和研究内容以及突发公共卫生事件护理伦理及生命伦理的要求。

【能力目标】

1. 学会用护理伦理学的知识处理医务人员之间及医务人员与患者或其家属之间的关系。

2. 学会用护理伦理学的基本理论分析解决护理工作中的实际问题。

【素质目标】

1. 树立一切为了患者、全心全意为人民健康服务的理念。

2. 能用医务人员基本伦理和职业道德要求自己。

第一节 伦理道德概述

伦理道德是调整人际关系和个人与社会关系的行为规范，以及实现这些规范所需的道德观念和道德情感的总和。

一、伦理道德

（一）伦理

伦理关注的是人们在相互关系中应该如何行动，以及这些行动的正确性和合理性。它强调的是一种道德判断和评价，关注的是人们的行为是否符合道德标准。

（二）道德

道德则更强调价值观念，它关注的是人们的行为是否符合普遍认为正确的行为准则。

伦理道德作为社会意识形态，是人类在长期的社会实践中形成的关于善恶、是非、正义、公正等价值观念和行为规范的总和。这些规范反映了人类对于自身行为和社会关系的认知和理解，是调整人们行为的重要准则。

【知识链接】

“孔融让梨”典故

这是中国传统文化中非常著名的一个典故，讲述了孔融年幼时，面对家中的梨子，他选择将大梨让给兄长，自己则拿最小的梨。这个故事传递了尊重长辈、谦让有礼的美德，体现了伦理道德中“仁爱”和“礼让”的精神。

“曾子杀猪”典故

曾子的妻子为了哄孩子，答应回家后杀猪给他吃。但当她从市场回来后，看到曾子真的在杀猪，她立刻阻止。曾子解释说，对孩子不能随便开玩笑，他年纪小，不懂事，凡事都要跟着父母学，听父母的教导。现在你哄骗他，就是教他骗人啊。这个故事强调了诚信和信守承诺的重要性，体现了伦理道德中“诚实守信”的原则。

伦理道德在社会中发挥着重要的作用，如调节人际关系、维护社会秩序、促进社会和谐等。同时，伦理道德也是个人品质的重要组成部分，它影响着个人的思想、情感和行为方式。总的来说，伦理道德是人类社会生活中不可或缺的重要组成部分，它规范着人们的行为，维护着社会秩序，推动着人类文明的进步。

二、伦理道德的功能

伦理道德作为社会意识形态的重要组成部分，具有多种功能，这些功能共同作用于个人、社会和文明的发展。

（一）规范功能

伦理道德通过设定行为标准，规范人们的行为，维护社会秩序。它鼓励人们追求善、避免恶，为社会的和谐稳定奠定基础。

（二）调节功能

伦理道德在调解社会矛盾和冲突中发挥关键作用，提供价值观念和行为规范作为调解依据，增进人们之间的理解和合作。

（三）教育功能

伦理道德通过教育塑造个人品质，引导人们形成正确的价值观、人生观和世界观，培养具有良好道德品质的社会公民。

（四）导向功能

伦理道德为人们提供行为的方向和目标，在复杂的社会环境中引导人们作出正确的选择和决策，保持清醒的头脑和正确的方向。

三、伦理和道德的关系

伦理和道德是两个紧密相连的概念，在人类社会中起着不可或缺的作用。伦理关注行动的规范和原则，道德则着重于个人品质和行为的价值判断。尽管两者在某些方面有所重叠，但它们各自独立且相互依赖，共同构成了人类道德生活的基石。

（一）伦理与道德的定义与内涵

伦理通常被理解为一种社会规范，涉及人与人之间以及个人与社会之间的关系。伦理的核心在于制定和遵守一套行为准则，旨在促进社会的和谐、公正和进步。伦理更多地关注外在的行为规范和标准，强调人们在社会生活中的行为应该符合某种普遍认可的价值体系。

道德则更多关注个体内心的价值观念和道德判断。它涉及个人对自身及他人行为的评价、反思和善恶判断。道德的核心在于个人的自我修养和品格塑造，要求人们在面对各种情境时能坚守自己的道德信念，作出正确的价值选择。

（二）伦理与道德的相互关联

1. 伦理与道德相辅相成，共同构建人类道德生活　伦理侧重制定行为规范指导行为，道德则基于个人价值判断影响选择。两者虽侧重点不同，但均致力于推动社会和谐与进步。

2. 伦理与道德在功能上相互补充　伦理通过外在的行为规范约束人们的行为，确保社会秩序的正常运转；而道德则通过内在的价值观念和道德信念来引导人们的行为，使人们能够在面对各种情境时坚守道德原则。两者共同作用，使得人类社会得以在规范和价值层面上实现平衡与协调。

3. 伦理与道德在内容上也有交叉　伦理中的一些基本原则，如公正、诚信、尊重等，同时也是道德评价的重要标准。同样，道德中的一些价值观念，如善良、正直、勇敢等，也影响伦理规范的制定和实施。这种交叉使伦理与道德更加紧密地联系在一起，共同构成了人类道德生活的丰富内涵。

（三）伦理与道德的区别

两者的区别在于：道德指道德现象，强调个人的修养及行为，具有主观性，伦理是道德现象的理论概括，具有客观性；伦理是伦理学中的一级概念，道德是伦理学中的二级概念，是伦理学研究的对象。

（四）伦理与道德的实践意义

理解伦理与道德的关系对指导实践至关重要。它帮助人们明确责任、遵守规范，培养道德观念，提高道德素质。同时，它指导人们在复杂情境中作出正确道德判断。加强伦理建设和道德教育，培养道德责任感和公民意识，推动社会和谐与进步。总之，深入把握伦理与道德关系对个人和社会都具有重要意义。

案例导入

李奶奶是一位85岁的高龄患者，因晚期肺癌入住医院。她身体状况日益恶化，面临着生命的终结。李奶奶的家人非常担忧，希望医护人员能够给予最好的照顾和关怀。

思考

作为一名护理工作者，你该如何做呢？

第二节　护理伦理的基本原则、规范和范畴

案例导入

患者，李女士，72岁，被诊断为晚期胰腺癌，病情严重，且已广泛转移。尽管有多种治疗方案可供选择，但考虑到李女士的年龄、身体状况和癌症的进展程度，治疗效果可能有限，且可能带来较大的不良反应和使生活质量下降。

李女士和她的家人面临一个艰难的决策：是否继续接受积极治疗，还是选择姑息治疗以减轻症状、提高生活质量？李女士本人表示愿意尝试一切可能的治疗手段，以延长生命；而她的家人则担心治疗带来的痛苦和不良反应，更倾向于选择姑息治疗。

思考

如果你是李女士的责任护士，你该如何做？

一、护理伦理概述

护理伦理，也称护理道德，是伦理学在护理领域中的具体应用。它主要关注的是护理人员在职业活动中如何正确处理与患者、同事、社会及其他利益相关者之间的关系，以及在这些关系中应遵循的行为准则和规范。护理伦理的核心目的是确保护理人员在为患者提供服务时，始终秉持人道主义精神，尊重患者的权益，维护患者的尊严，为患者提供优质、安全的护理服务。

二、护理伦理的基本原则

（一）护理伦理基本原则的概念

原则是观察和处理问题的准则。护理伦理基本原则，是在护理活动中调整护理人员与患者或其家属、护士与其他医务人员、护士与社会关系的最基本的出发点和行为准则。护理伦理基本原则是社会主义道德原则在护理领域的具体运用和体现，是护理伦理具体原则、规范、范畴的总纲和精髓，在护理伦理体系中处于首要的地位，起主导作用。它是护士树立正确的道德观念，选择良好的护理道德行为，进行护理伦理评价和教育应遵循的原则，也是衡量护士道德水平的最高标准。

（二）护理伦理基本原则遵从医学伦理基本原则

护理伦理作为医学伦理的一个分支，是护士在职业活动中应当遵循的道德规范和行为

准则。其基本原则是护理伦理学的核心，为护士在工作中提供明确的指导和方向。护理伦理基本原则主要包括自主原则、不伤害原则、公正原则、行善原则等。

1. 自主原则　自主原则也称尊重原则，是指在护理实践中，护士应尊重患者的自主权。将其作为护理工作的核心指导原则。自主权是自我选择、自主行动或依照个人的意识进行自我管理和决策的权利。自主可分为思想自主、意识自主和行为自主三种类型，这三种自主均应以理性为基础。尊重原则体现了对患者自主性的尊重和对患者尊严的维护。

医护人员在为患者提供医疗照护前，应向患者说明医疗活动的目的、益处和可能的结果，然后征求患者的意见，由患者自己决定。自主原则并不适用于所有患者，只适用于能作出理性决定的人。

(1)患者自主权：患者自主权即患者自己做决定的权利。患者有权选择接受或拒绝使用医护人员制定的医疗护理方案，这是患者自主权的体现。最能代表尊重患者自主权的方式是“知情同意”。

患者的自主权并不是绝对的，它的实现需要具备以下条件：①患者要有自主能力。例如昏迷患者、婴幼儿、严重智障者和失去理性企图自杀者，他们的自主权应由法定监护人和代理人行使。②患者有根据自己的决定实施行动的权利。例如，监狱里的犯人有自主能力，但他们没有权力去实施这些决定。③患者必须尊重他人的自主权。患者在履行自主权时，不能侵犯他人的自主权。例如烈性传染病患者在发病期间，必须服从国家法律规定的强行隔离治疗及医务人员的管理，不能把疾病传播给他人。

(2)自主权对护士的要求：①尊重患者的自主权利。承认患者有权根据自己的意愿作出理性的决定。患者在与医护人员沟通后，经过慎重考虑，有权对自己疾病及健康相关问题作出理性决定及是否采取负责任的行动。在临床实践中，患者的自主权主要表现为患者对自己所患疾病及拟采取护理措施相关问题的知情同意权。②护士必须正确行使护理自主权。自主原则承认护士在专业护理活动中有护理自主权。对于缺乏或丧失自主能力的患者，护士应尊重其家属或监护人的选择权利。如果这种选择违背了丧失自主能力患者的意愿或不利于患者的利益，护士可向患者所属单位或社会上的有关机构寻求帮助。如果患者处于生命的危急时刻，出于患者的利益和护士的责任，护士可以根据专业知识，行使护理自主权，选择恰当的护理措施。如果患者的选择对自身、他人的健康和生命构成威胁或对社会产生危害，护士有责任协助医生依法对患者的自主权进行限制。

2. 不伤害原则　不伤害原则指在护理实践过程中，护士应避免对患者造成任何形式的伤害，包括身体上的、心理的及伦理上的伤害。不伤害原则是对医护行为最基本的要求。

(1)不伤害原则不是绝对的“不伤害”：在临床中，有时无法避免会对患者造成身体或精神上的伤害。例如肿瘤化疗，这一手段能抑制肿瘤，但同时又会对人的免疫和造血系统有不良影响；此外，医疗上必需的侵入性检查所引起的身体疼痛不适等均会对患者造成某种程度的伤害。

(2)不伤害原则强调“权衡利害”：要求医护人员对诊疗照护措施进行危险与利益分析，选择利益大于危险或利益大于伤害的行为，也就是“两害相权取其轻”。例如，对一位眼部恶性肿瘤患者实施眼球摘除术保全患者的生命。此种情况下，施行手术对患者而言所获得的利益远多于伤害，所以在伦理道德上认为是正当的，也是在权衡利害关系或轻重之后所作的最佳选择。

(3)不伤害原则对护士的要求：为了预防高科技的检查、治疗或护理手段运用不当对患者造成伤害，或为使伤害降到最低限度，对护士提出以下要求。一是培养以患者健康为重、维护患者利益的工作动机；二是积极评估医疗护理措施对患者的影响；三是重视患者的愿望和利益；四是提供最佳照顾。

3. 有利原则　有利原则也称行善原则，指护士为患者的利益而履行仁慈和善良的德行。它要求护士在工作中应以患者的利益为出发点和落脚点。

(1)有利原则可分为两个方面：一方面在护理患者时，应关心患者的幸福，为患者做事；另一方面则应预防伤害患者，以减轻患者痛苦，保护患者安全，促进舒适。

(2)有利原则对护士的要求：①积极做对患者有益的事。包括采取积极措施，防止可能发生的伤害；积极探索，勇于创新，全面采取措施，排除既存的损伤、伤害或丧失能力等情况。②权衡利害，减轻伤害。医护人员在进行诊疗前须仔细评估和权衡患者可能获得的利益及可能因此而遭受的伤害，慎重地作出决策，避免因决策失误对患者造成伤害及浪费有限医疗资源。

4. 公正原则　公正原则是指每一个社会成员都具有平等享受卫生资源合理或公平分配的权利，且对卫生资源的使用和分配具有参与决策的权利。

从现代医学伦理观分析，公正包括两方面的内容：一是平等对待患者；二是合理分配医疗卫生资源。平等对待患者强调护士应一视同仁，合理分配医疗资源，即以公平优先、兼顾效率为基本原则，优化配置和合理使用医疗资源。公正原则对护士提出以下要求：

(1)平等对待患者：公正原则要求护理人员在提供护理服务时，要做到一视同仁。护理人员不能因为患者的社会地位、财富状况、年龄、性别、种族、宗教信仰或其他任何特征而有所偏见或歧视。所有患者都应享有同等的护理服务。

(2)公平分配医疗资源：护士可以参与医疗资源分配的决策过程。在护理工作中，护士在进行有关医疗资源分配决策时，应针对所有相关因素加以评估，确保医疗资源分配的公正合理。

(3)根据不同的医疗需求给予不同的服务：人人享有生命和健康的权利，并不等于人都应得到均等的医疗保健和照顾，对不同医疗需求的患者应给予不同的医疗待遇。在排队候诊过程中，对生命垂危的患者按照先来后到的顺序实施诊疗显然是不恰当的，应该根据病情轻重和危急程度合理安排就诊的顺序。在相同的医疗保健体系中，不同疾病应得到不同的医护服务，但不能“小病大治”或“大病小治”，对不同医疗需求的患者应分别给予合理恰当的健康照顾。

> 护考考点：护理伦理的基本原则

【护考真题链接】2020 年 A1 型题

作为一名护士，你在为一位有不治之症的患者提供护理时，患者突然要求你帮助其结束生命。你应该如何回应？(　　)

A. 立即满足患者的请求，以减轻其痛苦

B. 向患者解释护士的职责，并拒绝其请求

C. 与患者深入沟通，了解其想法，并提供心理支持，同时报告给医生

D. 不做任何回应，因为这不是护士的职责范围

答案：C

分析：在处理这种复杂的伦理问题时，护士应遵循护理伦理的基本原则，特别是尊重患者自主权和不伤害原则。然而，护士也有责任保护患者的安全和福祉。因此，最合适的回应是C选项：与患者深入沟通，了解其想法，并提供心理支持，同时报告给医生。这样做既尊重了患者的感受，同时也可确保患者得到适当的医疗关怀和法律范围内的支持。A选项违反了法律和伦理原则，因为协助患者结束生命通常是非法的；B选项虽然坚守了护士的职责，但可能忽视了患者的情感需求；D选项则忽视了护士在伦理和情感方面的责任。

三、护理伦理的规范

（一）护理伦理规范的概念

规范，即规则或标准，是指依据护理伦理理论和原则制定的、用以调整临床护理实践中护士人际关系及护士与社会关系的行为准则，是一种特殊的职业道德规范，是社会对护士的基本要求。

（二）护理伦理规范的内容

1. 爱岗敬业、忠于职守　爱岗敬业、忠于职守是护士首要的伦理品质，也是社会主义职业道德对各行各业从业者的首要要求。作为一名护士，必须要做到热爱本职工作，充分认识护理工作的价值和重大意义，树立职业荣誉感和自豪感，真正尊重和爱护患者，把增进人类健康视为是自己最崇高的职责。忠于职守要求护士本着对患者身心健康高度负责的精神，时刻把患者的生命安危和痛苦放在首位，对处在痛苦危难中的患者，竭诚以待，尽力施救。

2. 刻苦钻研、精益求精　刻苦钻研、精益求精是护士在学风方面应遵守的伦理准则。随着医学事业的发展，终身学习已成为医护人员的基本要求。护士需要刻苦钻研、奋发进取、与时俱进，不断学习护理专业的理论知识、专业技能及相关的人文社会科学知识，完善自身知识结构，提高护理技术水平，做到精益求精，才能适应护理科学的快速发展与进步，才能为患者提供优质的服务。

3. 平等待人、尊重患者　平等待人、尊重患者是护士在处理护患关系时应遵循的准则之一，是协调护患关系的前提条件。尊重是人的基本精神需要，尊重患者即尊重患者的人格和尊严。其实质是护士对待患者应不分种族、民族、性别、职业、信仰、党派、国籍等，做到一视同仁，尊重每位患者的人格、权利和生命价值。

4. 文明礼貌、举止端庄　文明礼貌、举止端庄是护士处理护患关系时所必须遵循的伦理准则，也是现代生物-心理-社会医学模式所要求的。护士的言谈举止会影响患者对护士的信任和对治疗的信心。这一规范要求护士着装整洁、仪表端庄、自然大方；语言文明，态度和蔼；举止文雅、处事冷静；操作熟练，动作轻柔。对于患者来说，这些犹如一缕春风、一剂良药，会让其感受到尊重、安全和信任。

5. 团结互助、协同共进　团结互助、协同共进是维护护士人际关系的基本准则，是护士团队精神的体现。随着医学的进步与发展，护理工作的分工越来越细，只凭一己之力难以全面、准确、合理、有效地完成，需要护士与医院各类人员、各个部门共同努力和密切协作去完成。因此，护士与各级人员之间应当互相尊重、互相信任、互相帮助。

6. 遵纪守法、廉洁自律　遵纪守法、廉洁自律是护士在处理患者和社会关系时应遵循的准则，是医护人员的基本道德要求。这一规范要求护士应正直廉洁、奉公守法、不徇私情、不以医疗手段谋取私利，不接受患者或家属的钱物，更不能向患者索要钱物，以维护护士应有的社会形象。

案例导入

患者张女士因车祸下肢截瘫，情绪低落，不愿接受康复训练。护士小李尝试与患者沟通，了解其真实想法和感受，并告知康复训练的重要性。经过耐心沟通，张女士逐渐接受并开始配合训练。

思考

1. 护士小李在沟通过程中应如何体现尊重患者自主权的伦理规范？
2. 护士小李应如何平衡患者的情绪与康复训练的需求？

四、护理伦理的范畴

护理伦理范畴是道德规范在护理活动中的具体运用，是道德现象的总结和概括，反映了护患之间、护护之间及护士与社会之间的最本质、最重要、最普遍的道德关系。护理伦理范畴主要包括：权利与义务、情感与良心、审慎与保密、荣誉与幸福。

（一）权利与义务

权利与义务是护理伦理范畴中最基本的一对范畴。护士与患者作为社会角色，都是权利与义务的统一体，他们既具有一定的权利，又承担一定的社会责任和义务。（详见本章第四节）

（二）情感与良心

1. 情感

（1）护理伦理情感的概念：情感是人们内心体验的自然流露，是人们对客观事物和周围环境的一种感受反应和态度。护理伦理情感是指护士对患者、他人、集体、社会和国家所持态度的内心体验。护士的伦理情感建立在对人的生命价值、人格和权利尊重的基础上，表现为对生命、患者、护理事业的热爱，是一种高尚的职业伦理情感。这种情感具有职业特殊性、纯洁性和理智性的特点。

（2）护理伦理情感的内容。

1）同情感：同情感是护士应具备的基本的情感。护理人员需要设身处地地理解患者的痛苦和需求，对他们的困境和痛苦产生同情和共鸣，急患者之所急，痛患者之所痛，尽全力解除患者的痛苦，帮助患者恢复健康。

2）责任感：责任感是同情感的升华，在伦理情感中起主导作用。主要表现为热爱患者、热爱自己的专业，把促进患者的康复作为自己崇高而神圣的职责，对护理工作尽心尽责、不辞辛劳、一丝不苟、严谨细致、慎独自律。

3)事业感：事业感是责任感的升华，是高层次的伦理情感，即把本职工作与护理事业的发展、人类健康事业的发展紧密联系起来，把人类健康与护理事业看得高于一切，成为自己为之奋斗的目标。因此，他们有强烈的事业自豪感和荣誉感，为了护理事业的发展，勇于探索，不断进取。

(3)护理伦理情感的作用。

1)有利于实现护理目标：高尚的护理伦理情感可以使患者减少顾虑，增强战胜疾病的信心。同时高尚的护理伦理情感有助于建立良好的护患关系，实现良好配合，有利于患者的康复，实现护理目标。

2)有利于提高护士的整体素质：高尚的护理伦理情感是促进和推动护士伦理行为、提高护理技术水平、增强护士整体素质的内在力量。

2. 良心

(1)护理伦理良心的概念：良心是对所负伦理责任的内心感知和行为的自我评价及自我意识，是人的仁慈善良的心理状态，对人的行为具有重要的自我调节作用。良心是伦理情感的深化，是人们伦理认识、情感与意志的总和在意识中的统一，具有稳定性和深刻性。同时，良心还具有历史性和阶段性。护理伦理良心是指护士在履行对患者、对集体和对社会义务的过程中，对自己行为负伦理责任的自觉认识和自我评价能力。

(2)护理伦理良心的内容。

1)对患者负责：护理伦理良心的首要内容是对患者负责。护理人员需要时刻关注患者的需求和病情变化，确保患者得到及时、准确和有效的护理。他们需要尊重患者的权利和尊严，保护患者的隐私和信息安全。在面对患者的痛苦和困扰时，护理人员需要表达同情和理解，为患者提供情感上的支持和安慰。通过履行对患者的责任和义务，护理人员的伦理良心得到满足和实现。

2)对职业负责：护理伦理良心还包括对职业负责。护理人员需要对自己的职业有深厚的热爱和认同感，愿意为护理事业的发展贡献自己的力量。他们需要不断学习和提高自己的专业技能和服务水平，以满足患者日益增长的健康需求。同时，护理人员还需要积极参与科研、教育和实践活动，推动护理事业的进步和发展。通过对职业的负责和投入，护理人员的伦理良心得到体现和升华。

3)对社会负责：护理伦理良心还体现在对社会负责上。护理人员作为社会的一员，需要积极参与公益事业，关注社会健康问题，为提升公众健康水平贡献自己的力量。他们需要通过自己的实际行动，传递正能量，推动社会的和谐与发展。通过对社会的贡献和付出，护理人员的伦理良心得到拓展和深化。

4)自我完善与发展：护理伦理良心还包括自我完善与发展的内容。护理人员在护理实践中需要不断反思自己的行为和决策过程，认识到自身的不足和缺陷，并寻求改进和提高的途径。通过自我完善和发展，护理人员能够更好地履行自己的职业责任和义务，提高护理质量和服务水平，为患者的健康和福祉贡献更多的力量。

(3)护理伦理良心的作用。

1)决策前的指引效应：护理行为付诸实施之前，良心会根据护理伦理的准则，对行为动机进行深入的自我审视，对于那些符合伦理标准的动机给予积极的认可与肯定；而对于那些不符合伦理规范的动机，则会进行否定与警示。通过这样的方式，良心确保护理行为在起始阶段就能作出正确的选择。

2)行动中的监控作用：在护理行为实施过程中，良心如同一面镜子，时刻反映着行为的道德面貌。当行为符合护理伦理的要求时，良心会给予支持和鼓励，使护士能够坚定信念、勇往直前；而当行为偏离伦理轨道时，良心则会发出警示，促使护士及时调整行为方向，避免不良后果的产生。

3)行动后的反思机制：在护理行为完成后，良心发挥着评价与反思的作用。当护士的行为结果符合伦理要求时，会感到内心的满足与安宁，这是良心对行为的肯定与奖赏；而当行为结果与伦理要求相悖时，良心则会给予谴责，使护士感到愧疚与悔恨。正是这种良心的自我评价与反思，促使护士不断反省自我，提升伦理修养，以更好地服务于患者和社会。

(三)审慎与保密

1. 审慎

(1)护理伦理审慎的概念：审慎即周密细致。护理伦理审慎是指护理行为之前的周密思考与行为过程中的谨慎认真。它是护士内心信念和良心的外在表现，也是护士对患者和社会履行义务的高度责任心和事业心的具体体现，是每个护士不可缺少的伦理修养。

(2)护理伦理审慎的内容。

1)言语审慎：语言具有强大的力量，它既可以带来治愈，也可能带来伤害。因此，护理伦理对护士提出了言语审慎的要求。审慎的语言表达要求护士具备心理学知识，理解保护性医疗和护理的重要性，并熟练掌握语言的沟通技巧。

2)行为审慎：即护士在采取行动之前应深思熟虑。在护理工作的各个环节中，护士应始终秉持认真负责、细致谨慎的态度。面对复杂的病情和危重患者，护士应具备果断处理的能力，同时周密预防各种潜在的风险。此外，还要严格遵守各项规章制度和操作规程。

(3)护理伦理审慎的作用。

1)提升护士的责任感：审慎的态度要求护士在治疗和护理工作中保持高度的认真和专注，这有助于培养护士良好的职业习惯，并全面增强其责任心。通过谨慎行事，护士能够避免疏忽大意导致的护理差错或事故，从而最大限度地保障患者的身心健康和生命安全。

2)促进护士自觉提升伦理道德修养：审慎的伦理要求能够激励护士在无人监督的情况下，依然坚守护理伦理原则，全心全意地为患者服务。这种自律和自我提升的过程，有助于护士逐渐达到“慎独”的境界，即在独处时也能保持高度的道德自觉。

3)激励护士钻研业务知识和护理技术：如果护士的业务知识不足或技术水平低下，就很难做到谨慎、周密地处理问题，更难以及时发现和处理患者的病情变化。因此，实践审慎的伦理要求，将促使护士不断钻研业务知识，提高技术水平，以更好地满足患者的需求。

2. 保密

(1)护理伦理保密的概念：保密即保守机密，不对外泄露。护理伦理保密是指护士在护理活动中应具有对医疗和护理保守秘密的伦理品质。

(2)护理伦理保密的内容。

1)保守患者秘密：护士对患者的一切信息，包括疾病史、特殊检查与化验结果、诊断名称、治疗方法等，以及患者不希望公开的其他个人事务，都应严格保密。这些信息不应被随意泄露，更不应成为闲聊的话题。若护士未履行保密义务而造成严重后果，需承担相应的伦理甚至法律责任。

2)对患者保守秘密：在某些特殊情况下，如治疗或护理过程中可能揭示患者病情的不良预后，护士应对患者保持沉默，避免给患者带来不必要的心理创伤或削弱其治疗信心。这种保密措施旨在保护患者的心理健康，确保其能够更好地应对疾病。

3)对重要领导人的病情保持谨慎：在特殊环境下，对于党和国家、军队的重要领导人的病情，护士应高度保密，以稳定相关人员的情绪，防止对生产、工作或军事活动产生负面影响。

(3)护理伦理保密的作用。

1)保守患者秘密对于维护家庭和社会的稳定至关重要。这不仅能够促进家庭的和睦与团结，还能够避免患者家庭由信息泄露而引发的纷争和矛盾，进而有助于社会的和谐与安宁。

2)严守医疗秘密对于患者的心理健康和康复具有重要作用。通过避免患者受到不必要的恶性刺激，我们能够更好地维护患者的自尊心和自信心，增强他们战胜疾病的勇气和信心，从而加速康复进程。

3)保守患者秘密也是建立良好护患关系的关键。通过尊重患者的隐私和权益，我们能够赢得患者的信任和尊重，进而促进护理工作的顺利开展和护理质量的不断提高。

(四)荣誉与幸福

1. 荣誉

(1)护理伦理荣誉的概念：荣誉是指人们履行社会义务之后，得到社会的赞许、表扬或奖励。护理伦理荣誉是指护士履行职责义务后获得他人、集体或社会的赞许、表扬或奖励。它不仅是社会对护士伦理行为社会价值的客观评价，而且也包含了护士伦理情感上的欣慰与满足。因此，它也是护士个人良心的自尊心、自爱心和知耻心的表现。

(2)护理伦理荣誉的内容。

1)护士的伦理荣誉观是以全心全意服务人民身心健康为核心构建的。它体现了护士职责与荣誉的完美结合，是护士事业与尊严的象征。只要护士对职业充满热爱，认真履行护理伦理责任，为人民的身心健康付出努力，就有望赢得社会的广泛赞誉与尊重。

2)护士伦理荣誉是个人荣誉与集体荣誉的统一。个人存在于集体之中，集体是由个人组成。个人的荣誉中蕴含着集体的智慧与力量，是集体智慧的结晶；而集体的荣誉则建立在每个护士的辛勤工作之上，没有个人的努力，集体荣誉便无从谈起。因此，集体荣誉与个人荣誉是相辅相成、密不可分的。

3)护理伦理荣誉观与个人主义虚荣心有着本质的区别。虚荣心是以自我为中心的思想表现，将荣誉视为炫耀的资本，将追求荣誉作为护理工作的目标；它导致人们不能客观地评价自己和他人的成绩，为了微不足道的荣誉，可以不择手段地贬低他人、抬高自己，甚至制造虚假，获得荣誉后，更是骄傲自满、忘乎所以。然而，拥有社会主义伦理荣誉观的护士则截然不同。他们视荣誉为社会和他人对自己护理工作的肯定与鼓励，面对荣誉时，他们保持谦虚谨慎的态度，继续努力前行。即使付出努力未得到应有的荣誉，甚至遭受误解，他们也会坚守初心，不懈奋斗，甘于默默奉献。

（3）护理伦理荣誉的作用。

1）评价作用：护理伦理荣誉通过社会舆论的力量，清晰地传达了集体和社会的价值观与期待。它明确指出哪些行为是值得支持和赞扬的，哪些行为是应当反对和谴责的。这种明确的导向促使护士更加关注自己行为的后果与影响，从而激发他们以更加积极、负责的态度投入到治疗护理工作中，追求更高的荣誉。

2）激励作用：当护士树立了正确的荣誉观，他们会将护理伦理原则和规范内化为自身的信念和追求。这种内在的信念不仅会通过他们的护理行为得到体现，更会成为他们前行的精神动力。此外，得到社会的肯定与认可，是每个人内心的渴望。社会舆论对护士的评价，就像一股无形的精神力量，激励着他们从荣誉中汲取力量，继续优化护理工作，不断追求更高的荣誉。

2. 幸福

（1）护理伦理幸福的概念：幸福是指人们在物质生活与精神生活中，因感受到目标和理想的实现而获得的精神满足。它是一种与人生目的、意义以及实现生活和理想联系最密切的伦理现象，是较高层次的伦理范畴。护理伦理幸福是指在为患者健康服务的过程中以自己辛勤的劳动，实现从事护理事业的人生价值而感受到的精神满足。

（2）护理伦理幸福的内容。

1）护士的幸福观是物质与精神的双重满足。这包含了物质生活的改善与提升，也包含了精神世界的丰富与满足。只有当我们的精神生活健康、高尚，能够指引和驾驭物质生活时，我们才能真正领略到生活的真谛。在职业服务中，护士不仅获得物质报酬，更从患者的康复中感受到精神上的愉悦与满足，这种满足让他们体验到幸福与快乐。因此，护士的幸福观是物质与精神的和谐统一。

2）护士的幸福观是个人幸福与集体幸福的和谐共存。国家的繁荣富强和集体幸福是个人幸福的基础，而个人幸福又是集体幸福的体现。护士的幸福不可能脱离集体幸福而单独存在。在强调集体幸福的重要性之余，我们也应积极关心和维护护理职业的幸福感。因此，护士的幸福观是个人幸福与集体幸福的紧密结合。

3）护士的幸福在于创造与享受的并重。劳动和创造是幸福的源泉。护士在为患者服务的过程中，通过辛勤劳动和精心护理，使患者早日康复，赢得社会的认可，从而获得物质和精神上的回报与享受。而且，他们的贡献越大，所获得的幸福感就越强烈。因此，幸福不仅存在于享受劳动成果之后，更蕴含在劳动和创造的过程之中。对护士而言，幸福是创造与享受的完美结合。

（3）护理幸福观的作用。

1）激发护士主动承担护理道德责任。当护士拥有正确的幸福观时，他们会将个人的幸福与追求理想、实现人生价值紧密相连。他们会将个人幸福融入救死扶伤、防病治病的崇高护理工作中，正确看待个人幸福与集体幸福的关系。在这样的理念指引下，护士会自觉地履行护理道德义务，全心全意地为患者提供优质服务。

2）引导护士形成积极的苦乐观。幸福往往与苦乐并存，没有经历过艰辛与努力，就难以体验到成功的喜悦与满足。护士只有树立正确的职业伦理幸福观，才能深刻认识和理解苦与乐之间的辩证关系。这种认识会使他们在面对困难和挑战时，能够保持积极的心态，勇于吃苦，不畏艰难，从而在工作中获得成长和进步。

第三节　护理职业关系的伦理规范

案例导入

张女士是一位晚期癌症患者，正在接受姑息治疗。她经常感到焦虑和不安，对治疗失去信心。为此，她的主治医生为她安排了一位专门负责她的心理护理的护士——李护士。李护士在与张女士的接触中，始终保持着耐心和同情心，倾听她的诉说，为她提供情感支持。张女士逐渐对李护士建立了信任，开始与她分享自己的心事和担忧。有一天，张女士告诉李护士，她希望停止所有治疗，因为她觉得自己已经无药可救，不想再承受治疗的痛苦。李护士深感同情，但她知道停止治疗可能会加速张女士的病情恶化。在这种情况下，李护士决定与主治医生和其他医疗团队成员进行沟通，共同探讨如何为张女士提供最佳的护理方案。经过讨论，医疗团队决定为张女士提供姑息治疗和症状控制，以减轻她的痛苦和提高她的生活质量。同时，李护士继续为张女士提供心理支持，帮助她面对自己的病情和内心的恐惧。

思考

在这个案例中，李护士遵循了何种伦理规范？具体说明。

护理职业关系的伦理规范是指在护理实践中，护理人员应遵循的道德准则和行为标准，用于指导和约束护理职业关系中的各种行为和决策。这些规范旨在维护患者的权益和尊严，促进护理工作的专业性、公正性和高效性。

护理职业关系的伦理规范涵盖了护患关系、护士与其他医务人员以及社会之间的关系。它要求护理人员在处理这些关系时，始终以患者为中心，尊重患者的人格和尊严，关注患者的需求和权益。同时，护理人员也应与其他医务人员建立平等协作的关系，共同为患者提供优质的医疗服务。此外，护理人员还应承担起相应的社会责任，关注社会公共利益，维护医疗资源的合理分配和有效利用。

一、护士与患者关系的伦理规范

在护患关系中，为了确保双方的和谐互动和患者的最佳利益，双方都应遵循一系列伦理原则和规范，以指导并约束自身的行为。

1. 热爱本职，追求卓越　护士必须首先认识到护理工作的意义，拥有对护理事业的深厚感情，将其视为一项为社会大众带来幸福的崇高事业，只有这样才能坚定献身护理事业的信心和决心，赢得社会的广泛认可与尊重。同时，随着医学模式的转变和护理学科的发展，人们对护理工作的要求越来越高，护士不但要有扎实的护理知识和技能，还要具备相关学科的知识和技能，使护理工作精益求精。

2. 举止优雅，热情服务　护士的举止优雅大方，着装整洁，可获得患者的信任与尊重。护士以热情的态度、诚恳的微笑以及亲切的语调为患者服务，让患者倍感亲切与温暖，有助于建立和谐的护患关系。

3. 尊重患者，平等对待　护士要尊重每一位患者的生命价值、人格和权利，不论其性别、民族、职业、信仰或国籍，都能以诚相待、一视同仁，让每一位患者都感受到被尊重和被关爱。

4. 尽职尽责，任劳任怨　护士应深知自己的职责重大，要对患者的健康、安全和生命高度负责，自觉意识到自己对患者、社会应负的责任；要有不畏辛劳、不计较个人得失、不怕脏累、乐于奉献、任劳任怨的精神。这就要求护士在工作中要始终保持严谨的态度和作风，遵守各项规章制度和操作规程，确保各项护理措施及时、准确、安全、有效。同时，护士也应避免因工作压力而产生不良情绪，始终保持积极向上的心态。

5. 语言规范，严守隐私　语言是护士与患者沟通的桥梁。护士需使用恰当、文明的语言与患者交流，护士还要善于运用通俗易懂、礼貌性、安慰性、鼓励性、解释性的语言，同时注重体态语言的表达。在涉及患者隐私、生理缺陷或不良预后时，护士应运用保护性语言，维护患者的尊严，特别是对于生命攸关的信息，更应审慎处理，避免给患者带来不必要的心理负担。

6. 清廉正直，恪守法规　护士应以清廉正直的品格，为人民的健康服务，坚决抵制任何形式的贪腐行为，应严于律己，维护护理职业的尊严与声誉。同时，护士还需严格遵守国家法律法规、卫生法规和医院的规章制度，维护法纪的权威性。要明白学法、懂法，不仅是为了维护患者及他人的权益，更是为了保护自身的合法权益不受侵犯。

7. 理解家属，耐心答疑　护理工作的顺利开展离不开患者家属的配合。护士应以尊重和同情的态度对待患者家属，理解他们的担忧和需求。对于家属提出的要求，护士应耐心倾听，对合理可行的应予以满足；若条件受限，则应向家属做好解释工作，以获得他们的理解。即使面对家属的不合理要求，护士也应保持耐心，以平等的态度与他们沟通，共同为患者的健康与康复而努力。

二、护士与其他医务人员关系的伦理规范

在医疗团队中，护士与其他医务人员之间的关系不仅影响医疗服务的质量和效率，还直接关系到患者的生命安全和健康。因此，建立和维护良好的伦理关系至关重要。

（一）护际关系的伦理规范

护士与护士间的关系称为护际关系。护士应以全心全意为患者健康服务为指导思想，加强护士之间的团结协作、互帮互学、互敬互爱，在此基础上建立密切的工作关系，这对提高护理服务质量具有重要的意义。

1. 尊重与平等　尊重是人际关系的基础。护士之间应相互尊重彼此的人格、专业能力和工作成果。无论资历深浅、职称高低，都应平等对待，避免任何形式的歧视、侮辱或等级观念。尊重还包括对彼此隐私的尊重，不干涉他人的私事，不传播未经证实的消息。平等要求护士在团队协作中，不论职位如何，都能享有平等的发言权和决策参与权。这种平等不仅体现在工作分配上，还体现在对团队贡献的认可和奖励上。

2. 合作与协调　护理工作是一个团队协作的过程，需要护士之间紧密合作、相互协调。在面对复杂多变的病情时，护士应共同商讨护理方案，协同作战，确保患者得到及时、有效的护理服务。在团队内部，应明确工作职责并建立沟通机制，以便在紧急情况下能够

迅速响应、有效配合。同时，护士之间还应相互理解、包容和支持，共同应对工作中的压力和挑战。

3. 信息共享与沟通　信息是护理工作的重要资源，护士之间应及时、准确地共享患者的病情变化、护理需求和治疗进展等信息。这有助于团队成员全面了解患者的病情，制定更加科学、合理的护理计划。同时，护士之间还应保持良好的沟通习惯，定期交流工作心得和经验，共同提高护理水平。在沟通过程中，应遵循开放、坦诚、尊重和理解的原则，避免误解和冲突的发生。

4. 相互支持与帮助　护理工作是一项高强度、高压力的工作，护士之间应相互支持、鼓励和帮助。在面对困难和挑战时，应携手共进，共同寻找解决方案。同时，护士还应关注彼此的身心健康，及时发现并帮助解决同事在工作中遇到的问题和困扰。这种相互支持与帮助的氛围有助于增强团队的凝聚力和向心力，提高整体的工作效率和质量。

5. 共同学习与进步　护理行业是一个不断发展的行业，新的知识和技术不断涌现。护士应保持开放的心态，积极学习新知识、新技能和新理念。同时，护士之间还应相互学习和借鉴彼此的专业知识和经验，共同提高护理团队的整体水平和服务质量。团队内部可以定期组织业务学习、病例讨论和经验分享等活动，为护士提供学习和交流的平台。这种共同学习与进步的氛围有助于激发护士的创新精神和进取心，推动护理事业的持续发展。

（二）护士与医生关系的伦理规范

护士与医生是医疗团队中最重要的两个职业角色，他们之间的关系直接影响患者的治疗效果和医疗质量。双方既是平等的伙伴，又是互补的协作者，共同致力于患者的健康与康复。

1. 护士应尊重医生的专业决策和治疗方案　医生作为医疗团队的核心，承担着制定治疗方案和决策的重要职责。护士应理解并遵循医生的指示，确保治疗计划的顺利实施。同时，护士也应对医生的决策保持开放的态度，及时提出自己的建议和意见，共同为患者提供最佳的医疗服务。

2. 医生应尊重护士的护理实践和观察评估　护士在患者的日常护理和病情观察中发挥着重要作用。医生应认真倾听护士的反馈和建议，及时调整治疗方案，确保患者的安全和舒适。同时，医生也应鼓励护士积极参与治疗过程，发挥其在医疗团队中的积极作用。

3. 护士与医生之间应建立良好的沟通和协作机制　双方应明确各自的角色和责任，避免在工作中出现冲突和误解。在遇到问题时，双方应积极沟通、协商解决，共同为患者提供高质量的医疗服务。同时，护士与医生之间还应建立互信关系，相互支持、理解，共同应对工作中的压力和挑战。

（三）护士与其他医技人员关系的伦理规范

在医疗团队中，护士与其他医技人员如实验室技术人员、放射科医生、药师等密切相关。双方应相互尊重、团结协作，确保患者得到及时、准确的诊疗和护理。

首先，护士应尊重其他医技人员的专业知识和技能。医技人员在各自领域具有深厚的专业知识和实践经验，为诊断和治疗提供了重要的技术支持。护士应与其他医技人员保持密切合作，共同制定和执行检查计划，确保患者得到及时、准确的检查和治疗。

其次，其他医技人员应尊重护士的护理实践和对患者的全面照顾。双方应建立基于信任的合作关系，共同为患者提供最佳的医疗服务。医技人员应及时向护士提供准确的检查结果和治疗建议，以便护士能够及时向医生反馈患者的病情和变化。

最后，护士与其他医技人员之间应及时共享患者的相关信息，包括病史、过敏史、用药情况等。通过有效的沟通和信息共享，可以避免重复检查和不必要的医疗资源浪费，提高医疗服务的质量和效率。

(四) 护士与后勤人员关系的伦理规范

在医疗团队中，后勤人员负责医疗环境的维护、设备的管理和物品的供应等工作。虽然他们的工作不直接涉及患者的治疗，但对保障医疗服务的顺利进行和患者的舒适度具有重要影响。

首先，护士应尊重后勤人员的职业和人格。后勤人员在医疗服务中扮演着重要的辅助角色，他们的工作同样需要专业知识和技能。护士应理解并尊重后勤人员的工作成果，肯定他们的付出和努力。同时，护士也应向后勤人员提供必要的支持和协助，共同维护医疗环境的整洁和安全。

其次，后勤人员也应尊重护士的专业工作，要积极配合护士的工作，明白其需求和建议，确保医疗设备的正常运行和物品的及时供应。在遇到问题时，后勤人员应及时向护士反馈并寻求解决方案，以确保医疗服务的顺利进行。

最后，护士与后勤人员之间还应定期交流工作需求和问题，共同制定解决方案。通过有效的沟通，可以避免工作中出现误解和冲突，提高整个医疗团队的协作效率和患者的满意度。

三、护士与社会公共关系的伦理规范

护士与社会公共关系的伦理规范主要关注护士如何履行其社会责任，并与社会各界建立良好的关系。以下为护士与社会公共关系相关的伦理规范：

(一) 面向全社会的预防保健责任

护士应积极参与社区的健康教育和预防保健工作，提高公众的健康意识和自我保健能力。通过向公众传播预防保健知识和技术，护士可以帮助个人和群体改变不良生活习惯，预防疾病的发生。

(二) 发展护理科学的责任

护士应不断学习和研究护理科学的新理论、新技术和新方法，推动护理学科的发展。通过参与护理科研、学术交流和专业培训，护士可以提高自己的专业素养，为患者提供更科学、更有效的护理服务。

(三) 承担社会重大灾害紧急救助的任务

在自然灾害、事故灾难等突发事件中，护士应积极响应号召，参与紧急救援工作。护士应具备应对突发事件的能力，为受灾者提供及时的医疗护理和心理支持。

（四）积极参与、模范遵守卫生法规政策

护士应了解和遵守国家及地方的卫生法规政策，积极参与相关政策的制定和实施。护士作为遵守卫生法规的模范，应引导公众正确理解并遵循相关政策，共同维护公共卫生安全。

（五）建立和谐医患关系

护士应与患者及其家属建立良好的沟通和信任关系，尊重患者的权益和尊严。护士应倾听患者的需求和意见，提供温暖、关爱和人性化的护理服务，营造和谐的医疗氛围。

第四节　护士与患者的权利和义务

案例导入

患者张先生，男性，58岁，糖尿病患者，因血糖控制不佳出现足部感染而被收治入院。他性格内向，对医疗操作感到紧张，同时非常关心自己的病情和治疗方案。张先生对护士小陈说："我很担心我的病情，不想让我的家人知道我的情况。你能帮我保密吗？"

思考

1. 在这个案例中，张先生的哪些权利得到了体现？
2. 当患者提出保密要求时，护士应遵循哪些原则？请结合这个案例谈谈你的看法。

一、护士的权利

随着经济的发展和社会文明的进步，人们越来越珍视健康和生命。医护职业属于高风险岗位，它受到患者机体状况和医疗水平等多方制约。因此，医护人员的权利往往更容易在特定的环境下受到侵害，这决定了护士的权利不受侵犯的法律意义。依法执业是指依照《中华人民共和国护士管理办法》，护士在取得护士资格并注册后依法从事护理活动。《护士条例》规定，护士在医疗实践过程中依法应当享有以下权利：

（一）获得物质报酬的权利

1. 工资、津贴和奖金　护士有权按照国家有关规定获取相应的工资报酬，此外，他们还享有与工作相关的津贴和奖金，如夜班津贴、绩效奖金等。

2. 福利待遇　除了基本薪酬，护士还应享受与工作相关的福利待遇，如社会保险（包括养老保险、医疗保险、失业保险、工伤保险和生育保险）、住房公积金等。

3. 权益保障　任何单位或个人不得克扣护士的工资或降低、取消他们的福利待遇。

（二）安全执业的权利

1. 人身安全保障　护士在执业过程中享有人身安全的保障。医疗机构应提供安全的工作环境，并采取必要的措施预防工作场所的暴力、伤害或其他安全隐患。

2. 职业卫生防护　护士有权获得与其所从事的护理工作相适应的卫生防护和医疗保健服务。

3. 特殊环境下的保护　从事直接接触有毒有害物质、有感染传染病危险工作的护士，依照有关法律、行政法规的规定享有接受职业健康监护的权利。如果患职业病，他们还有权获得相应的赔偿。

（三）学习、培训的权利

护士有权接受继续教育、专业培训和开展学术研究等，以提升自己的专业素养和技能水平；护士有权按照国家有关规定获得与本人业务能力和学术水平相应的专业技术职务、职称。

（四）获得履行职责相关的权利

1. 获取患者信息　护士有权获得与履行护理职责相关的患者信息，包括患者的病情、诊断、治疗方案、护理需求等。

2. 提出意见和建议　护士有权对医疗卫生机构和卫生主管部门的工作提出意见和建议。

3. 参与决策　在适当的情况下，护士有权参与医疗团队的决策过程，提出自己的专业意见和建议。

（五）获得表彰、奖励的权利

国务院有关部门对在护理工作中作出杰出贡献的护士，可授予全国卫生系统先进工作者荣誉称号或者颁发白求恩奖章，受到表彰、奖励的护士享受省部级劳动模范、先进工作者待遇；对长期从事护理工作的护士应当颁发荣誉证书。具体办法由国务院有关部门制定。

（六）特殊干涉权

特殊干涉权是指在特定情况下限制患者自主权以维护患者、他人或社会的根本利益。为了避免与患者自主权利相违背，护士应十分审慎地行使特殊干涉权。只有当患者自主原则与生命价值原则、有利原则、无害原则、社会公益原则发生冲突时才考虑使用。

（七）人格尊严和人身安全不受侵犯的权利

1. 尊重人格尊严　护士在执业过程中享有人格尊严不受侵犯的权利。他们应受到尊重和平等对待，不应受到侮辱、歧视或其他侵犯人格尊严的行为。

2. 保护人身安全　护士的人身安全也应受到保护。任何威胁、暴力或伤害护士的行为都是不被允许的。医疗机构和相关部门应采取有效措施确保护士的人身安全。

二、护士的义务

为规范护士执业行为、提高护理质量，保障医疗安全、防范医疗事故，改善护患关系、保障患者权益，《护士条例》明确规定了护士的义务。

（一）依法执业的义务

护士执业，必须遵守国家相关的法律、法规、规章和诊疗技术规范。这是护士从事护理工作的根本原则，即合法性原则。

（二）紧急处置的义务

护士在执业活动中，发现患者病情危急时，应当立即通知医生；在紧急情况下，为了抢救垂危患者生命，护士应先实施必要的紧急救护。发现患者病情危急而未立即通知医生的，将承担相应的法律责任。

（三）正确执行医嘱的义务

在护理工作中，护士应按规定核对医嘱，当医嘱准确无误时，应及时正确地执行。发现医嘱违反法律、法规、规章、诊疗技术规范或与病情不符时，护士应及时向开医嘱的医生提出，必要时，应当向该医生所在科室负责人或者医疗卫生机构负责医疗服务管理的人员报告。如果明知医嘱有误未提出或报告的，将承担相应的法律责任。

（四）尊重、关爱患者，保护患者隐私

护士在护理工作中，首要的义务是维护患者的利益。这一原则体现了护理伦理的核心价值观，即尊重患者、关心与爱护患者，保护患者的隐私，保守患者的医疗秘密。

（五）参与突发公共卫生事件救护的义务

护士有义务参与公共卫生和疾病预防控制工作。发生自然灾害、公共卫生事件等严重威胁公众生命健康的突发事件，护士应当服从县级以上人民政府卫生主管部门或者所在医疗卫生机构的安排，参加医疗救护。

（六）如实记录和妥善保管病历的义务

护士应按卫生行政部门规定的要求及时认真书写并妥善保管病历资料。

（七）向患者解释和说明的义务

为了维护患者的知情同意权，护士应将患者的病情、诊疗护理措施、医疗费用和预后等情况如实告诉患者，并及时回答患者的疑问和咨询。如因诊断结果不良如恶性肿瘤、精神性疾病等，需对患者实行保护性医疗时，护士应将有关情况告知患者家属。

《护士条例》规定，护士在执业活动中出现违反法定义务的情形，由县级以上地方人民政府卫生主管部门依据职责分工责令改正，给予警告；情节严重的，暂停其 6 个月以上 1 年以下执业活动，直至由原发证部门吊销其护士执业证书。由此可见，承担法律责任有三种形式：警告、暂停执业活动和吊销其护士执业证书，并且一旦被吊销执业证书，自执业证书被吊销之日起 2 年内不得申请执业注册。同时所受到的行政处罚、处分情况将被记入护士执业不良记录。

此外，《护士条例》规定，护士执业不良记录包括护士因违反护士条例以及其他卫生管理法律、法规、规章或者诊疗技术规范的规定而受到行政处罚、处分的情况等内容。

护考考点：护士的义务

【护考真题链接】2021 年 A1 型题

护士在护理工作中，首要的义务是(　　)

A. 开展健康教育　B. 开展护理研究　C. 维护患者利益　D. 带教护理实习生

E. 书写护理病历

答案：C

分析：这一义务是护士职业道德的核心，体现了对患者健康与福祉的深切关怀。护士需时刻关注患者需求，提供个性化的护理服务，确保护理措施符合患者最佳利益。维护患者利益不仅有助于提高护理质量，也是护士履行社会责任的重要体现。

三、患者的权利

患者的权利是指患者患病后应享有的合法、合理的权利与利益。根据我国宪法、民法通则、消费者权益保护法及医疗事故处理条例以及卫生部的一些部门规章、医疗操作规范等有关规定，患者的权利较为广泛，主要包括基本医疗权、知情同意权、隐私保护权等。具体说来，患者在就医时的权利主要有以下几条：

（一）基本医疗权

当人们的生命受到疾病的折磨时，他们就有解除痛苦、得到医疗照顾的权利，有继续生存的权利。任何医护人员和医疗机构都不得拒绝患者的求医要求。人们的生存权利是平等的，享受的医疗权利也是平等的。医护人员应平等地对待每一位患者，自觉维护每一位患者的权利。

（二）知情同意权

患者有权获知有关自己所患疾病的诊断、治疗护理方案、预后、诊疗费用和医疗风险等情况，并具有自主选择诊疗方案的权利。知情同意权包括知情权和同意权。

（三）隐私保护权

患者的个人信息、病情资料、治疗内容的记录的应予以保护。患者有权要求对其医疗计划，包括病例讨论、会诊、检查和治疗都应审慎处理，不允许未经同意而泄露。医护人员不得随意将患者姓名、身体状况、私人事务公开，更不能与其他不相关人员讨论患者的病情和治疗。但是，在下列情况下护士可向获得授权的人提供患者的个人资料：①患者签署的知情同意书；②患者患有传染性疾病会威胁他人和社会的健康；③患者的资料仅用于教学和科研，但不会公开患者的姓名；④法律诉讼需要患者资料时。

护考考点：患者的权利

【护考真题链接】2024 年 A2 型题

患者，男性，60 岁，因发热就诊，实验室检查示：HIV(+)。护士应将此结果首先告诉(　　)

A. 患者　　B. 子女　　C. 朋友　　D. 配偶　　E. 曾经性伴侣

答案：A

分析：隐私保密权是指患者要求医方不得侵犯自身隐私的权利。患者有权利要求护士对其既往史、婚育史、生理缺陷等进行保密。

(四) 医疗监督权

患者有权对医疗机构规章制度执行情况、医疗护理人员的职业道德、医疗护理行为、收费标准、后勤服务等方面进行监督，并提出意见和建议。如果患者的权益受到侵害，如发生医疗事故或医疗差错导致患者受到损害，患者有权要求医疗机构和医务人员承担相应的赔偿责任。同时，患者可以通过法律途径维护自己的权益，如向相关部门投诉、寻求法律援助等。

(五) 被照顾和被探视权

由于疾病的影响，患者的生活自理能力下降，需要家属和护士给予不同程度的照顾，以满足患者生理、心理和社会方面的需要。患者在治疗护理过程中享有被护士、家属、亲戚朋友等照顾的权利，称为被照顾权。患者在住院期间享有被家属、亲戚、朋友、同事等探视的权利，称为被探视权。

(六) 免除一定社会责任的权利

患者在患病后可以根据疾病的性质、病情严重程度要求暂时、长期或永久免除部分或全部的社会责任和义务，并享有休息和有关社会福利的权利。有免除一定社会责任和义务的权利。

(七) 申诉与诉讼权

患者在认为自己的权益受到侵害时，有权进行申诉和提起诉讼。当患者对医疗服务或医务人员的行为有异议时，首先可以通过医疗机构内部的申诉机制进行申诉。如果患者的权益无法通过内部申诉得到保障，或者遭受的损失较为严重，患者有权依法提起诉讼，维护自己的合法权益。

(八) 复制个人病历资料权

发生医疗事故争议时，患方可对客观资料要求复印，而对主观病历资料患方虽不能要求复印，但可以要求封存。这些资料可以作为医疗机构需提交的材料之一交给医疗事故技术鉴定专家组。

四、患者的义务

在医疗服务中，患者的义务同样重要，它们不仅是患者与医疗机构之间互动的基础，也是维护医疗秩序和确保医疗服务质量的必要条件。以下是对患者义务的详细阐述，涵盖了各方面的内容。

（一）配合医疗护理的义务

患者应当配合医务人员的医疗工作，这是患者的基本义务之一。

1. 提供真实信息　患者应当向医务人员提供真实、准确的个人信息和病史资料。这有助于医务人员全面了解患者的身体状况和疾病背景，从而制定合适的治疗方案。如果患者隐瞒或提供虚假信息，可能导致误诊、误治等严重后果。

2. 遵循医嘱　患者应严格按照医务人员的医嘱进行治疗和康复。这包括按时服药、定期复诊、调整生活习惯等。遵循医嘱有助于患者尽快康复，减少并发症的发生。

3. 参与治疗决策　患者应当积极参与治疗决策过程，与医务人员共同商讨治疗方案。患者应当了解自己的病情和治疗方案，提出合理的疑问和建议，以确保自己得到最适合的治疗。

（二）尊重医务人员义务

患者在接受医疗服务过程中，应当尊重医务人员的专业知识和技能。

1. 信任医务人员　患者应当信任医务人员，相信他们具备专业的知识和技能，能够为自己提供有效的医疗服务。这种信任有助于建立良好的医患关系，促进患者的康复。

2. 遵守医疗规定　患者应当遵守医疗机构的各项规定和制度，如按时就诊、排队等候、保持病房整洁等。这些规定有助于维护医疗秩序，确保医疗服务的高效运行。

3. 尊重医务人员人格　患者应当尊重医务人员的人格尊严，避免侮辱、谩骂等不当行为。医务人员是医疗服务的提供者，他们的尊严和权益同样需要得到保障。

（三）保持和恢复健康的义务

在医疗活动中，患者需要积极参与个人卫生及保健活动，才能维持最佳的健康状态，因此，患者有保持和恢复健康的义务。

（四）支付医疗费用义务

患者应当按照约定支付医疗费用，这是患者的基本义务之一。

1. 按时缴费　患者应当按照医疗机构的收费标准和规定，按时缴纳医疗费用。这有助于医疗机构维持正常的运营和发展，确保医疗服务的持续提供。

2. 合理质疑费用　如果患者对医疗费用有异议，可以通过合理途径提出疑问。但在质疑期间，患者仍应按时支付无异议部分的费用，避免影响医疗服务的正常进行。

（五）自觉遵守医院规章制度和维护医院秩序的义务

为了保障医院正常的诊疗秩序，医院应通过多种途径向患者及其家属介绍或公示医院的规章制度(就诊须知、出入院制度、探视制度、陪床制度、病房管理制度、作息制度、转诊制度等),患者及其家属在知晓的情况下应积极主动地遵守。

(六)支持医学教育和科研的义务

医务人员对疾病的预防、治疗、发生、发展进行科学研究以及在医学教育中医学生的教学见习和临床实习,均需要患者的密切配合。患者有义务在自己不受伤害或收益与伤害(风险)成比例的情况下,经自愿同意,配合医务人员开展教学、科研、公益活动。

(七)遵守法律法规义务

患者在享受医疗服务过程中,应当遵守国家法律法规和医疗行业的规范。

1. 不得违法就医　患者不得利用虚假身份、冒用他人名义等手段违法就医。这种行为不仅损害了医疗机构的利益,也扰乱了医疗秩序。

2. 遵守医疗纠纷处理规定　在发生医疗纠纷时,患者应当通过合法途径表达诉求,遵守医疗纠纷处理规定,不得采取过激行为扰乱医疗机构正常秩序。

3. 患有传染病时,应接受强制治疗　患者患有传染性疾病时,按照相应的法律法规要求,应主动接受强制性治疗。

第五节　临床科室护理伦理道德要求

案例导入

张女士,65岁,因糖尿病并发症入住某医院内分泌科。住院期间,张女士不仅需要严格控制血糖,还面临着由长期疾病导致的情绪波动和自尊心受损的问题。每天,张女士因病情需要,需接受多次血糖检测和胰岛素注射,她对此感到十分沮丧,认为自己的身体成了"试验田",因此多次拒绝配合治疗。科室的护士长李华了解到这一情况后,没有简单地强制执行医嘱,而是耐心地与张女士沟通,了解她的顾虑和感受,并调整了护理方案,尽量减少对张女士的打扰,同时加强心理疏导,帮助她重建对治疗的信心。

思考

1. 在临床科室中,如何平衡医疗需求与患者心理感受之间的关系?
2. 结合案例,你认为临床科室护理人员应具备哪些伦理道德修养?

一、整体护理的伦理道德要求

2010年,我国卫生部推出"优质护理服务示范工程",在全国72所医院试点。该工程强调以患者为中心,全面优化护理服务,实现患者、社会、政府"三满意"。护士是为患者提供护理服务的主体,其业务水平和职业道德直接影响护理服务质量。

(一)尊重患者,主动服务

优质护理强调以护理对象为中心,要求护士始终将患者的需求和利益置于首位。尊重患者不仅是对其生命的敬畏，更是对其人格的认同。在提供护理服务时，护士应充分考虑患者的独特性，从生理、心理和社会文化等多个层面出发，尊重并满足其个性化需求。同时，护士应与患者及其家属积极沟通，共同制定护理计划，激发他们的参与积极性，帮助他们增强恢复健康的信心。此外，护士还需主动为患者提供全方位的服务，不断优化护理方案，促进患者达到最佳的健康状态。

(二)刻苦钻研，科学护理

优质护理对护士的专业素养提出了更高的要求。护士不仅需要具备扎实的护理理论知识，还需掌握丰富的沟通技巧、教育方法和管理能力。在个性化护理的过程中，护士应能够运用多学科的人文知识和技能，高效完成各项护理工作。同时，护士还应具备独立评估、实施和评价患者护理情况的能力，能够科学决策，按护理问题的轻重缓急逐一解决。为实现这一目标，护士应树立终身学习的理念，不断钻研新知识，为患者提供个性化、科学化的护理服务。此外，护士还应积极开展科研工作，推动护理学科的持续发展。

(三)独立思考，勇于担当

在优质护理中，护士的角色发生了显著变化。他们不仅是医生的助手，还是对患者直接负责的重要角色。护士需要从护理的角度出发，作出独立的诊断，制定实施计划，并采取相应的护理措施。因此，护士需要具备独立思考的能力。同时，护士还应勇于承担责任，自觉履行优质护理赋予的权利和义务。

【知识链接】

“特殊患者的护理之道，在于以仁爱之心承载生命的重量，以敬畏之心守护生命的尊严。”

这句话凸显了特殊患者护理中伦理道德的双重要求：仁爱与敬畏。护理人员需要以宽广的仁爱之心，承载患者生命的脆弱与沉重，给予他们全方位的关怀与支持。同时，还要以崇高的敬畏之心，尊重每一个生命的独特与尊严，不容许任何形式的忽视与侵犯。这样的护理理念，不仅是对患者生命的尊重，更是对护理职业精神的坚守和传承。

二、特殊患者护理的伦理道德要求

(一)儿科患者护理的伦理道德要求

儿科服务对象涵盖新生儿至 14 岁儿童，其身心发育尚不成熟，免疫力较弱，易患传染性疾病。同时，儿童患病后病情变化较快，若未及时处理，还会诱发其他疾病。患儿心理承受力低，面对医院陌生环境及疾病痛苦，易产生紧张恐惧情绪，配合度低。婴幼儿语言表达能力有限，年长儿虽能自诉，但表达欠准确，使护理人员难以全面了解病情。儿童好奇心强、生性好动，缺乏自我保护能力，需要家长陪护照顾。因此，儿科护理操作相较于成人更为复杂，护士应充分考虑患儿特性，恪守职业道德。

1. 关怀呵护，教育并治　儿童在成长时期尤其需要关怀与呵护，特别是在疾病来袭时，他们不仅承受病痛折磨，还面临与亲人分离的焦虑。对于年龄稍大的孩子，他们还会因病情而倍感忧虑。这些困扰可能严重影响儿童身心的正常发展。护士应如同慈母般，用温暖的语言、和蔼的态度给予他们关爱，多陪伴患儿。儿童患病，家长们往往因紧张焦虑而过度关注孩子，甚至夸大病情。护士应理解家长的心情，积极沟通，避免冲突，同时给予健康指导，协助家长做好疾病预防和保健，共同助力孩子康复。此外，儿童心理发育尚未成熟，模仿能力强，护士应时刻注意自己的言行，运用儿童心理学和教育学知识照护患儿。

2. 敏锐观察，谨慎护理　儿童的免疫系统及各器官功能尚在发育中，抵抗力相对较弱，容易感染疾病。由于他们难以准确描述病情变化，且病情往往变化迅速，护士应密切观察，发现哭闹、发热、精神不佳等细微变化时，须准确判断并及时报告医生，积极协助救治。同时，儿童的安全意识薄弱，自我保护能力有限，容易发生意外伤害。护士应加强巡视，特别是在夜间，不能掉以轻心，及时发现并消除安全隐患，为患儿创造安全、舒适的康复环境。

3. 精益求精，自律慎独　儿童病情多变且配合度低，加之家长对护理技术要求高，使儿科护理操作更具挑战性和专科性。护士应不断学习和练习，掌握扎实的理论知识和专科技能，力求在技术上精益求精。因新生儿病房和重症监护室治疗环境特殊，护士更应严格遵守操作规程，尽职尽责，即使在无人监督的情况下也能自律慎独。

（二）老年患者护理的伦理道德要求

人口老龄化是21世纪的重要挑战，我国作为人口大国，老龄化问题更加突出。老年人由于机体功能下降，易患病且恢复慢，因此对护理提出了更高要求。因为老年人听力、记忆力减退等生理变化，以及体温调节、免疫功能下降等身体特点，所以老年护理更具挑战性。同时，老年人对病房环境、饮食营养等也有特殊需求。因此，老年护理工作任务艰巨且重要，需要护士具备高超的专业技能和护理道德，以细致、耐心的态度，为老年人提供全方位的护理服务。

1. 尊重老人，理解关怀　老年患者拥有丰富的阅历，他们为社会和家庭作出了许多贡献，应该受到尊重。在医疗护理工作中，首先，要尊重老年人的人格尊严，做到称呼得体、举止文明、言行礼貌；其次，尊重他们的自主性，在安全的前提下，鼓励他们自我护理，以维护他们的尊严。对于他们的生活习惯，我们要以理解和包容的态度去引导，避免公开批评，用温暖的话语和理智的引导来帮助他们。此外，尊重老年人的价值观也非常重要。

2. 有效沟通，关心帮助　护士应主动关心老年患者，敏锐观察他们的情绪变化，耐心倾听他们的心声。当老年患者面临心理困扰时，我们要及时给予支持和疏导，用和蔼的态度解答他们的疑问，帮助他们了解病情和治疗过程。同时，鼓励家属和亲友参与护理，让老年患者感受到来自家庭的温暖和社会的支持。在沟通过程中，我们要耐心细致，语速适中，善用非语言沟通方式，确保信息传达准确有效。对于认知功能减退的患者，更要反复提醒，确保他们理解并记住重要信息。

3. 细致观察，耐心护理　护士要以高度的责任感，细心观察老年患者的病情，不放过任何细微变化。在护理过程中，我们要保持耐心，避免流露出不耐烦的情绪。老年患者恢复较慢，我们要有足够的耐心去陪伴他们，为他们提供周到细致的护理服务。

(三)妇产科患者护理的伦理道德要求

妇产科护理不仅关乎女性健康，还肩负着保障母婴平安的重要职责。它涉及优生优育，对提升人口素质至关重要。由于疾病涉及隐私，患者常常出现复杂心理，如害羞而拒绝检查，使她们隐瞒病情，尤其是在未婚先孕等涉及个人隐私的问题上，因担心名誉受损而隐瞒。因此，护士需深入理解患者心理，提供专业、细致的护理服务，恪守职业道德，为她们创造安全、舒适的就医环境，助其早日康复。

1. 无畏艰辛，坚守职责　护理人员在面对产妇分娩时、紧急的夜班任务时以及昼夜工作量不平衡情况时，应具备不怕脏、不怕累、不怕苦的奉献精神。尽管生活和工作作息不规律，但护理人员仍需坚守岗位，确保母婴安全。

2. 敏捷果断，冷静应对　孕妇在妊娠和分娩过程中，任何器官的功能异常或慢性疾病都可能引发意外。护理人员应具备耐心观察、冷静判断、迅速反应和果断决策的工作作风。在产前保健工作中，应密切关注孕妇的身体状况，并在紧急情况下迅速配合医生进行抢救和处理。

3. 端庄严肃，体贴入微　护理人员在接触患者时，应保持举止端庄、态度严肃，同时避免任何不当想法；还应及时了解患者的心理状态，给予针对性的解释和关心，以消除其顾虑。在男医生检查患者时，须确保有女医生在场，以维护患者的尊严。妇产科护理工作中必须谨慎细致，任何疏忽都可能对母婴、家庭和社会造成不良影响。

4. 关爱患者，心系社会　妇产科患者由于生理变化和疾病影响，常出现各种心理变化。护理人员应针对患者的不同心理状态，给予耐心解释和关心，帮助其树立信心、消除顾虑，减轻身心痛苦。同时，关注产妇家属的情绪和健康状况，为他们提供必要的支持和服务。在处理患者利益与社会利益的关系时，护理人员应坚持正确的伦理原则，如不支持非医学目的的性别选择等不当做法。

(四)传染病患者护理的伦理道德要求

传染病是各类具有传染性的致病病原体通过不同方式侵入人体所引发的疾病，其特性包括传染性、阶段性、流行性和季节性，这决定了传染科护理工作的独特性和挑战性。

1. 爱岗敬业，勇于献身　在传染病护理中，护士需经常与患者密切接触，因此面临更高的感染风险。爱岗敬业，具有勇于献身的精神，是对从事传染病护理工作的工作人员首要的道德要求。

2. 注重心理，关怀备至　传染病患者心理压力大，护士需耐心倾听，提供心理支持。对孤独、自卑的患者，护士更要主动陪伴，开导他们，帮助他们树立信心，积极面对治疗。

3. 预防为主，严控传染　在传染病的防治工作中，医护人员既有治疗、护理患者的义务，又有控制传染源、切断传染途径和保护易感人群的责任。首先，护士要积极主动参与预防接种，做好儿童的计划免疫工作，向人民群众普及传染病预防知识。其次，护士应加强对传染病患者的严格管理和对可疑患者的隔离观察，严格执行消毒隔离制度，防止院内交叉感染。最后，护士应指导卫生员、后勤人员对病房内的污水、污物等进行妥善处理。

4. 依法履职，及时上报　护士遵循《中华人民共和国传染病防治法》等法规，一旦发现传染病患者或疑似病例，立即采取防治措施，并准确、迅速上报，确保信息的及时性和准确性。

实践活动

活动名称：共情护理体验工作坊

活动目标：

1. 提高护理人员对特殊患者情感需求的认知。
2. 培养护理人员的共情能力和沟通技巧。
3. 强化护理人员的伦理道德意识，提升护理服务质量。

活动内容：

1. 角色扮演：护士扮演特殊患者，体验其孤独、恐惧等情感。
2. 小组讨论：分享体验感受，讨论如何在护理中运用共情和沟通技巧。

第六节　突发公共卫生事件应急护理伦理

案例导入

在某城市，一家大型医院突然接收了多名出现类似流感症状的患者。起初，医生以为只是普通的流感暴发，但随着患者数量的迅速增加，医院意识到这可能是一次突发的公共卫生事件。医院立即启动了紧急预案，召集了所有相关科室的护理人员参与救治工作。在护理人员的共同努力下，他们迅速对患者进行分类、隔离和治疗，并及时上报给了当地卫生部门。经过几天的努力，疫情得到了有效控制，患者的病情也逐渐稳定。

思考

1. 在这个案例中，护理人员采取了哪些紧急措施来应对突发公共卫生事件？
2. 为什么及时上报给当地卫生部门对控制疫情至关重要？
3. 在未来的工作中，护理人员应如何加强自身的应急准备和响应能力？

多年来，公共卫生突发事件时有发生，给人们的健康和社会稳定带来了严重威胁。2003 年 5 月 12 日，国务院颁布了《突发公共卫生事件应急条例》，正式将应急处理全面纳入法制化管理。医护人员在突发公共卫生事件中，不仅任务艰巨复杂，而且责任重大。因此，对医护人员在道德层面上的要求也更为严格，他们需展现出更高的专业素养和道德水准。

一、突发公共卫生事件的概述

突发公共卫生事件指的是那些突然发生、难以预测、具有公共卫生特性，其危害性和影响达到一定程度，造成或可能导致严重损害社会公众健康的重大事件。这些事件包括重大的传染病疫情、群体性不明原因的疾病、重大的食物和职业中毒，以及其他对公众健康产生重大影响的情形。在应对这些紧急状况时，护理人员应恪尽职守，以保障公众的健康和安全。

(一)伦理责任

在突发公共卫生事件中，公共卫生组织包括卫生行政管理机构和医疗卫生机构及医务人员，都应相应地承担起保护公众身体健康和治病救人的职业责任，这是职业伦理的道德底线。

1. 统一指挥与协作　在应对突发事件时，医疗卫生机构必须坚决服从应急处理指挥部的统一调度，各部门之间需紧密配合，形成合力，共同推进相关的紧急救治工作。

2. 现场救护与处置　医疗卫生机构应迅速对突发事件中受伤或患病的人员进行医疗救治和现场救援。对于前来就诊的患者必须积极给予治疗，并详细记录病历，确保信息的完整性和准确性。对于需要转送的患者，应按规定将患者及其病历记录复印件转送至指定的医疗机构，确保治疗的连续性。

3. 控制疫情与事态　医疗卫生机构必须采取必要的卫生防护措施，防止交叉感染和环境污染。同时，对传染病患者的密切接触者，应采取医学观察措施，并要求他们积极配合。一旦医疗机构收治了传染病患者或疑似患者，应立即向所在地的疾病预防控制机构报告。接到报告后，疾病预防控制机构应迅速对可能受到危害的人员进行调查，并根据需要采取相应的控制措施。

4. 群策群力与教育　在传染病暴发或流行时，护理人员应迅速组织力量，团结协作，群防群治，协助做好疫情信息的收集与报告、人员的分散隔离以及公共卫生措施的落实等工作，还应积极向当地居民和村民宣传传染病防治的相关知识。

(二)法律责任

国务院制定的《突发公共卫生事件应急条例》第五十条规定：医疗卫生机构有下列行为之一的，由卫生行政主管部门责令其改正、通报批评、给予警告；情节严重的，吊销《医疗机构执业许可证》，并对主要负责人、负有责任的主管人员和其他直接责任人员依法给予降级或撤职的纪律处分；造成传染病传播、流行或对社会公众健康造成其他严重危害，构成犯罪的，依法追究其刑事责任。

1. 未依照本条例履行报告职责，隐瞒、缓报或谎报的。
2. 未按本条例的规定及时采取控制措施的。
3. 未依照本条例的规定履行突发事件监测职责的。
4. 拒绝接诊患者的。
5. 拒不服从突发事件应急处理指挥部调度的。

二、突发公共卫生事件护理人员的伦理

(一)无私奉献

突发公共卫生事件发生后，护理人员即便面临生命安全的威胁和身体的磨难，也必须担负救死扶伤的崇高使命，始终把患者的生命安全和人民群众的健康放在首位。面对伤情和疫情的严峻挑战，护理人员必须义无反顾地投身紧急救护中，即使明知有感染的风险，也决不退缩。在任何情况下，都应勇于承担责任，展现自我牺牲的精神。如在抗击新冠肺

炎疫情的斗争中，广大医护人员英勇无畏，无私奉献，彰显了崇高的道德品质和无私的精神。

（二）科学应对

应对突发公共卫生事件时，必须充分发挥科学技术的力量，加强对检测手段、防治药物、防护设备以及疫苗、病原体的研究。同时，要以科学的态度对待疫情，实事求是地确定病源，积极采取预防措施。各部门应制定应急预案，建立健全预警系统，加强疾病预防控制和卫生监督监测机构的建设，不断提升检测和科学预测能力。护理人员要积极向群众宣传科学防治知识，引导公众以科学的方式对待疾病，提高自我保护能力。

（三）协作精神

应对公共卫生突发事件是一项复杂的社会工程，需要社会各部门的紧密合作和共同应对。应对策略的制定需要疾控部门、医务人员、科研人员等多方共同参与。护理人员应具备高度的责任心和科学态度，在诊治和护理过程中，每个环节都不能有丝毫懈怠，要履行好自己的职责，尽最大努力将患者可能发生的情况在最初阶段进行预测和干预，将伤害降到最低，坚决杜绝推诿和敷衍等不道德行为。

（四）民族精神

面对重大困难时，更应大力弘扬中华民族精神，增强民族凝聚力。应对突发公共卫生事件时，要发扬万众一心、众志成城、团结互助、迎难而上的民族精神。如在抗击新冠肺炎疫情中，广大医务人员冲锋在前，无私奉献，社会各界也全力支援，展现了中华民族团结互助、共渡难关的强大精神力量。这些都是民族精神的生动体现。

（五）人文精神

护理是一项崇高的人道主义事业。护理人员应将人道主义思想作为工作的基本道德准则，尊重人的生命价值。在应对突发公共卫生事件过程中，护理人员应强调救死扶伤，关注人民群众的身体健康和生命安全，贯彻以人民为中心的理念，进一步弘扬人文精神。

（六）敬业精神

在应对突发公共卫生事件时，护理工作不但艰巨，工作环境还常常充满危险，这就需要护理人员克服重重困难，充分发挥专业技能和聪明才智，全力救治和护理患者。任何背离职责、遗弃伤病员或延误救治的行为都是不道德的。新时代的抗疫精神正是新时期护理人员敬业精神的体现。

第七节　生命伦理

一、生命伦理学的基本问题

生命伦理是一门探讨生命科学及医学领域中道德和伦理问题的学科。随着科技的飞速进步，生命伦理学成为关乎人类未来发展的重要学科。护理的服务对象是所有需要关怀照护的人，生、老、病、死是人生自然演进的法则，认识生命规律、妥善处理生死矛盾，是护理人员职业发展中的重要课题。

(一) 生命的存在与其所承载的价值

人是世间最为珍贵的存在，拥有理智与情感并追求高品质生活是我们的使命。现今的观点，主张人的生命应当以一种有意义且有价值的方式存在和延续，如一个脑死亡的患者，尽管通过呼吸机和体外循环等仪器可维持生命，但病情并不能康复，反而增加了患者的痛苦和家属的经济负担，也造成了医疗资源的过度消耗，引发了诸多伦理争议。

(二) 生命延续的方式问题

我们人类能够延续生存，得益于繁衍的力量。然而，随着科技的快速发展，生殖领域出现了众多创新方法。与此同时，也引发了一系列有待迫切需要解决的伦理问题。

(三) 生命与生命医学科学发展之间的问题

随着先进技术的不断突破和应用，人类已能够干预生命的自然进程，从生老病死中寻求改变，甚至可能通过人工手段替代自然的安排。这些干预可能带来积极和消极的双重作用。

二、生殖伦理

生殖伦理是一门深入探索人类生殖、生育和遗传方面道德、法律和社会规范的学科。生殖伦理主要应用于生育控制，随着人口的数量、结构及其变动受到经济、社会和文化观念的影响。生育控制旨在根据社会经济发展的需求，合理规划人口增长，确保适度发展。过度的人口增长会导致资源匮乏、生态失衡和环境污染，甚至引发自然系统崩溃、饥荒和疾病等严重问题。因此，适度控制人口增长，优化生育质量成为迫切的伦理道德要求。

(一) 性别选择的严重危害

对于人类的性别选择，从无法选择到能够自由选择，这是生育科技的重大进步。然而，若对此持放任态度，将严重威胁社会性别结构的平衡，进而引发一系列严重的社会问题。

(二) 适度生育的必要性

适度生育旨在平衡人口数量，避免生育过多或过少对社会经济造成的不利影响。当前，我国政策开放三胎，以实现人口的合理增长。

(三) 无性生殖科学的发展

有性生育是自然繁衍人类的方式，而无性生育即“克隆”人或“制造”人。克隆人实验违反了人道主义的基本准则，它可能导致人类生育方式的变革，进而引发人伦关系的混乱和性别比例失衡，最终破坏自然的基因生态平衡。因此，我国明确禁止进行人类生殖性的克隆实验。

三、生殖辅助技术伦理

生殖辅助技术指通过人工方式模拟或辅助自然受孕过程的技术，包括体内和体外授精两种方式。实施试管婴儿技术时，需遵循尊重人的尊严、确保公平公正、保护后代安全以及维护社会和谐的伦理原则。这些原则确保技术应用的合理性和道德性，促进人类繁衍和健康。开展生殖技术的伦理原则如下：

（一）夫妻双方自愿

对于要求接受辅助生殖技术治疗并符合适应证的夫妇，医务人员需详细解释治疗程序、手术成功率及潜在风险。无论选择何种方式，双方均须自愿并共同向医院提交书面申请。

（二）供精者夫妻双方同意

对于捐献精子、卵子或胚胎的个体，医务人员需明确告知其相关权利和义务。捐赠途径必须合法，且捐赠行为应为无偿。捐赠者须接受健康检查，并承诺不追问受者或其后代的任何信息。在整个过程中，必须确保无强迫或欺骗行为的发生。

（三）实施范围需严控

医务人员严禁对单身女性应用辅助生殖技术，并禁止非医学目的的性别选择。每位供精者的精子仅可帮助最多五位女性受孕，适用人群主要包括不孕不育夫妇、自然生殖受限的夫妇，以及由绝育导致子女丧失的夫妇等。

（四）确保互盲与保密

在利用捐赠的精子、卵子或胚胎进行辅助生殖时，必须确保供者与受者、医务人员及后代之间的互盲原则。受者对后代应保密，医务人员则应为受者保密，与后代互盲。

（五）保证质量

对于申请辅助生殖技术的对象，医务人员需进行严格审查，优先选择合格的供体。只有在接受者通过各项检查，确保身体状况符合标准后，方可实施辅助生殖技术。医务人员应严格遵守查对制度，遵循操作规范，力求手术成功，降低后遗症风险。

（六）严禁商业化

医务人员必须严格筛选辅助生殖技术的适用人群，不得因利益驱动而降低标准。供精、供卵及供胚胎的行为应以助人为宗旨，秉持捐赠精神，坚决杜绝任何形式的买卖行为。

四、死亡伦理

众所周知，除了自然老去和意外，疾病往往是人们离世的主要原因。尽管医学不断发展，但生命的终结始终无法避免。现代医学不仅探寻生命之秘，还力求解开死亡之谜。医学工作者需深刻思考生与死的伦理问题，护士更应对此有清晰认识，以便在护理中为患者提供人性化关怀。

(一) 传统的死亡定义及标准

死亡标志着生命活动与新陈代谢的终结，医学将其分为濒死期、临床死亡期和生物学死亡期三个阶段。濒死期是死亡过程的开始阶段，随后意识和反射消失，呼吸脉搏停止，进入临床死亡。此时心跳呼吸虽停止，但细胞仍有微弱代谢。生物学死亡则是指整个机体的生理功能已停止，且无法恢复，表现为身体变冷，形成尸斑。传统上，心跳呼吸停止被视为死亡标志，但医学发展对此提出了挑战。有些患者虽心跳呼吸暂停，但经抢救可复苏；有些深昏迷患者虽依赖医疗设备维持生命，但生活质量极低。因此，我们需要重新审视死亡的定义与标准。

(二) 脑死亡的概念及标准

脑死亡是指某种病理原因引起的脑组织缺氧、缺血坏死，致使脑组织功能和呼吸中枢功能达到不可逆转的消失阶段，最终必然导致的病理死亡。目前国际上脑死亡诊断标准主要包括四个方面：①自主呼吸停止。患者失去自主呼吸能力，无法维持正常的呼吸功能。②深度昏迷。患者的意识完全丧失，对任何外部刺激和内部需求都没有反应，也不会引起任何运动反应。③脑干反射消失。脑干是控制许多基本生命功能的关键区域，包括眼脑反射、眼前庭反射、瞳孔对光反射、角膜反射和吞咽反射等。④脑生物电活动消失。脑电波是脑细胞活动产生的电信号，如果脑生物电活动消失，脑电波呈电静止状态，便意味着脑细胞活动停止。需要注意的是，在诊断脑死亡时，必须经过一系列严格的检查和观察，确保上述条件在 24 小时内没有变化，才能确定诊断。此外，有两个特殊情况需要特别注意：体温过低（<32.2 ℃）或刚服用过巴比妥类药物等中枢神经系统抑制剂的患者，其脑死亡判定需更为谨慎。这些标准，有助于更科学地把握死亡的概念，同时也有助于医疗资源的合理分配和器官移植等医学实践的发展。如果一个人脑功能已全部丧失，即使暂时还可能存在心跳和呼吸，或依靠医疗设备维持生存，也不过是无质量的“生命”。如果要勉强维持“生命”，只会给家庭和社会带来沉重的经济与精神负担。

(三) 脑死亡标准的伦理意义

1. 尊重生命，推动死亡标准的科学化进程　目前，以脑死亡标准为主导，并结合心肺死亡标准来判断死亡，这种方式不仅为触电、溺水、服用中枢神经抑制剂等特殊患者提供了明确的鉴别依据，还有助于医护人员采取更合适的治疗措施，从而更好地维护患者的生命尊严。

2. 合理配置医疗资源　单纯依靠生命支持技术维持不可逆脑死亡患者的生命是无价值的，也是资源的浪费，还会阻碍卫生保健水平提高，增加家庭和社会经济精神负担。确立脑死亡标准，能理智对待患者死亡过程，避免无谓拖延，高效利用医疗资源，从道德和科学角度看都是合理的。

3. 促进器官移植事业的健康发展　目前，我国器官移植技术已达到相当高的水平，而脑死亡标准的确定无疑为器官移植提供了有力支持。由于脑组织对缺血、缺氧极为敏感，往往在其他组织器官尚未坏死时，脑组织便已经出现了死亡。因此，在脑死亡状态下进行器官移植，可以大大提高移植的成功率。

五、器官移植伦理

器官移植作为一种高精尖的临床医学技术，其核心在于从人体摘取特定器官，随后将其精准植入同一个体或不同个体的相同或不同部位。

（一）供体和受体选择的道德问题

1. 供体选择的伦理考量　器官移植的供源主要有两种形式：一种是来自活体捐赠者的器官，另一种则是来源于已故者的活器官。无论是哪一种形式，都伴随着一系列的伦理道德问题。从活体捐赠者身上摘取器官时，我们必须确保他们的基本健康利益不受损害，但任何手术都伴随着潜在的风险和并发症，一旦发生，对供体可能会产生严重的后果。而对于从已故者身上摘取器官的情况，通常需要得到其家属的同意。然而，在死者刚刚离世、家属悲痛欲绝的时刻提出摘取器官的请求，从道德层面来说可能会过于残酷。若等待家属情绪稳定后再商议，则可能导致器官移植的成功率大大降低。

2. 受体选择的伦理挑战　当前，器官移植的需求远远超出了供体的供给。究竟优先给哪位患者进行移植手术？是遵循排队的先后顺序，还是根据患者病情的严重程度来作出抉择？这些都是我们迫切需要解决的伦理难题。

（二）器官移植的伦理准则

在器官移植的过程中，医务人员对于供体和受体双方的健康都负有重要责任。为此，他们必须严格遵守以下几点原则：

1. 患者健康至上　医务人员的核心职责是保障患者健康，这包括器官捐赠者和移植受体。在处理器官移植时，医务人员应保持客观公正，不得因私利或科研需求而让患者承担风险或费用。

2. 捐赠者的自愿与无私　器官捐赠必须完全基于捐赠者的自愿，且不应受到任何外界压力。捐赠者必须充分了解捐赠的利弊，并出于纯粹的利他动机进行捐赠。

3. 准确判断供体死亡　在进行与生命密切相关的器官移植时，除了接受移植患者的医生外，还需要另一位医生共同确认供体已经死亡。医生应使用当前公认的科学方法来准确判断供体的死亡状态。对于活体捐赠者，医生必须根据医学标准确保其身体健康，并全面评估手术风险，以判断其器官是否适合移植。

4. 对捐赠者亲属的坦诚告知　医务人员应与供体和受体双方或其亲属或其法定代理人进行充分的沟通，明确解释器官移植的程序、已知的风险和可能的危害，尊重并保障亲属的知情同意权。

5. 告知受体风险　医务人员必须向接受器官移植的患者及其家属说明手术可能存在的风险，同时为了最大限度地保护受体的利益，应竭尽全力确保手术的成功。

6. 保密与公平原则　在器官移植过程中，必须严格保守供体和受体双方的个人隐私。在器官分配上，应坚持公平、公正的原则，使捐赠的器官能够得到最有效的利用。

护考考点：人体器官移植的伦理原则

7. 禁止商业行为　医务人员应坚决杜绝任何涉及商业利益的器官移植活动，以确保器官移植的纯粹性和伦理性。

【护考真题链接】2021 年 A1 型题

以下关于《人体器官移植条例》描述不正确的是(　　)

A. 公民生前表示同意捐献其人体器官而摘取其尸体器官的，构成犯罪的，依法追究刑事责任

B. 任何组织或者个人不得以任何形式买卖人体器官，不得从事与买卖人体器官有关的活动

C. 未经公民本人同意摘取其活体器官的，构成犯罪的，依法追究刑事责任

D. 公民有权捐献或者不捐献其人体器官，任何组织或者个人不得强迫、欺骗或者利诱他人捐献人体器官

E. 摘取未满 18 周岁公民的活体器官时，依法追究刑事责任

答案：A

分析：《人体器官移植条例》规定公民捐献器官遵循自愿原则，公民生前表示不同意捐献其人体器官，任何组织或者个人不得捐献、摘取该公民的人体器官；公民生前未表示不同意捐献其人体器官的，该公民死亡后，其配偶、成年子女、父母可以以书面形式共同表示同意捐献该公民人体器官的意愿。

第八节　护理相关法规与管理

一、护士执业管理法律制度

(一)《护士条例》概述

《护士条例》于 2008 年 5 月 12 日起正式实施，2020 年 3 月 27 日修订。《护士条例》明确规定了护士必须取得护士执业证书，并进行执业注册，才能从事护理相关工作。

(二)护士执业注册管理

1. 执业注册管理部门　护士执业注册管理主要由国务院卫生主管部门负责。而省、自治区、直辖市人民政府卫生行政部门作为护士执业注册的主管部门，负责各行政区域的护士执业注册管理工作。

2. 执业注册基本条件　①具备完全民事行为能力。②在中等职业学校、高等学校完成国务院教育主管部门和国务院卫生主管部门规定的普通全日制 3 年以上的护理、助产专业课程学习，包括在教学或综合医院完成 8 个月以上护理临床实习，并取得相应学历证书。③通过国务院卫生主管部门组织的护士执业资格考试，获得护士执业资格证书。④符合国务院卫生主管部门规定的健康标准。

3. 执业注册申请管理　①护士首次执业注册应当自通过护士执业资格考试之日起

3 年内提出执业注册申请，注册有效期为 5 年。②有效期届满需要继续执业的，应当在有效期届满前 30 日，向原注册部门申请延续注册。③护士执业地点发生变化者，应办理执业注册变更。④对注册有效期满未延续注册的、受吊销《护士执业证书》处罚且吊销之日起满 2 年的护理人员，需要重新进行执业注册。⑤注销护士执业注册见于以下情形：未申请延续护士执业注册、延续注册未被批准而造成护士执业注册有效期届满未延续的、护士死亡或者因身体健康等原因丧失民事行为能力；护士执业注册被依法撤销、撤回，或者依法被吊销。

护考考点：护士执业注册申请管理

【护考真题链接】2020 年 A1 型题

护士执业注册有效期届满需要继续执业的，应当在护士执业注册有效期届满前多少日内，向执业地卫生主管部门申请延续注册？（　　）

A. 5 日　B. 10 日　C. 15 日　D. 30 日　E. 60 日

答案：D

分析：根据《护士执业注册管理办法》的规定，护士执业注册有效期为 5 年。护士执业注册有效期届满需要继续执业的，应当在护士执业注册有效期届满前 30 日，向执业地卫生主管部门申请延续注册。延续注册的有效期也是 5 年。

二、护理活动相关卫生法律制度

（一）传染病防治法

《中华人民共和国传染病防治法》（以下简称《传染病防治法》）是我国针对传染病预防、控制和治疗及监测所制定的重要法规。

1. 相关规定

（1）传染病分类与防控措施：法律明确规定了传染病的分类，包括甲类、乙类和丙类。甲类传染病包括鼠疫和霍乱。患甲类传染病或炭疽并因此死亡的，其尸体应当立即进行卫生处理并就近火化。对乙类传染病中传染性非典型肺炎、炭疽中的肺炭疽以及人感染高致病性禽流感，采取与甲类传染病相同的预防、控制措施。新型冠状病毒感染的肺炎已被纳入乙类传染病进行管理。

（2）疫情报告与公开制度：任何单位和个人一旦发现传染病患者或疑似患者时，均有义务及时向附近的疾病预防控制机构或医疗机构报告。责任报告人一旦发现甲类传染病和乙类传染病中的肺炭疽、传染性非典型肺炎、新型冠状病毒肺炎等患者或者疑似患者时，应在 2 小时内将传染病报告卡通过网络报告。对于其他乙类传染病和监测区域内的丙类传染病，应在 24 小时内上报。

护考考点：传染病报告制度

【护考真题链接】2019 年 A1 型题

根据我国《传染病防治法》的规定，下列哪项传染病应采取甲类传染病的预防、控制措施？（　　）

A. 传染性非典型肺炎　B. 麻疹　C. 艾滋病　D. 肺结核　E. 伤寒和副伤寒

答案：A

分析：《中华人民共和国传染病防治法》规定，传染病分为甲类、乙类和丙类。乙类传染病中传染性非典型肺炎、炭疽中的肺炭疽，采取本法所称甲类传染病的预防、控制措施。其他乙类传染病和突发原因不明的传染病需要采取本法所称甲类传染病的预防、控制措施的，由国务院卫生行政部门及时报经国务院批准后予以公布、实施。

2. 与护士相关的法律问题

（1）传染病报告义务：护士作为医疗机构的重要成员，一旦发现传染病病例或疑似病例，应当立即按照规定的流程报告给医疗机构的相关部门，确保疫情信息的及时报告。

（2）感染控制与防护：护士在处理传染病患者时，必须严格遵守感染控制和预防的法律要求，掌握并正确应用个人防护装备，如手套、口罩和防护服，并遵循正确的消毒程序。

（3）疫苗接种与法律责任：根据国家和当地的法律、法规及政策，护士可能需要接受相关的疫苗接种，以保护自己和他人免受传染病的侵害。

（4）患者隐私保护：护士在处理传染病患者时，应妥善保管患者的个人信息和病历资料，不得泄露或滥用。违反隐私保护规定的护士将承担相应的法律责任。

（二）献血法

《献血法》是我国专为规范献血活动而制定的法律框架，旨在确保医疗临床用血的需求与安全，并保障献血者及用血者的身体健康权益。

1. 相关规定

（1）献血者资格：我国实行无偿献血制度，献血者的年龄一般为18周岁至55周岁，对于既往无献血反应且符合健康检查要求的多次献血者主动要求再次献血的，年龄可延长至60周岁。此外，献血者还需满足体重、健康等方面的条件。

（2）献血间隔与献血量：献血者每次献血量一般为200毫升至400毫升，具体量需根据献血者身体状况由医护人员评估确定。两次全血献血间隔期不得少于6个月，以确保献血者的身体健康。

护考考点：我国实行无偿献血制度

【护考真题链接】2021年A1型题

两次献血需间隔的时间是（　　）

A. 2个月　　B. 4个月　　C. 6个月　　D. 8个月　　E. 12个月

答案：C

分析：两次献血之间的间隔时间应大于6个月，因为献血后，人体将失去200~400 mL的血液，血液成分恢复到捐赠前的水平所需的时间并不完全相同。水和各种无机离子，可以在48小时内恢复到献血前的水平，但血红细胞需要3到4个月才能恢复。因此，为了保证献血者的健康，也为了保证血液的质量，要求献血间隔不得少于半年，频繁的献血有可能会导致自身免疫系统发生异常，导致免疫功能下降。

（3）健康检查与告知义务：血站在采集血液前必须对献血者进行必要的健康检查，对不符合献血条件的献血者，应向其说明情况，不得采集血液。同时，血站应告知献血者献血量的多少、献血间隔时间及献血后的注意事项等内容。

(4)血液采集与储存：血站采集血液必须严格遵守有关操作规程和制度，确保血液质量和安全。采集的血液应储存在符合规定的血库中，并按照规定进行保存和运输。

(5)血液使用：医疗机构应基于临床用血的实际需求，科学制定用血计划，并严格按照国家相关法律法规和规定进行报批程序，以确保临床用血的合理性和合法性。

2. 与护士相关的法律问题

(1)护士的角色与职责：在献血过程中，护士作为医疗团队的重要成员，负责献血者的接待、咨询、健康检查、血液采集以及献血后的护理等工作。

(2)法律责任：如果护士在献血工作中存在违法行为，如未按规定进行健康检查、超量或频繁采集血液、使用不合格采血器材等，将承担相应的法律责任。

(3)培训与教育：为了确保护士能够正确履行献血工作中的职责，医疗机构应定期对护士进行献血法律法规、操作规程、职业道德等方面的培训和教育。

(三)人体器官移植相关法律制度

《人体器官移植条例》是我国针对人体器官移植活动专门制定的行政法规，旨在规范管理相关医疗行为。

1. 人体器官移植条例的有关规定

(1)适用范围：条例适用于在中华人民共和国境内从事的人体器官移植活动，而人体细胞和角膜、骨髓等人体组织移植则不适用。

(2)禁止买卖：任何组织或者个人不得以任何形式买卖人体器官，也不得从事与买卖人体器官有关的活动。

(3)捐献原则：人体器官捐献应当遵循自愿、无偿的原则。公民享有捐献或者不捐献其人体器官的权利，任何组织或者个人不得强迫、欺骗或者利诱他人捐献人体器官。

> 护考考点：《人体器官移植条例》明确规定活体器官接受人与活体器官捐献人之间有特定关系

(4)接受人限制：活体器官的接受人限于活体器官捐献人的配偶、直系血亲或者三代以内旁系血亲，或者有证据证明与活体器官捐献人存在因帮扶等形成亲情关系的人员。

【护考真题链接】2022 年 A1 型题

活体器官接受人与捐献人应有特定的法律关系，其中错误的是(　　)

A. 配偶关系　　B. 直系血亲　　C. 血型匹配的好友关系

D. 由于帮扶等形成的亲情关系　　E. 三代以内旁系血亲关系

答案：C

分析：好友关系不符合活体器官接受人与活体器官捐献人之间的特定法律关系。活体器官接受人必须是与活体器官捐献人之间有特定的法律关系，即配偶关系、直系血亲或者三代以内旁系血亲关系，或者有证据证明与活体器官捐献人存在因帮扶等形成的亲情关系。

(5)费用规定：从事人体器官移植的医疗机构实施人体器官移植手术时，除摘取和植入人体器官的必要手术费、保存和运送费用、相关药费、检验费及医用耗材费外，严禁医疗机构以任何形式直接或变相收取与所移植人体器官本身无关的费用。

2. 与护士相关的法律问题

(1)护士的角色与职责：在人体器官移植过程中，护士作为医疗团队的重要成员，负责执行医生的医嘱，协助进行手术操作，提供术后护理，并监测患者的生命体征和病情变化。

(2)护士的法律责任：护士在参与人体器官移植活动时，必须严格遵守《人体器官移植条例》及国家相关法律法规的规定，确保自身行为的合法性和合规性。如果护士在工作中存在违法行为，如参与买卖人体器官、强迫或欺骗他人捐献器官等，将承担相应的法律责任，包括行政处罚、刑事责任等。

(3)保密义务：护士在参与人体器官移植过程中，会接触到患者的隐私信息。根据相关法律法规和医疗伦理规范，护士有义务保护患者的隐私，不得泄露相关信息。

三、医疗事故处理的法律制度

(一)医疗事故的概念

医疗事故是指医疗机构及其医务人员在医疗活动中，违反医疗卫生管理法律、行政法规、部门规章和诊疗护理规范、常规，过失造成患者人身损害的事件。医疗事故的构成包含以下几个要素：①医疗事故的主体必须为合法注册的医疗机构及其具备执业资格的医务人员。②医疗机构及其医务人员在医疗活动中违反了国家医疗卫生管理法律、行政法规、部门规章以及诊疗护理规范、常规。③医疗事故的直接行为人在诊疗护理中存在主观过失。④患者遭受了可认定的人身损害结果。⑤医疗事故中，医疗行为与造成的人身损害后果之间需存在明确的因果关系。

此外，需要注意的是，有些情况下即使发生了不良后果，不应被认定为医疗事故：①在紧急情况下为抢救垂危患者生命而采取紧急医学措施造成不良后果的。②在医疗活动中由于患者病情异常或患者体质特殊而发生医疗意外的。③在现有医学科学技术条件下，发生无法预料或难以防范的不良后果。④无过错输血感染造成不良后果的。⑤由患方原因延误诊疗导致不良后果的。⑥由不可抗力造成不良后果的。

病历资料的完整性和真实性对于医疗事故的认定和处理至关重要。患者有复印病历资料的权利，无论是医疗机构还是医务人员，都应严格遵守相关法律法规，确保病历资料的完整性和真实性。任何涂改、伪造、隐匿、销毁或者抢夺病历资料的行为都是违法的。

(二)医疗事故的分级

医疗事故的分级主要依据对患者人身造成的损害程度来判定，具体有以下四级：

1. 一级医疗事故　造成患者死亡或重度残疾的。其中，一级甲等医疗事故为死亡，而一级乙等医疗事故则涉及重要器官缺失或功能完全丧失，并伴随其他器官无法进行有效代偿的情况，患者需依赖特殊医疗手段维持生命或健康状态，生活完全不能自理的情形。

2. 二级医疗事故　造成患者中度残疾或器官组织损伤导致严重功能障碍的。这包括二级甲等医疗事故，即器官缺失或功能完全丧失，其他器官不能代偿，可能存在特殊医疗依赖，或生活大部分不能自理；二级乙等和二级丙等医疗事故，涉及不同程度的器官缺失、严重缺损、畸形以及功能障碍。

3. 三级医疗事故　造成患者轻度残疾或器官组织损伤导致一般功能障碍的。例如，三级甲等医疗事故涉及器官缺失、大部分缺损或畸形，有较重功能障碍，可能存在一般医疗依赖，但生活能自理。

护考考点：医疗事故的分级

4. 四级医疗事故　造成患者明显人身损害的其他后果的。这是损害程度最轻的一级，但仍对患者造成了一定程度的不良影响。

【护考真题链接】2021 年 A2 型题

某护士根据注射单给患者输液。当她在操作后查对时，发现误将邻床患者的液体误输给该患者。她立即停止输液并更换了正确的液体，未给该患者造成任何不良后果。该种情况属于(　　)

A. 四级医疗事故　B. 三级医疗事故　C. 二级医疗事故　D. 一级医疗事故

E. 不属于医疗事故

答案：A

分析：医疗事故是指医疗机构及其医务人员在医疗活动中，违反医疗卫生管理法律、行政法规、部门规章和诊疗护理规范、常规，过失造成患者人身损害的事故。根据对患者人身造成的损害程度，医疗事故分为四级。其中四级医疗事故是指造成患者明显人身损害的其他后果的医疗事故。

(三) 医疗事故的责任

依据《医疗事故处理条例》《医疗事故技术鉴定暂行办法》等相关法律法规划分医疗事故责任。根据这些规定，医疗事故责任主要根据医疗过失行为在损害后果中的责任程度进行划分。

1. 完全责任　完全责任意味着医疗事故损害后果完全由医疗过失行为造成，医疗机构或医务人员需要承担 100%的赔偿责任。

2. 主要责任　主要责任适用于损害后果主要由医疗过失行为造成，其他因素起次要作用的情况。在此情况下，医疗机构或医务人员的赔偿比例通常为 60%~90%。

3. 次要责任　次要责任是指损害后果主要由其他因素造成，医疗过失行为起次要作用。赔偿比例通常为 20%~40%。

4. 轻微责任　轻微责任是指损害后果绝大部分由其他因素造成，医疗过失行为仅起轻微作用，赔偿比例不超过 10%。

除了以上四种情况，实践中还可能存在对等责任，即医、患双方各负担 50%的责任。另外，在抢救危急患者等紧急情况下，经医院负责人同意后进行手术抢救是一种合理的做法，但必须在遵守法律法规和医疗规范的前提下进行。

四、医院护理管理的组织原则

护理组织管理是把人员进行分工和协助，将时间和空间各个环节合理地组织起来，有效地运用护理人员的工作能力，高效地完成护理目标。要将设计的组织形成既分工又合作的有机整体，必须遵循一些基本原则。

(一)等级和统一指挥的原则

这一原则要求将组织的职权、职责按照上下级关系划分，上级指挥下级，下级听从上级指挥，形成垂直等级结构，实现统一指挥。这有助于确保命令的畅通和执行的效率。

护考考点：医院护理管理的组织原则

【护考真题链接】2023年A1型题

某医院护理管理队伍从高到低包括护理部主任-科护士长-病区护士长三层，该体制符合组织管理原则中的( )

A. 专业化分工原则　B. 等级和统一指挥原则　C. 职责与权限一致原则

D. 任务与目标一致原则　E. 管理层次原则

答案：B

分析：该医院护理管理队伍从高到低：护理部主任-科护士长-病区护士长三层的垂直等级结构，其组织的职权、职责按照上下级关系划分，上级指挥下级，下级听从上级指挥，实现统一指挥，符合等级和统一指挥原则。

(二)专业化分工与协作的原则

为了提高管理的效能，组织中的成员应根据其专业背景和技能进行合理的分工，并在分工的基础上进行有效的协作。这样，每个成员都能发挥自己的专长，共同为实现组织的目标而努力。

(三)管理层次的原则

管理层次涉及组织结构的纵向划分。合理的管理层次可以确保信息的有效传递和决策的高效执行。过多的管理层次可能导致信息流通不畅和决策迟缓，而过少的管理层次则可能使管理者负担过重，难以有效管理。

(四)有效管理幅度的原则

管理幅度是指一个管理者能够有效管理的下属人数或业务范围。有效的管理幅度应根据工作性质、下属的能力以及管理者的能力等因素进行合理确定。过宽或过窄的管理幅度都可能影响管理效果。

(五)职责与权限一致的原则

这意味着在组织中，每个部门和职位都应被赋予与其职责相匹配的权限。没有明确的权限或权限不足可能导致职责无法履行，而权限过大则可能导致滥用权力或不负责任的行为。

(六)集权与分权结合的原则

集权是指决策权集中在较高层级的管理者手中，而分权则是将决策权下放到较低层级。在医院护理管理中，应根据实际情况和需求，合理平衡集权和分权，以确保组织的灵活性和高效性。

(七)任务和目标一致的原则

这是指组织的设计及建立应围绕明确的总目标进行，各部门和成员的任务也应与总目标保持一致。这样可以确保整个组织形成一个合力，共同为实现目标而努力。

(八)稳定适应原则

这要求组织在保持一定稳定性的同时，也要具备适应外部环境变化和内部需要发展的能力。这有助于组织在保持连续性和稳定性的基础上，不断发展和创新。

(九)精干高效原则

强调组织结构的精简和高效。通过优化组织结构、减少冗余环节、提高工作效率等方式，实现组织的精干高效运行。

(十)执行与监督分设原则

这一原则要求将执行职能和监督职能分开设置，以确保执行工作的顺利进行和有效监督。这有助于防止权力滥用和确保工作的规范性和公正性。

五、临床护理工作组织结构

(一)护理组织结构

1. 院长-护理副院长-护理部主任-科护士长-护士长　这种结构体现了严格的等级和统一指挥的原则。院长作为最高管理者，通过护理副院长对护理工作进行总体把握和指导；护理部主任则负责具体的护理管理工作；科护士长和护士长则分别负责各自科室的护理业务管理。

2. 副院长-护理部主任-科护士长-护士长　在这种结构中，副院长直接负责护理工作，护理部主任作为执行者，与科护士长和护士长共同确保护理工作的顺利进行。这种结构强调了集权与分权的结合，既保证了决策的迅速性，又充分发挥了各级护理人员的专业性和积极性。

3. 主管院长-护理部主任-科护士长-护士长(科护士长纳入护理部合署办公)　这种结构的特点在于科护士长纳入护理部合署办公，这有助于加强护理部与科室之间的沟通和协作，提高工作效率。同时，主管院长和护理部主任能够更直接了解科室护理工作的实际情况，为决策提供更有力的支持。

4. 总护士长-护士长的二级管理　对于规模较小的医院(如床位少于300张的医院)，采用总护士长-护士长的二级管理模式可能更为合适。这种结构相对简洁，减少了管理层级，使得决策和执行更为迅速和高效。总护士长负责整个医院的护理工作规划和协调，而护士长则负责各自科室或病房的日常护理工作的执行。

(二)护理工作模式

护理工作模式是指在护理实践中，护士根据患者的需求、病情和护理目标，采取的一系列护理措施和活动。这些模式旨在提高护理质量，保障患者安全，促进患者康复。以下是几种常见的护理工作模式：

1. 个案护理　个案护理是指一个患者所需要的全部护理由一名当班护士全面负责。这种护理模式强调对特定患者的全面、个性化护理，确保患者得到连贯、高效的护理，要求护理人员责任明确，责任心较强。然而，这种模式需要护理人员具备一定的工作能力，并且轮班所需要的人力较大，成本较高。

2. 功能制护理　功能制护理以工作中心为主，将工作的特点和内容划分几个部分，如主班护士、治疗护士、药疗护士、生活护理护士等。这种模式的优点在于分工明确，工作效率高，所需护理人员较少，易于组织管理。然而，它可能导致护理人员对患者的病情和护理缺乏整体性概念。

3. 小组护理　小组护理是将护理人员和患者分成若干小组，一组护士负责一组患者的护理方式。这种模式有利于团队协作，提高护理效率，但要求团队成员之间有良好的沟通和配合。缺点是护理工作是责任到组，而不是责任到人，护士的责任感受到影响。

护考考点：常见的护理工作模式

【护考真题链接】2023 年 A1 型题

某病房的护士长将护士分为 3 组，每组 3 人，设 1 名组长。由组长带领护士负责护理 8~10 名患者，组内护士相互配合完成工作。这种护理工作模式是(　　)

A. 个案护理　　B. 系统性整体护理　　C. 功能制护理　　D. 责任制护理

E. 小组护理

答案：E

分析：小组护理是将护理人员和患者分成若干小组，一组护士负责一组患者的护理方式，故本题选 E。

4. 责任制护理　即责任护士和相应的辅助护士为患者从入院到出院提供有计划、有目的的整体护理。它要求患者从入院到出院，由责任护士和其辅助护士负责，其特点是整体性、连续性、协调性、个体化。它以患者为中心，以护理计划为内容，对患者进行有计划、系统、全面的整体护理。它要求责任护理与小组护理相结合，明确职责分工，是目前提倡的护理工作模式。

5. 系统性整体护理　它是自 20 世纪 90 年代以来开展的新型护理模式，是责任制护理的进一步完善。整体护理是一种模式也是一种理念，是以患者和人的健康为中心，以现代护理观为指导，以护理程序为核心，为患者提供心理、生理、社会、文化等全方位的最佳护理。它强调人的整体性、连续性、协调性和个体化护理，是将护理临床业务和护理管理环节系统化的工作模式。

每种护理工作模式都有其特点和适用范围，在实际应用中，应根据医院的具体情况、患者的需求和护理人员的能力等因素，选择适合的护理工作模式，并不断进行完善和优化。

六、护理质量标准及缺陷控制

（一）护理质量标准体系结构

1. 要素质量　它是指提供护理工作的基础条件质量，也是构成护理服务的基本要素。要素质量主要包括人员配备，如护士的编制人数、职称、学历构成等；还包括可开展的业务项目及合格程度的技术质量、仪器设备质量、药品质量、器材配备以及环境质量（如设施、空间、环境管理）等。此外，排班、值班传呼等时限质量以及规章制度等基础管理质量也属于要素质量的范畴。

2. 环节质量　它是指各种要素通过组织管理形成的工作能力、服务项目、工作程序和工序质量。它主要关注的是护理工作活动过程的质量，包括执行医嘱、观察病情、患者管理、护理文件书写、技术操作、心理护理以及健康教育等。环节质量强调的是护理过程中的每一个步骤和环节都要达到质量标准，确保患者在接受护理服务的整个过程中都能得到满意的体验。在护理安全管理中，要本着预防第一的原则，做好环节安全的管理，重视事前控制。

3. 终末质量　它是指患者所得到的护理效果的质量。它主要是从患者的角度评价所得到的护理效果与护理质量，包括皮肤压疮发生率、差错发生率、一级护理合格率、住院满意度以及出院满意度等患者对护理服务的满意度调查结果。终末质量是评价护理服务质量的最终指标。

（二）医院护理质量缺陷

护理质量缺陷是指在护理活动中，出现技术、服务、管理等方面的失误。护理质量缺陷表现为患者对护理的不满意、医疗事故、医疗纠纷，包括护理事故、护理差错、护理投诉。预防是护理质量缺陷的控制关键。

1. 护理差错

（1）护理差错的概念：护理差错是指在诊疗护理工作中，由护理人员过失给患者的身体健康造成了一定伤害并延长治疗时间，但未导致患者死亡、残废或严重功能障碍。发生护理差错后，当事人应立即报告护士长及科室相关领导，护士长应在 24 小时内填写报表上报护理部。

（2）护理差错分类：①一般护理差错。这类差错通常是由护理人员的疏忽、粗心或技术不熟练造成的，对患者的病情和治疗效果没有造成明显的影响。例如，错抄或漏抄医嘱，但未影响患者治疗；或者未按照规定的给药时间给患者服药，但延迟或提前的时间较短，未对患者造成严重后果。②严重护理差错。这类差错通常是由护理人员的严重失职或违反操作规程造成的，对患者的身体健康和治疗效果造成了明显的影响。例如，漏做药物过敏试验或做过敏试验后未及时观察结果，导致患者出现过敏反应；或者由护理不当导致患者发生坠床、跌倒等意外事件，造成身体伤害。

2. 护理事故　护理事故比护理差错更严重，涉及护理过程中影响患者健康和安全的意外事件或不良结果。这些事故可能由人为因素、技术因素、环境因素等引起，导致患者出现损伤、并发症或死亡等严重后果。护理事故对患者的伤害程度更大。发生护理事故后，当事人应立即报告科室护士长。

（三）护理质量缺陷控制

护理质量缺陷控制是确保患者获得高质量护理服务的核心任务。

1. 加强培训和继续教育　护理人员应接受全面的培训，包括基础护理知识、技能和技术培训。继续教育是持续提高护理人员能力的重要途径，可以更新知识和了解最新的护理标准和技术。

2. 建立严格的护理标准和流程　医疗机构应制定详细的护理标准和程序，确保护理人员按照规定的流程进行操作。这些标准和流程可以涵盖患者评估、护理计划、药物管理、感染控制等方面。

3. 实施质量管理　医疗机构应建立完善的质量管理体系，包括定期检查和评估护理质量，检查医疗设备和药品的有效性和安全性，以及收集和分析相关数据，及时发现问题和采取措施。

4. 引入 PDCA 循环　PDCA 循环（plan-do-check-act，P 为计划、D 为实施、C 为检查、A 为处理）是一个有效的质量管理工具，在护理质量管理中，通过不断循环这四个步骤，可以持续改进护理质量，减少缺陷。

5. 强化团队协作与沟通　加强护理团队内部的沟通与协作，促进信息共享和经验交流，有助于及时发现和纠正护理工作中的问题，降低护理质量缺陷的发生概率。

6. 建立患者反馈机制　积极收集患者的反馈意见，了解他们对护理服务的满意度和需求，以便及时调整和改进护理工作，提高患者满意度。

【本章小结】

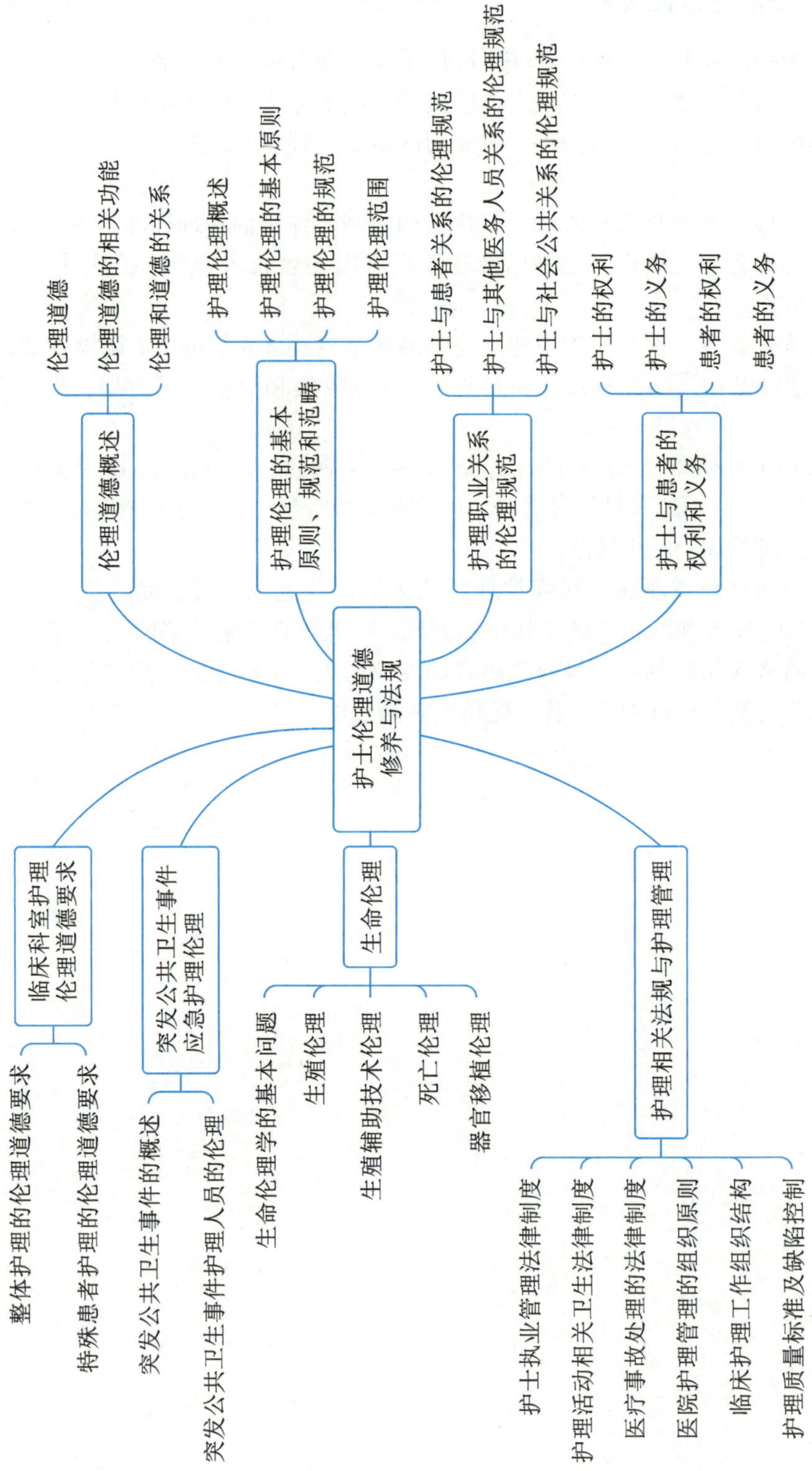
护士伦理道德修养与法规
伦理道德概述
伦理道德
伦理道德的相关功能
伦理和道德的关系
护理伦理的基本原则、规范和范畴
护理伦理概述
护理伦理的基本原则
护理伦理的规范
护理伦理范围
护理职业关系的伦理规范
护士与患者关系的伦理规范
护士与其他医务人员关系的伦理规范
护士与社会公共关系的伦理规范
护士与患者的权利和义务
护士的权利
护士的义务
患者的权利
患者的义务
临床科室护理伦理道德要求
整体护理的伦理道德要求
特殊患者护理的伦理道德要求
突发公共卫生事件应急护理伦理
突发公共卫生事件的概述
突发公共卫生事件护理人员的伦理
生命伦理
生命伦理学的基本问题
生殖伦理
生殖辅助技术伦理
死亡伦理
器官移植伦理
护理相关法规与护理管理
护士执业管理法律制度
护理活动相关卫生法律制度
医疗事故处理的法律制度
医院护理管理的组织原则
临床护理工作组织结构
护理质量标准及缺陷控制

【自 测 题】

一、选择题(A1 型题)

1. 护理执业中的伦理原则包括(　　)
A. 尊重原则、平等原则、主动原则、公正原则
B. 自主原则、不伤害原则、行善原则、公正原则
C. 维护患者利益原则、公平原则、行善原则、自主原则
D. 自主原则、不伤害原则、尊重原则、公正原则
E. 尊重原则、自主原则、平等原则、行善原则
2. 下列哪项不是伦理道德的功能(　　)
A. 规范功能　　B. 调节功能　　C. 导向功能　　D. 教育功能
E. 强制功能
3. 护理人员在工作中应遵循的首要伦理规范是(　　)
A. 爱岗敬业　　B. 尊重患者　　C. 刻苦钻研　　D. 平等待人
E. 廉洁自律
4. 下列不属于护理伦理规范内容的是(　　)
A. 爱岗敬业，忠于职守　　B. 救死扶伤，防病治病
C. 尊重患者，平等待人　　D. 团结互助，协同共进
E. 廉洁自律，遵纪守法
5. 以下属于护士权利的是(　　)
A. 遵守法律、法规、规章和诊疗技术规范的规定
B. 获得疾病诊疗、护理的相关信息
C. 保护患者隐私
D. 正确查对和执行医嘱
E. 紧急情况下为抢救垂危患者的生命，可先行实施必要的紧急救护
6. 以下属于护士义务的是(　　)
A. 按照国家有关规定获取工资报酬，享受福利待遇，参加社会保险
B. 获得与本人业务能力和学术水平相应的专业技术职务、职称
C. 参与公共卫生和疾病预防控制
D. 对医疗卫生机构和卫生主管部门的工作提出意见和建议
E. 从事有感染传染病危险工作的护士，应当接受职业健康监护。
7. 护士在执业活动中出现下述情形，不适合依照《护士条例》进行处罚的是(　　)
A. 泄露患者隐私
B. 发生突发公共卫生事件时，不服从安排参加医疗救护
C. 由过失造成医疗事故
D. 发现患者病情危急未及时通知医师
E. 发现医嘱错误未提出疑义
8. 关于患者权利的描述，正确的是(　　)
A. 人人都享有稀有卫生资源分配的权利

B. 患者任何时候都可选择拒绝治疗
C. 知情同意是患者自主权的具体形式
D. 患者在任何时候都有权要求免除全部社会责任
E. 任何情况下患者都有权要求护士替其保密

9. 在护理实践中，护士有权拒绝执行医嘱的情形是(　　)
A. 医嘱有错误　　B. 医嘱中需要监测的生理指标太多
C. 医生的态度差　　D. 护理程序太烦琐　　E. 费用太昂贵

10 患者对治疗方案有异议时，护士应当(　　)
A. 坚持自己的意见　　B. 说服患者接受治疗方案
C. 协助患者与医生沟通　　D. 拒绝为患者提供服务
E. 无视患者的异议

11. 护士在执行医嘱时，发现医嘱可能存在错误，应当(　　)
A. 立即执行医嘱　　B. 自行修改医嘱　　C. 向医生提出疑问并核实
D. 忽略医嘱中的错误部分　　E. 擅自决定不执行医嘱

12. 护士在与其他医技人员合作时，应如何对待他们的专业建议？(　　)
A. 忽视并自行决定　　B. 尊重并认真考虑　　C. 质疑并拒绝接受
D. 仅当与自己的意见一致时才接受　　E. 随意接受或拒绝

13. 护士在紧急情况下为抢救患者生命实施必要的紧急救护，下列说法不正确的是(　　)
A. 必须依照诊疗技术规范进行
B. 立即通知医师
C. 根据自身能力水平和患者的实际情况进行力所能及的救护
D. 避免对患者造成伤害
E. 必须有医师在场指导

14. 护士执业注册有效期届满需要继续执业的，应当在护士执业注册有效期届满前多少日内，向执业地卫生主管部门申请延续注册？(　　)
A. 5 日　　B. 10 日　　C. 15 日　　D. 30 日
E. 60 日

15. 护士首次执业注册应当自通过护士执业资格考试之日起几年内提出执业注册申请(　　)
A. 自通过护士执业资格考试之日起 1 年内
B. 自通过护士执业资格考试之日起 2 年内
C. 自通过护士执业资格考试之日起 3 年内
D. 自通过护士执业资格考试之日起 4 年内
E. 自通过护士执业资格考试之日起 5 年内

16. 以下关于《人体器官移植条例》描述不正确的是(　　)
A. 公民生前表示同意捐献其人体器官而摘取其尸体器官的，构成犯罪的，依法追究刑事责任
B. 任何组织或者个人不得以任何形式买卖人体器官，不得从事与买卖人体器官有关的

活动

C. 未经公民本人同意摘取其活体器官的，构成犯罪的，依法追究刑事责任

D. 公民有权捐献或者不捐献其人体器官，任何组织或者个人不得强迫、欺骗或者利诱他人捐献人体器官

E. 摘取未满 18 周岁公民的活体器官时，依法追究刑事责任

17. 任何单位或个人对突发事件不得(　　)、缓报、谎报。

A. 迟报　　B. 漏报　　C. 不报　　D. 隐瞒

E. 慢报

18. 患者的知情同意应体现在(　　)

A. 手术　　B. 特殊检查　　C. 特殊治疗　　D. 就医的全过程

E. 输液

19. 关于医疗事故责任分级，以下哪项描述是正确的？(　　)

A. 医疗事故责任分为四级，从轻到重分别为一级、二级、三级、四级

B. 医疗事故责任仅分为重大责任事故和一般责任事故两类

C. 医疗事故责任按照对患者人身造成的损害程度，分为完全责任、主要责任、次要责任和轻微责任

D. 医疗事故责任与医务人员的职称和职务高低直接相关

E. 医疗事故责任分级与医疗机构的等级和规模相关

20 在医疗事故处理中，以下哪项行为不属于医疗机构及其医务人员的义务？(　　)

A. 及时采取补救措施，防止损害扩大

B. 向患者或其家属如实告知医疗损害情况

C. 隐匿或伪造与医疗事故有关的病历资料

D. 配合医疗事故技术鉴定工作

E. 按照规定报告医疗事故

二、选择题(A2 型题)

1. 患者，男，54 岁，48 小时前因急性心肌梗死发作入院。现病情稳定，家属强烈要求探视，但现在并非探视时间，此时护士首先应该(　　)

A. 向家属耐心解释以取得家属理解　　B. 请主管医生出面调解

C. 请护士长出面调解　　D. 让家属悄悄进入病房

E. 不予理睬

2. 患者张爷爷在输液时拒绝新护士小张为其输液，提出让护士长来。此时，小张应当首先(　　)

A. 找护士长来输液

B. 装作没听清患者的话，继续操作

C. 表示理解患者的担心，承诺患者自己会尽力

D. 让患者等着，先为其他患者输液

E. 让家属劝说患者同意为其输液

3. 肖护士轮值夜班，凌晨 1 点时应为某患者翻身，周护士认为反正护士长不在，别人也看不到，少翻一次身不会这么巧就出现压疮的。这种做法违反了(　　)

A. 自强精神　　B. 奉献精神　　C. 慎独精神　　D. 安全感
E. 舒适感

4. 患者，男，38 岁，因车祸受重伤后被送往医院急救，因患者身上未带足现金，医生拒绝为其办理住院手续。当家属送来钱时，患者已错过了抢救的时机，最终死亡。上述医生的行为违背了患者的(　　)

A. 自主权　　B. 知情同意权　　C. 隐私保密权　　D. 基本的医疗权
E. 参与治疗权

5. 患者李某，一个月前被确诊胃癌晚期，李护士为其责任护士，在为其提供护理时，李某突然要求李护士帮助其结束生命。护士应该如何回应？(　　)

A. 立即满足患者的请求，以减轻其痛苦
B. 向患者解释护士的职责，并拒绝其请求
C. 与患者深入沟通，了解其想法，并提供心理支持，同时报告给医生
D. 不做任何回应，因为这不是护士的职责范围
E. 征求家属意见

三、简答题

1. 请简述护理伦理中的“尊重原则”在日常工作中的具体体现。
2. 护理伦理的“审慎与保密”范畴对护士的工作有哪些具体要求？

(欧娜　唐鉴)

第五章 护士文化修养

学习目标

【知识目标】

1. 阐明文化、文化修养、多元文化、护理文化等相关概念。
2. 陈述文化对价值观、生活方式、健康行为及护理的影响。
3. 总结护理文化的内容及护士应具备的文化修养。

【能力目标】

能运用多元文化理论，为患者制定最佳的护理方案。

【素质目标】

1. 具有基于文化意识的护理价值观及态度。
2. 具有维护并促进患者健康的职业理想。

护士作为医疗团队的一员，需要与患者、家属、医生和其他医护人员进行有效的沟通和协作。具备良好的文化修养可帮助护士更好地理解和尊重不同文化背景的患者，更好地为患者提供全面、专业的优质护理服务。

第一节 文化修养概述

文化修养，主要包括文化及修养两个方面。其中，文化主要指人文学科及自然科学的总称，但总体而言，文化主要指以人文为主，文理兼备；而修养的主要含义则是对文化的掌握研究和思考总结，并且拥有自己的世界观、价值观。加强文化修养，提高人生层次，创造诗化人生，不仅是个人的追求，也是一个民族振兴的根本要求。

一、文化

（一）文化的概念

文化是人类活动的记录、生活的反映、历史的积淀，是人们对生活的需求和愿望。不同学科对文化有不同的定义。目前公认的文化定义是：在某一特定群体(可以是国家，也可以是民族、企业、家庭等)或社会的生活中形成的，并为其成员所共有的生存方式的总和，包括价值观、语言、知识、信仰、艺术、法律、风俗习惯、风尚、生活态度、行为准则以及相应的物质表现形式。

“文化”即“以文化之”。“文化”一词在中国古代思想史上最早是由“人文化成”一词简化而来。西汉刘向所编《说苑·指武篇》中“凡武之兴，为不服也，文化不改，然后加诛”指对人施以文治教化，含有动词“文化”的意义。同时，文化作为一种结果，是与人的内在教养、德行等联系在一起的。这一词义以后引申为文治与教化，“文”指道德、礼乐、典章制度，“化”指感化、教化，使用一定的道德、礼乐教化人民就是文化。上述含义发展到现代汉语，演变为个体所接受到的教育程度，如“文化程度”等。

西方语言中的“文化”(culture)一词来源于拉丁语“cultura”，原意为对土地的耕耘和改良，植物的栽培。在18世纪的法国，“culture”(文化)用来专指训练和修炼心智或思想、趣味的结果和状态，被用来形容受过教育的人的实际成就。良好的风度、文学、艺术和科学——所有这些都被称为“文化”，被认为是通过教育能够获得的东西。18世纪，德国思想界开始流行“Bildung”一词，其内涵是指对人进行智力、美学和道德方面的培养，并通过培养的具体化来概括人类的未来和目的，该词在法语和英语中的相应词汇就是“文化”。

(二)文化的层次结构

文化是一个复杂而多元的概念，它包含了许多不同的方面和层次。多数学者倾向于将文化分为物质文化、行为文化、制度文化和精神文化，它们之间既相互独立，又相互制约。其中物质文化是基础，决定了文化的表现方式；行为文化是外壳，是各种文化的动态反映；制度文化是关键，把其他三种文化统一为一个整体；精神文化是主导及中心，决定着其他文化的变化和发展方向。

1. 物质文化　又称显性文化，是人类在社会发展过程中创造的物质成果及其所体现的意义，包括饮食文化、服饰文化、居住文化、网络信息文化、科技文化等。物质文化最容易被人们直观感受到，是文化要素或文化景观的物质表现。

2. 行为文化　又称实践文化、现象文化，是在意识与行为的统一活动中生成的文化，是以动态形式作为存在方式的活动文化，包括人们的言行举止、风俗习惯。例如，在见面礼节中，中国的拱手礼、法国的拥抱礼、日本的鞠躬礼，显示出不同的行为文化。

3. 制度文化　又称方式文化，是指人类在社会实践中形成的各种社会规范。制度文化是管理文化的一种有形载体，它更多地强调外在监督与控制，是行业倡导的文化底线，常以各种规章、准则、条例等形式表现出来。制度文化对人的调节方式主要是外在的、硬性的调节。

4. 精神文化　又称社会意识，是意识因素占主导地位的文化，精神文化形成人类深层内化的形态结构，表现为极为稳定的状态。如人的道德观、价值观、审美观等，主要通过内在的文化自律与软性的文化引导来对人进行调节。

(三)文化的特征

1. 文化的普同性　人类作为文化创造者及承受者，自从进入群居社会，无论是古代还是现代，无论是东方还是西方，无论人们的地域、习俗和民族有多大的差异，都无法掩盖人在制造工具、劳动、运用符号等需求上的一致性，这些在文化本质特征上的一致性形成了人类文化的普同性。

2. 文化的差异性　源于人类生存的自然环境、社会环境等的不同。每个人的文化修养受其所处社会环境的影响而有所差异，从而形成不同的文化。这种差异性反映了人类的创造力和适应能力，也提醒人们在人际交往中应尊重对方的文化。

文化的普同性和差异性之间有着密切的联系，同中有异，异中有同。护士在护理工作中，需要充分理解患者文化的普同性，同时尊重文化的差异性，才能做好个性化的护理服务。

实践活动

不同文化背景患者的个性化沟通

活动组织： 每4~6名学生为一组，小组讨论对“文化的普同性和差异性”的理解（5分钟），并用情景剧的形式表现护士如何将坏消息告知不同年龄、不同性别、不同国家、不同文化层次的患者。各组轮流上台展示。

活动规则： ①可以使用语言或动作，时间不超过2分钟。②全组成员均须参加。③不同角色的参与者分别发言分享沟通体验。④老师及学生评委点评。

活动要点： 既要体现文化的普同性和差异性的内涵，又要有外显的表现形式。

（四）文化的功能

1. 凝聚功能　文化具有凝聚力。人们通过接受和传承文化，找到自己的归属感，建立自己的身份认同。每个民族都是一个共同的文化体，长期由历史积淀下来的对民族文化的价值认同感把人们紧紧联系在一起，形成一种社会文化环境。例如，中华文化深深根植于所有中华儿女的血液中，中华儿女无论走到哪里，都不会忘记自己是炎黄子孙、龙的传人。

2. 规范功能　文化中的制度文化、行为文化本身就具有规范性，作为文化的价值观提供人们辨别是非的标准，规范着人们的思想和行为，使人类社会在一定秩序中发展。不同的文化会规范不同的行为模式。如护理的组织文化将对护士的行为起到规范作用。

3. 认知功能　文化通过提供一种框架和视角，帮助人们认知和理解自身、他人和环境。人创造了文化，文化也影响着人们的世界观、语言与思维、价值观与行为以及社会认同与归属感，塑造了人们的认知方式和认知习惯。

4. 载体功能　文化是人们交流和沟通的载体，不同文化之间的交流可促进相互了解和尊重，消除误解和偏见。随着“互联网+”时代的到来，人类沟通方式不断丰富，文化作为载体对人类的发展发挥着越来越重要的作用。如“互联网+”护理服务拓宽了护理服务的内涵。

5. 塑造功能　文化可塑造人们的价值观念和道德观念，指导人们的行为和决策，使人们具备正确的道德判断力和行为准则。人们对文学及艺术作品的创造和欣赏，可丰富自身的内涵，培养自身的情操，提升自身的人文素养。

6. 经济功能　文化可创造财富，在市场经济环境中，文化的经济功能越来越突出。如画家的绘画作品、音乐家的音乐作品、文学家的文艺作品都直接体现了文化的经济功能。另外，文化可作为一种软实力渗透到市场竞争过程中，体现其价值。

总之，文化的功能是多样的，它不仅影响着个体的思想和行为，也塑造着整个社会的面貌和发展。对于护士来说，具备良好的文化修养可提高其专业素养和服务质量，更好地与患者和其他医护人员沟通和合作，为患者提供更人性化的护理服务。

二、文化修养

（一）文化修养的概念

文化修养是指个体掌握科学知识和人文知识，崇尚科学、反对迷信和伪科学，对人文文化、科技文化中的部分学科有了解、研究、分析、掌握的技能，可以独立思考、剖析、总结并得出自己的世界观、价值观的一种素养。文化修养的概念在不同文化和学术领域有不同的解释和理解，但通常包括以下几个方面：

1. 文化知识　指个体形成的文化的基本常识和理解，包括对文化的历史、传统、艺术、文学、哲学等方面的了解和学习。通过学习和积累文化知识，可以拓宽视野，增加对文化的认知和理解。

2. 文化审美素养　指个体对文化艺术的鉴赏能力，包括对音乐、舞蹈、绘画、戏剧等艺术形式的欣赏和理解。通过培养审美素养，提高对文化艺术作品的欣赏水平。

3. 文化价值观念　指个体对文化的价值观念和态度，包括对文化的尊重、保护和传承的认识和态度。通过培养文化价值观念，可以更好地理解和维护所处文化的特点和传统。

4. 文化交流与融合能力　指个体在跨文化交流和融合中的能力，包括对不同文化的开放态度、跨文化沟通的能力和文化融合的意识。通过培养文化交流与融合能力，可以更好地适应多元文化的社会环境。

（二）医学文化修养

医学文化修养是指医学从业者在医学领域通过学习、培养和实践，逐渐形成的一种对医学的理解、尊重和实践能力。它涉及医学知识、医学伦理、医学人文关怀等方面的培养和提升。

古希腊文化、古罗马文化造就了以希波克拉底为代表的西方医学文明；黄河文化铸就了祖国医学的灵魂。其中，儒家思想强调仁爱和道德修养，要求医者应该以患者的利益为重，尊重患者的尊严和自主权，关注患者的身心健康。传统中医注重整体和平衡，强调人与自然的和谐关系，要求医者应该细致观察患者的病情，注重患者的个体差异，以及与患者建立良好的医患关系。“医者仁心”的训导代代相传。

【知识链接】

以命为贵　开棺救人

唐代“药王”孙思邈留下了“人命至重，有贵千金”的名言，他切实践行格言，说到做到，“开棺救人”的故事即是其一。据传，一天孙思邈在路上遇到有人出殡，他注意到有血从棺材里流出，经询问得知，“死者”系一女性，因难产而“死亡”，此时刚入殓不久，孙思邈根据新鲜的血迹判断此人还有救，就让抬棺的人停下，随即开棺检查。通过切脉，孙思邈发现女子脉搏还有微弱跳动，便在其身上选穴位进行针刺。随后女子慢慢睁开了眼睛，并最终诞下一男婴。孙思邈一下救了两条性命，大家惊叹其为神医。如果没有仁爱之心，如果不是以人命为贵，是很难有勇气在众目睽睽之下开棺救人的。

（选自刘昫《旧唐书·孙思邈传》）

(三)护士文化修养

护士文化修养是医学文化修养的特殊形式，又称护士人文修养，是指其在护理过程中表现出的区别于职业素养的文化相关修养，能够体现护士职业的人文属性。护理本质上是充满人道主义和人文情怀的技术性服务工作，而患者的文化多元性也对护士文化素养提出了极高的要求。

1. 护士文化修养的作用

(1)有助于塑造护士的美好形象：作为“白衣天使”，护士提供的不仅是优质的专业服务，还需内外兼修，不断提升文化修养才能让自己更有爱心和责任心，给患者更全面的照护。

(2)有助于提升护士的综合素质：通过加强护士的文化修养，提升护士的人文关怀能力，护士可以不断提升自我综合素质，拓宽职业发展路径，实现个人的成长和发展。

(3)有助于提升护理质量：护士文化修养使护士具备更广阔的人文视野和人文关怀能力。护士通过学习文化知识和价值观，能够更好地理解患者的需求和情感，关注患者的身心健康，提供温暖和关怀的护理服务。

(4)有助于营造和谐的护患关系：在多元文化社会中，护士可能会面对来自不同文化背景的患者。通过学习不同文化的习俗、信仰和价值观，护士能够更好地与患者进行沟通和交流，建立良好的护患关系，不断提高护理质量。

(5)有助于人类文明进步：护士文化修养要求护士更加严格遵循护理礼仪，规范自己的言行、举止，从自身做起，不断促进人类的文明进步。

2. 护士文化修养的来源

(1)社会文化环境：五千年的悠久历史积淀，优秀的民族精神和传统文化使中华民族历尽磨难自奋起，饱经沧桑而不衰。任何时代的文化，都离不开对传统文化的继承。文化创新，表现在为传统文化注入时代精神，这也是护士文化修养的重要来源。社会对护理职业的价值观和期望，以及所处的社会文化环境都会对护士的文化修养产生影响。

(2)教育培训：护士文化修养可以通过教育培训来获得。护士在学校接受的护理专业教育中，涵盖了人文科学、医学伦理、跨文化沟通等相关知识，培养人文关怀和专业素养。随着文化的融合和交流，护士文化修养中也增添了许多西方文化的色彩，助推医学的蓬勃发展。

(3)职业道德：护士文化修养的来源之一是职业道德。护士作为患者安全的守护者，需要严格遵守职业道德规范，包括尊重患者的权益和隐私、保护患者的安全和尊严等。

3. 护士文化修养的提升

(1)学习人文科学知识：护士可以通过学习人文科学知识，如哲学、伦理学、社会学等，来提升自己的文化修养。这些学科可以帮助护士理解人类的价值观、行为和社会互动，从而更好地与患者进行沟通和关怀。例如，近年来，在临床开始了叙事护理的探索与实践，它将心理学中叙事治疗的理念和方法与护理工作相融合，增强了患者在疾病和健康经验中的个人控制感，促进了其自我意识的构建，具有积极的治疗意义。

(2)跨学科合作：护士可以积极参与跨学科合作，与其他专业人员进行交流和学习。通过与医生、社工、心理专家等专业人员的合作，护士可以拓宽知识和技能领域，提升自己的综合素质和文化修养。例如，临床广泛开展的疑难复杂病例的多学科联合护理查房制度，能有效地降低护士的专业思维局限，拓展护理内涵，提升护理质量。

(3)参加培训和研讨会：护士可以参加培训了解最新的医学进展、护理理论和实践，提升其专业素养和文化修养。例如，工作坊作为一种新的培训模式近年来在教育培训中被广泛应用，一个小团体通过围绕某个专题，进行参与式、体验式、互动式的培训，可以结合多种形式如视频、模拟、案例讨论等，促进参与者对主题的内涵和外延的充分理解及内化。

(4)实践经验：护士可以通过实践来提升自己的文化修养。在与患者和家属的交流中，护士可以不断总结经验，反思自己的行为和态度，不断改进护理服务，提升文化修养。例如，在实习护士的临床护理教学中，可将思政与护理查房相结合，在护理查房的准备和实施过程中，注重对护士临床思维的激发，引导护士全面了解患者背景，拓展专业知识范畴，检视查房过程中的医患沟通、人文关怀、爱伤观念的体现，将责任心和职业信心渗透到日常工作和学习中，进一步体验护理的职业价值。

第二节　多元文化

案例导入

患者，女，51岁，宁夏银川人，回族，因发现颅内肿瘤寻求进一步治疗入住华中地区某大型三甲医院神经外科。患者术前因为戴头巾等民族文化对剪发有很大顾虑，术后也因饮食差异而营养缺乏导致伤口愈合不良，在治疗过程中患者及家属希望使用回医药品，而医生因了解不足恐对手术产生影响故不建议使用，且患者及家属普通话水平有限致复杂沟通存在困难。

思考

1. 该患者可能存在哪些文化特异性？
2. 如何促进该患者的遵医行为？
3. 护士在护理的过程中应遵守哪些注意事项？

随着经济全球化时代向人类命运共同体时代的迈进，当今世界更加显现为一个多民族共生共存和共同发展的世界，多元文化现象无处不在，多种不同文化间的频繁交流、沟通和互动，构成了人类社会发展和文化进步的根本动力。在此背景下，护士应转变观念，在护理临床实践中不仅要识别和尊重患者的文化特性和个性需求，还要更多地熟悉不同地区和民族的文化与习俗，才能更好地为患者提供高质量的、人性化的健康服务。

一、多元文化概述

(一)多元文化的概念

多元文化指在一个区域、地域、社会、群体和阶层等特定的系统中，同时存在具有独立文化特征而又相互联系的多种文化。文化的多元性不是现代社会才有的现象，古代中国、古希腊和古罗马均存在由文化的多元性而导致的各种社会矛盾和冲突。对于一个多民族国家而言，如何处理各民族的多元文化与国家统一性之间的关系，一直是一个复杂的课题。

在文化发展的历史长河中，学术界关于支持“文化多元论”还是“同化论”一直争论不休。“多元文化论”认为，文化本身是以达尔文的“进化论”为基础的，是从野蛮到高度文明的发展历程。一个由不同信念、行为方式、肤色等多民族文化组成的国家，各民族间的关系应该是相互支持而且平等的，其本质是群体认同和群体权利。

基于此，1988 年斯坦福大学关于课程改革的争论开启了美国多元文化主义思潮。多元文化主义一词直到目前为止尚未有一个界定分明、公认的定义。多元文化主义的主体思想，一是要求政府部门和社会机构对不同社会文化群体予以“政治承认”，二是要求保障不同社会文化群体在历史、文学、哲学和政治领域的话语权力。多元文化主义的提出和争论是社会进步的具体体现，也是各民族融合成功的具体体现。

(二)文化适应

罗伯特·雷德菲尔德(Robert Redfiled)将文化适应定义为当不同文化群体的人们进行持续不断的直接接触时，一方或双方的原文化类型所产生的变化。约翰·贝利(John W Berry)提出的文化适应模型，将文化适应分为四种类型：同化、分离、融合和边缘化。文化适应是一个动态的过程，随着自然环境和社会环境的不断变化，人类社会与环境的关系也处于相应的变化之中。文化适应是社会经济发展的必然趋势，文化适应的形式包括传播、接触、冲突、撞击、采借、移植、整合调适或融合。

随着国际交流合作的增多，在国际医疗团队中，不同国家的护士可能会带着不同的文化色彩开展护理工作，由此护理文化的传播、冲突与融合就会出现。通过这种交流和融合，护理团队可以形成一种跨文化的护理模式，同时也促进了护理文化的传播和发展。

(三)文化休克

文化休克是指个体在接触和融入另一个与自己文化背景截然不同的文化环境时所经历的一种心理和情感上的困惑和不适应，或者产生的思维混乱与心理上的精神紧张综合征。通常表现为困惑、失落、焦虑、孤独、无助等负面情绪和社交障碍、睡眠障碍、食欲改变、注意力不集中等症状。文化休克常见于跨国移民、留学生、国际援助工作者等，也可出现在跨地区就诊的患者身上。患者的文化休克是他们在新的文化环境中面临许多新的和不熟悉的风俗习惯、行为规范、价值观、社交习惯、语言障碍等挑战所引起的。

应对患者的文化休克，护士应注意：①入院时全面评估患者种族、性别、职业、宗教、经济、社会地位等文化背景，了解其价值观、信念、信仰以及习俗情况。②护理操作中也可适当地利用注视、安抚、微笑、握手、拥抱等非语言方式鼓励患者，帮助患者克服文化休克所造成的不良情绪。③尊重患者人格，减少患者身体暴露，保留患者隐私，尊重患者习俗，予以理解、支持和配合，取得患者信任。④面带微笑是表达关心支持的非常有效的方式之一，经常询问、安慰和帮助患者，不因忙于治疗而忽视对患者的精神心理支持。

（四）医学多元主义

医学多元主义即医学多元，是20世纪70年代由查尔斯·莱斯利（Charles Leslie）提出的一个医学人类学的概念，是指某一社会中的“差异设计和构思的医疗系统”，他认为多元医疗体系是不同类型从业者和制度规范的多元化结构。医学多元表现在人们使用一种以上的医疗系统或同时使用常规疗法和补充、替代疗法。在我国这种医学系统的混合体现在各民族地区，中医、西医以及民族医学共存的现象。医学多元给医学人类学提供了一个重要的视角，超越了生物医学与民族医学、“西方”和“东方”医学、“现代”和“传统”医学的二分法。

世界上大多数地区的医疗系统也都是多元的，阿瑟·克雷曼（Arthur Kleinman）医疗模式理论认为，除了少数缺少专业人员或土俗医生的社会，一般社会的医疗系统均能利用三分法分出三个次体系：专业人员、大众医疗、土俗医生。例如，我国宁夏回族自治区社区的三元医疗体系：专业人员是指经过专业培训的中西医学医疗人员；大众医疗是指个人和分布于家庭、社区、社会的重要他人形成的医疗观念和医疗行为；土俗医生则是指归属回族民俗医疗体系的人员。

【知识链接】

我国的四大民族医药

我国55个少数民族中有35个民族发掘整理了本民族医学资料，其中四种被列为中国四大民族医学：

1. 藏医药　早在公元前3世纪，高原人就有了“有毒必有药”的医理。公元7世纪，吐蕃王朝结合汉医学、古印度及古阿拉伯医学、高原古老的医学，编辑整理了大量的医学经典著作，包括最负盛名的《四部医典》。藏医学以其独特的“三因学说”“人体七大物质”和“三种排泄物”为基础理论，在很多病种尤其在慢性疾病的诊治上具有明显优势。

2. 蒙医药　蒙医药是蒙古民族的文化遗产之一，是吸收藏医、汉医及古印度医学理论的精华而逐步形成的民族传统医学。蒙医药的理论体系以“阴阳五元学说”为指导，强调其整体观，并采用对“六基症”的辨证施治。蒙医以灸疗为主，擅用火针，在临床上可用于虚寒痈肿等症的治疗。色布苏疗法、震脑术均为蒙医药比较特色的治疗技术。

3. 维吾尔医药　维吾尔医药成为独特的理论体系已有上千年的历史，其理论体系主要是由气质学说、体液学说、器官学说组成。维吾尔医药对预防肿瘤、心血管病、皮肤病、糖尿病有独特效果。它已研制出复方麝香口服液、香妃强心剂、依木萨克片等药物，以及治疗白癜风、糖尿病等世界疑难病的剂型，其中，依木萨克片和香妃强心剂于1997年进入美国、日本、新加坡市场。

4. 傣医药　傣医药学是医学与巫术相互影响而总结出的传统医学，它吸收了古印度医学、汉医学的部分内容，且深受佛教的影响。傣医药学以“四塔五蕴学说”为基础理论，将疾病分为热病类、斑疹类、痹病类及毒病、血病类四大类，以望、闻、问、摸为诊断手段，以“身心同治、心理暗示”为治疗方法，特色的治疗方法如睡药、敷药、蒸药、薰药、研磨药、刺药等。

二、多元文化与人

(一) 多元文化与社会生活

1. 多元文化丰富了社会生活　不同文化背景的人们带来了各自独特的文化传统、习俗和艺术表达，使社会生活更加多样化和丰富。人们可以通过参与和体验不同文化的活动，拓宽自己的视野，增加对世界的认知和理解。

2. 多元文化促进了社会的发展和进步　不同文化背景的人们带来了各自的知识、技能和经验，可以在各个领域中相互学习和借鉴。多元文化的交流和融合可以激发创新和创造力，推动社会的进步和发展。

3. 多元文化促使人们尊重和包容不同的文化背景和价值观　在多元文化的社会中，人们应该尊重和保护每个人的文化权益，避免对其他文化的歧视和偏见。人们应该学会欣赏和理解不同的文化背景和价值观，以建立一个包容和谐的社会。

4. 多元文化的存在需要社会适应和调整　在多元文化的社会中，人们需要适应和接受不同的文化背景和价值观，同时也需要调整自己的行为和观念，以适应多元文化的环境。这要求人们具备跨文化的沟通能力和文化敏感性，以建立良好的跨文化交流和合作关系。

(二) 多元文化与生活方式

1. 每个文化群体都有自己独特的生活方式　包括饮食习惯、居住方式、家庭结构、社交活动、休闲娱乐等。多元文化使得人们可以接触和了解不同的生活方式，从而丰富了个人的经验和视野。

2. 多元文化促进了文化交流和融合　在多元文化的社会中，不同文化群体之间会有交流和互动，人们可以学习和借鉴其他文化的生活方式。这种融合和交流有助于促进文化的创新和发展，使得人们的生活方式更加多样化和丰富。

3. 多元文化带来了文化的包容和尊重　在多元文化的社会中，人们需要学会尊重和包容不同文化的生活方式。这种尊重和包容可以促进社会的和谐与稳定，减少文化冲突和偏见。

4. 多元文化要求个人适应和调整自己的生活方式　个人需要学会尊重和理解不同文化的生活方式，同时也需要保持自己的独立性和个性。个人可以从不同文化中选择适合自己的元素，形成自己独特的生活方式。

(三) 多元文化与健康

随着全球化和文化多元化的发展，现代社会的审美趋向和健康观念变得更加多样化。

文化不仅影响人们的健康观念，也会影响人们追求健康的行为。

1. 文化对健康概念的影响　健康是一种生命状态，同时也是一种社会文化观念，健康是一个广泛而复杂的概念，通常可以从不同的维度和角度来定义。1989 年联合国世界卫生组织（WHO）将健康定义为“一个人在身体、心理和社会方面的完美状态，而不仅仅是没有疾病或残疾”。这个概念对传统的“无病、无残、无伤、长寿就是健康”观念形成冲击，体现了人们对健康更高的追求。如今科学技术发展带来的健康问题也越来越受到人们的关注，例如网络成瘾、空调病、汽车代步对人健康的损害已成为新的健康问题。

2. 文化对疾病问题的影响　多元文化的存在与多种疾病问题有关。

（1）文化对发病原因的影响：不同文化中的价值观、习俗及生活方式会不同程度地影响某些疾病的发生，如卫生习惯不佳的人群中传染病的发生率高。

（2）文化对疾病表现的影响：中国传统文化讲究“克己”，造就了人们的忍耐精神，这种忍耐使他们对某些疾病的临床表现不敏感、不在乎，从而贻误病情；某些宗教信仰也可能会使人们误认为疾病是宗教力量的作用而拒绝求治。

3. 文化对健康行为的影响　文化会限制个体的价值观、感知责任的能力以及对客观认知的假设能力，不同文化背景的人们有着不同的生活模式和行为习惯，以及对健康、疾病的态度和应对方式，从而影响他们的健康状况。

（1）文化影响人们的就医决策：中国传统文化认为，女性是柔弱的而男性是坚强的，这导致患病时，女性往往会比男性更积极地寻求帮助。受教育程度也会影响人们选择帮助的方式，受教育程度高的人会积极了解疾病的病因、处理方式并配合医护人员的工作，而受教育程度低的人则会过分依赖医护人员，表现出盲目乐观或过度恐惧。

（2）文化影响民众的健康促进方式：不同的运动观念会影响人们对健康运动的选择，例如一些文化推崇瑜伽和太极等注重身体的灵活和柔韧性的运动，而其他文化则可能更强调力量和耐力，如举重和长跑。

（3）文化影响民众对治疗手段的选择：在中国，由于中医文化博大精深，对民众有重要的影响力，许多人在患病时会选择中医治疗，特别是在养生保健方面。而在西方社会，民众较少选择中医作为治疗手段。

（4）文化影响医疗卫生体系的卫生决策：医生与卫生体系的职责、决策者和研究者的优先选择，均会产生某些基于社会认同和假设的集体性行为，而这种认同和假设就是文化。

【知识链接】

文化与健康的小故事

2013 年 2 月 6 日，中斯塔福德郡信托基金会对 2005 年和 2009 年西米德兰兹郡一所医院内数百名可预防性死亡的原因定性为：此次事故不应归责于任何群体或个人，真正的“凶手”是文化，文化导致人们忽略了应该优先保护患者，忽视了可预防性死亡的发生，疏忽了患者行为对其自身可能产生的不良影响。医疗质量委员会成员随后被以监管不力、机构功能失常、文化封闭等罪名受到了起诉。在这里，“文化”一词替代了护士、医生、医院董事会、地方卫生监管部门、卫生政策决策者、政客，乃至家庭医生，成为被指责的对象。这种责任还延伸至 NHS 基金会本身的文化性，因为该机构的职责是监管医疗行为文化的影响。

如今，在卫生和卫生服务提供的评估方面，针对文化的指责很常见，也提醒以科学为导向的临床医生、医学专家和决策者们不能忽略文化对卫生保健的重要性。

三、多元文化与跨文化护理实践

当人们出现生理、心理或精神方面的问题而寻求帮助时，护士应理解不同患者的健康观、疾病观以及相应的文化信仰和价值观念。在护理工作中只有了解并认同患者的文化模式，才能对其作出科学、全面的护理评估，提供个体化的整体护理服务。

(一)跨文化护理

跨文化护理又称为多元文化护理，是指护士按照不同患者的世界观、价值观、宗教信仰、生活习惯等采取不同的护理方式，为不同文化背景下的人们提供共性和差异的护理，满足他们的健康需求。

(二)跨文化护理理论

1. 跨文化护理理论的概念　马德琳·莱林格(Madeleine Leininger)作为全世界第一个获得人类学博士学位的护士，发表了她的护理文化多样性和普遍性理论。她指出照护是护理学的本质，她强调尽管照护是一个普遍现象，但在不同的文化中，照护的表达、过程和形式是不同的，这很大程度是源于文化背景的不同。莱林格认为护士在照顾不同文化的人们时，应深入了解他们的文化背景，充分重视影响健康的文化因素，努力提供与文化相一致的关怀与照顾。

这一理论主张在护理实践中表现为尊重不同文化的饮食习惯、审美习俗、传统节日、禁忌避讳、观念差异、礼节习俗、语言以及非语言差异。医院的患者可能来自不同的民族，护士在为他们提供护理时，要充分了解其文化背景，提供合适的护理。

2. 跨文化护理模式　跨文化护理理论的框架为“日出模式”，该模式的目的是帮助人们理解跨文化护理理论的组成部分在一种文化体系中是如何影响个体、家庭和群体的健康状况及对他们提供相应的护理照顾。“日出模式”主要包括四个层次(图 5-1)：

第一层为世界观与文化和社会结构层：主要指个体的信仰、价值观、生活方式、社会关系、政治和法律、经济、教育等。

第二层为患者层：包括特定文化的人们有关照护和健康的型态、意义及表达方式。

第三层为健康系统层：分为民间照护系统、专业照护系统和护理照护系统。

第四层为护理照护决策层及行动层：该层次是比较具体的行动层，当护士获取到与被照顾对象前三层的信息后，提供被照顾对象文化需求相一致的护理照护活动就在第四层得以实施。

3. 跨文化护理模式在护理程序中的应用

护士在护理患者时，可能会因不了解对方的文化而引发文化休克或将自己文化的价值观、信念有意或无意地强加给对方。将“日出模式”应用于护理程序中可有效避免此类情况。

(1)护理评估：“日出模式”前两层要求护士进行护理评估时需要评估患者所处社会环

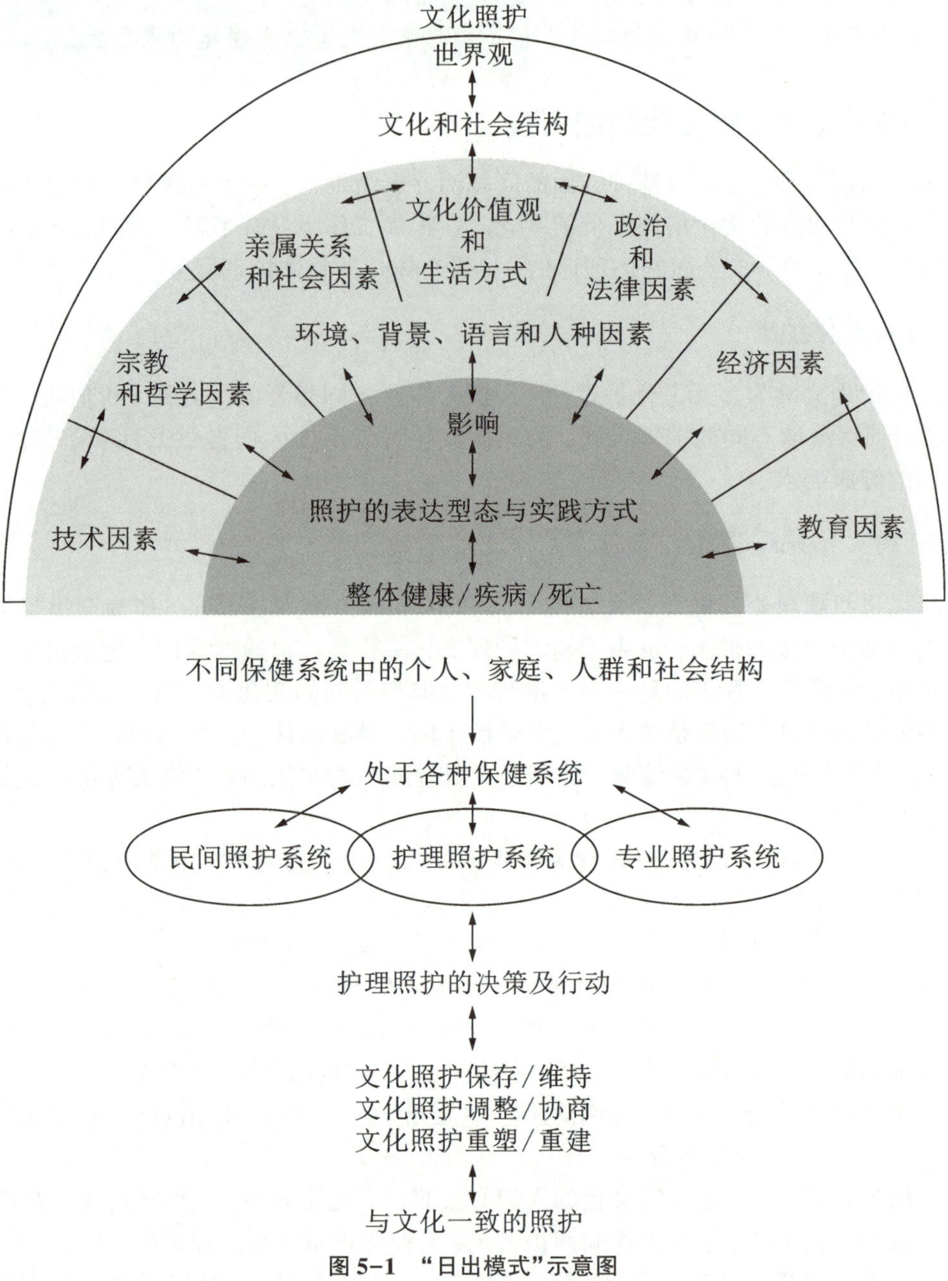

图 5-1　“日出模式”示意图

境和文化背景、健康状况及对照护的期望。莱林格制定了护士应用“日出模式”进行文化评估的基本步骤：①记录患者的情况，包括服饰和外貌、身体状况特点和语言、行为、习惯、态度等文化特点。②倾听并了解患者的文化价值观、信仰，患者在环境背景下与照护和健康有关的实践活动。③确认并记录所看到的、听到的和感受到的患者重复出现的形态和事件。④分析整合所获信息，确定照护的主题和模式。⑤形成由患者和护士共同参与和决定的、与患者文化一致的护理照护计划。

(2)护理诊断：对应“日出模式”的第三层，即在评估的过程中找到个体的文化背景对护理照护的促进和阻碍因素，了解到无法达到预期的护理内容，作出护理诊断。

(3)护理计划和实施：计划与实施在第四层展开。护理计划要基于患者的文化背景，提供与文化一致的照护。

(4)护理评价：“日出模式”中未阐述相关部分，可对护理照护进行系统性评价，以明确何种照护行为符合患者的生活方式和文化习俗。

第三节　东西方文化与护理

案例导入

故事发生在一个在美国圣路易斯生活的华人家庭，当小朋友丹尼斯肚子受凉引发肚子疼时，刚刚到美国的中国爷爷对小孙子使用了中国传统的刮痧技艺。虽然丹尼斯的肚子不疼了，但刮痧这种技术在当时并不被美国人认可，因此老人被控告虐待儿童被遣送回国。

思考

1. 本案例中体现了哪些东西方的文化差异？
2. 如果你是老人的子女、孩子的父母，你该如何处理这些冲突？

每一种社会现象都有其深刻的文化背景，东西方文化差异导致东西方护理具有各自的特色。

一、东方文化与护理

中国传统文化是东方文化最具代表性的思想和哲学体系。中国传统文化因其产生、发展的独特历史背景，与西方文化相比有其鲜明的特点和个性，影响中国护理的起源及发展。

(一)中国传统文化的特征

1. 统一性　中国传统文化是逐渐形成和发展起来的、以中华文化为中心、囊括各民族绚烂多彩文化的统一体。它具有非常强大的同化影响力和高度的统一性，在中国历史发展的任何阶段都不曾被分裂和瓦解过。

2. 连续性　中国传统文化在发展过程中一脉相承、传承发展、延续不断、经久不衰，具有顽强的生命力，这正是中国传统文化的一个重要特征。

3. 包容性　中华民族是一个多民族的共同体，各具特色的多民族文化异彩纷呈。中国传统文化本身是一个开放性体系，经历几千年朝代更迭和文化入侵，经过碰撞、同化和融合，变得更加多元和包容，是不同民族不同学派的文化取长补短、相互交融而成的结果。

4. 多样性　中华历史源远流长，中国传统文化是华夏五千年文明史的高度浓缩。中国幅员广阔、民族众多、风俗各异，区域文化和民族文化绚丽多彩。

5. 人本性　中国传统文化以人为本位，关注人的生存及其全方位的发展，偏重政治和伦理领域的实用性。春秋末期诸子百家兴起，特别是儒家的兴起，使人们开始注重以人为核心，以人伦道德为本，突出天地人中人的地位。肯定天地之间人为万物之灵，在人与鬼神之间，以人为中心，这是中国传统文化的基调。

6. 群体本位　中华文化中的以人为本不同于西方强调的个性与自由，而是将个体融入群体，重视五伦，强调人对于民族和国家的义务。中国文化的价值取向是以社会群体为价值主体而形成的，以社会为本位的整体主义价值系统。

7. 中庸之道　中庸是儒家思想方法和道德行为准则，中国传统文化主张“以和为贵”，追求“中庸之道”，用于调节人与自然、人与人、人与社会的矛盾。对“中庸之道”的认同使中国人形成了注重保持和谐的社会意识，以及做事不走极端、求大同存小异的处世原则。

8. 寻根情怀　中国传统文化是在以农业为核心的自然经济基础上形成和发展而来的。固守土地是一种根深蒂固的意识，体现了人们对土地的热爱和依赖。因此，中国人多具有异乎寻常的思乡和寻根的乡土情怀，以及不主动追求冒险和刺激的生活态度。

(二)中国传统文化与护理

中国传统文化强调“五性”即“仁、义、礼、智、信”，护患之间应充满仁爱、道义、睿智、尊重、诚信五性，仁义礼智信与护理的职业精神存在诸多耦合之处。

1. 仁者爱人，利他之德　儒家伦理道德的核心是“仁”，所谓“仁者爱人”，“仁”即仁爱，体现了对人的关怀与尊重。护理的核心理念则是“以人为本”，以患者为中心，且护理正是施仁爱人的手段。医术是“仁术”，护理工作中护士展现的关爱、和蔼可亲的微笑、耐心投入的倾听、精湛准确的技术和一视同仁的尊重，都是基于传统仁爱思想的博爱护理观的最好体现。

2. 君子喻义、铁肩仗义　义是以正义的态度服务于患者。护士对待患者不受社会地位、经济状况的影响，确保人人享有平等的被照护的机会，是基于尊重的公平之道；护士运用经验丰富的专业判断和规范有序的护理程序全力挽救急危重症患者的生命，是基于仁爱的救护道义；护士急患者之所急，想患者之所想，维护患者利益，济贫扶弱、乐善好施，则是仗义式关怀之道。

3. 敬人之礼、相宜和美　礼者，心之敬，心中有敬，油然而生便是礼。护士心中敬畏生命，继之礼仪规范油然而生。礼仪是尊重的体现，“敬人者，人恒敬之”，护理礼仪规范有助于营造护患相互尊重的良好氛围。行为有修持，说话有道理，是谨言慎行之礼；仪态有风度，行动有修养，是端庄优雅之礼；对人有礼教，对事有境界，是相宜适度之礼。

4. 睿智敏捷、修己安人　护理专业化的过程是从知识变为智慧，将技能转化为技术的过程。“修己”即提升自己的能力和修养；“安人”就是在“修己”的前提下去管理别人。“修己安人”的思想理念不仅在护理管理中能够得到体现，也强调一线护士应努力提升个人专业能力和文化修养并将其落实到护理实践活动中。

5. 慎独诚信、笃实守恒　《中庸》有言：“莫见乎隐，莫显乎微，故君子慎其独也。”“慎独”是指独处时，即使没人监督，也要严格遵守道德原则。护理工作关系到患者的生命安全，“慎独”是护士诚信素养的核心之魂。护士需坚定自己的道德信念，自觉以慎独精神指导自己的行为。

中国传统文化对护理工作具有重要的理论和实践的指导意义，发展具有中国特色的现代护理应探索中国传统文化与护理的有机融合。

二、西方文化与护理

西方医学科学的发展是以古希腊哲学家奠定的逻辑、数学和实验为基础的，不同历史时期由于时代和背景的不同，文化对医学和护理学有不同的影响。

早在米诺斯王朝时期，人们就已开始重视下水道等卫生设施的修建，开始观察人与动物的关系，这些标志着医学的启蒙。希波克拉底(Hippocrates)将医学引入科学发展的轨道，他提出了以病因论治的医学观念，并提出了“医生首先不要伤害患者”的伦理准则，这被称为希波克拉底誓言。

医生盖伦(Galenos)以解剖观点为基础创立了古罗马医学体系。古罗马人非常注重环境与人的和谐相处以及卫生保健设施的建设，这些举措是预防医学和公共卫生学的雏形。公元3世纪赛维鲁建立了教授医学知识的专门学校，标志着医学教育的开始。

中世纪的医学发展主要以宗教及战争为主题，护理事业也迎来了启蒙时期。护理工作最初的重点是改善医疗环境，包括改变采光、通风及空间的安排等。随着战争的爆发，护理工作开始重视护士的训练、护理技术的发展、在岗教育、对患者的关怀等方面。

在医学复兴过程中，达·芬奇(Leonardo daVinci)将解剖学实验方法引入医学。维萨留斯(Vesalius)医生出版了世界第一部人体解剖学专著《人体的构造》。法国神父圣·文森保罗(St. Vincent dePaul)建立慈善姊妹会，使护理逐渐摆脱了教会的束缚，成为独立工作。

18世纪至19世纪，医学开始转向实证主义和科学化方向。19世纪中期，南丁格尔创立科学的护理专业，使护理学的发展步入科学轨道。护理学现在已成为一门以自然科学与社会科学为理论基础，研究有关预防保健、治疗疾病及康复过程中护理理论与技术的综合性应用科学。

三、东西方文化差异及对护理的影响

(一)健康观与健康维护责任

健康是人类共同追求的目标，其意义因人、时、地而异，包含生理、社会心理及精神等不同的层面，直接影响着个体维护健康的行为。每个人有属于自己健康的最佳状态。护理的目标是使每个人达到最高程度的健康。

1. 健康观的发展　健康观的发展历程可以从古代开始追溯，随着医学科学的发展和社会的进步而不断演变，其过程可以概括为以下几个阶段：

(1)蒙昧阶段：古代生产力水平低下，科学思想尚未形成，人类对于健康的认识是蒙昧和超自然的。人们错误地将健康与疾病归因于神灵，忽略人在维持健康中的作用。

(2)自然哲学阶段：随着生产力的发展和医学技术水平的提高，人类开始将健康与人类生活的自然环境和社会环境联系起来观察和思考，由此产生了最早的辩证的整体医学观。例如，古希腊的希波克拉底提出的“体液平衡学说”认为人体内有血液、黏液、黄胆汁、黑胆汁四种液体，这四种液体的平衡与否决定了个体的健康程度。在古代中国，中医理论则追求人体气血、阴阳平衡，强调饮食起居和心理调节等。

(3)机械论阶段：文艺复兴促进了科学进步，推动了医学科学的发展。笛卡尔和拉美特利等哲学家提出了机械论医学观。他们认为人体是一部精密的机器，疾病是机器发生故障的结果，而康复是修缮的过程，且维护健康应像维护机器一样精益求精。在此阶段，科学的实验论证方法促进了传统医学向现代医学的快速转变。例如，路易斯·巴斯德(Louis Pasteur)发现了微生物、威廉·哈维(William Harvey)发现了血液循环、鲁道夫·菲尔绍(Rudolf Ludwig Karl Virchow)创立了细胞病理学等。

(4)生物医学阶段：随着工业革命浪潮及传染病的暴发流行，人们对传染病的认识进一步加深，极大地推进了细菌学研究的发展，人类开始认识到健康是宿主(人体)、环境和病因三者之间动态平衡。人类对病原微生物的深入探索形成了疾病的单因-单果模式，在一定程度上揭示了传染病的发生、发展及流行规律，从纯生物学角度来阐释维持生态平衡的观念。

(5)生物-心理-社会阶段：20世纪70年代末，恩格尔(G. L. Engel)首次提出，必须摒弃旧的生物医学模式，因为人作为社会成员，拥有心理情感等主动意识，明显影响疾病产生和进展。把人理解为生物、心理、社会三种属性的统一体，人的健康和疾病不仅是生物学过程，而且有心理和社会因素，要从生物、心理、社会相统一的整体水平来理解和防治疾病。

1948年，世界卫生组织(WHO)将健康定义为：健康不但是没有疾病和身体缺陷，而且还要有完整的生理、心理状态和良好的社会适应能力。1989年，WHO又提出了健康新概念，即“健康不仅是没有疾病，而且包括躯体健康、心理健康、社会适应良好和道德健康”，将道德健康纳入健康的内容，形成了四维健康观。其内涵包括：

躯体健康：指身体结构完整，功能良好，没有疾病和残疾的状态。

心理健康：指个体能够正确认识自己，情绪稳定，自尊自爱和积极乐观等。

社会适应良好：指个体能够有效适应不同的环境，胜任个人在社会生活中承担的各种角色。

道德健康：指个体能按照社会道德行为规范约束自己，履行对社会及他人的义务。

四维健康观既考虑了人的自然属性，又兼顾了人的社会属性，打破了将生理、心理和社会机械分割的传统观念，强调了人与大环境的和谐，将健康的内涵扩展到了一个新的认识境界，对健康认识的深化起到了积极作用。

2. 健康维护责任　国际护士会指出，护士的基本职责就是促进健康，预防疾病和减轻痛苦。护士为个人、家庭及社区提供健康服务，并与相关团体互相协作提供服务。护士的健康维护责任主要包括两个方面：一是维护患者健康。护士应保证患者生理舒适，加速身体康复；做好患者心理护理，建立良好沟通；给予关怀鼓励，调动社会支持；有效健康教育，促进健康行为。二是维护自身健康。护士应养成健康的生活方式，提高健康素养；提高人际沟通能力，主动建立强有力的社会支持系统；注意塑造良好职业形象，充分体现对患者的关爱与尊重。

(二)死亡观与患者临终护理

死亡是生命活动不可逆的终止，是每个人都必须经历的过程，护士在帮助临终患者消除对死亡的恐惧，树立正确的生死观中，起着非常重要的作用。

1. 不同文化视角下的死亡观　死亡观是人类对自身死亡的本质、价值及意义的根本观点和根本看法。

(1)中国传统文化的死亡观：在中国社会发展早期，由于社会生产力落后，用哲学的思想思考问题的能力还未完全形成，人们还不能用自然的眼光看待死亡，他们相信死亡不是终结，而是灵魂的轮回转世。东方文化中的死亡观强调了对逝者的尊重和怀念，以及主张生命的意义在于传承价值。

(2)西方文化的死亡观：西方文化源于西伯来文化和希腊理性精神，认同人的一生唯有死亡归宿是亘古不变的。许多古希腊哲学家把人看作是灵魂与肉体生命的结合，灵魂生命纯洁而高贵，肉体生命肮脏，他们认为死亡是“灵魂离开肉体的监狱而获得解放”。

2. 患者临终关怀　中外文化都把从容、无痛苦、有尊严地离世作为理想状态。临终护理的目的是帮助临终患者减轻痛苦，降低对死亡的恐惧，平静安详地离开人世；同时帮助家属接受丧失亲人的现实，适应新的生活。临终护理的内容主要包括：

(1)尊重和尊严：与患者建立良好的沟通和信任关系，倾听他们的需求和意愿，尊重他们的个人价值观和文化信仰。

(2)疼痛管理：根据患者的疼痛程度和个体差异，制定个性化的疼痛管理方案，包括药物治疗、物理疗法和心理支持等。

(3)舒适护理：提供舒适的环境和护理，包括保持床位干燥清洁、调整姿势、帮助患者换位、保持体温适宜等，以确保患者在临终阶段能够感到舒适和安心。

(4)心理支持：临终患者和家属在心理上常常会感到焦虑、恐惧和绝望，护士需要提供情绪支持和心理护理。听觉是人体最后消失的感觉，因此护士在跟患者交流时语调应轻柔，语音清晰，也可用手触摸患者，让他感受到生命最后的陪伴。

(5)居丧期照护：与患者的家人建立良好的沟通和合作关系，提供家庭支持和指导。帮助家人理解患者的病情和临终过程，提供情绪支持和应对策略，帮助他们度过居丧期。

(6)团队合作：在临终患者的护理中，护士需要与医生、社会工作者、心理咨询师和宗教领袖等多学科团队合作，共同制定综合的护理方案，为患者和家属提供全面的支持和关怀。

【知识链接】

中国临终关怀之父——崔以泰

临终关怀(hospice)一词源于中世纪，意为“朝圣者暂歇的驿站”，后来引申为临终关怀的医护方案，在 20 世纪 80 年代由崔以泰教授逐步引入我国，目前最常见的用法“hospice care”以及译文“临终关怀”，这些均是由崔以泰提出并推广的。

崔以泰生于 1935 年，先后在天津医科大学学习临床医学及神经生理学，后赴美国托马斯·杰弗逊大学研修医学管理学。他于 1988 年主持成立了我国第一家临终关怀研究中心，1990 年在天津医学院主持组建了我国第一家临终关怀病房，被称为“中国临终关怀之父”。崔以泰说：“其实我的工作，就是让临终患者，在人生的最后一段旅程，生活得舒适、安详。就像泰戈尔所说：‘生如夏花之灿烂，死如秋叶之静美’。”

(三)东西方文化的差异对护理的影响

1. 东西方的文化差异与护理教育　东西方文化差异在护理教育上主要表现为授受教育与自治教育的差别。在中国，传统的授受教育以教师活动为中心，通过在课堂上的理论授课把知识传授给学生。这种护理教育强调理论知识的系统性和护理操作技术的规范性。自治教育是西方国家学校教育的主导思想，表现在护理教育中强调临床实践教学，以学生活动为中心，强调灵活多变的教学方法。两种方式各有千秋，中国现代护理在传统授受教育的基础上丰富教学方法，培养的是“知识系统、能力创新”的新型护理人才。

2. 东西方的文化差异与临床护理　西方的生命伦理学强调个人自由，而以儒家为主的中国传统文化强调和谐与责任。西方文化强调个人的权利，中国文化更强调个人的义务。在临床护理工作中，护理人员应尊重患者因文化的不同而表现出的差异，例如，沟通偏好的差异，东方文化更倾向于间接表达，而西方文化更注重直接沟通，在告知坏消息时中国护士会被家属要求不要告知患者本人，而西方国家则主张患者本人拥有知情权；禁忌避讳的差异，如很多中国人排斥带 4 字的床号，西方人则可能要避免 13 号；痛苦表达的差异，例如西方抑郁症患者会强调自己一事无成，在东方文化背景下的抑郁症患者则更强调疲惫和躯体疼痛；称呼偏好的差异，在中国有根深蒂固的宗法观念，建议护士在护理过程中以职务、职称等尊称患者来体现尊卑有序、长幼有别，而西方国家则对患者直呼其名以体现平等性。

3. 东西方文化差异与护理管理　中国的传统文化以儒家思想为主体，极富人文精神，重视道德与理想，在人际关系中强调中庸和谐，主张“不偏不倚”。在护理管理方面主要表现为“重均同，轻个性”，主张以理服人，以情感人的管理理念。西方文化讲究科学、民主，个人主义价值观已深入人心，鼓励个人奋斗，勇于竞争。护理管理的差异还表现在护理理念和服务模式方面，西方文化强调个人主义，护士更注重患者的个体化需求和隐私保护；中国文化强调集体主义，护士在提供护理时更多地考虑患者、家庭、社区的需求和意见。在服务模式上，西方重视护理的专业化和分层服务，中国则推行以人民健康为中心的系统化整体护理，并追求持续深化优质护理，创新护理服务模式，更好地服务患者。

尽管东西方文化间存在着明显的差异，表现在护理中也有诸多不同，但两者各具特色，各有其长短，可取长补短。西方国家护理的科学至上、创新精神对于我国护理行业与国际接轨具有重要的价值。

第四节　护理文化

医院的护理文化是社会文化在护理领域的表现形式，是人文精神、整体护理的具体实践和应用，是医院文化的重要组成部分。护理文化是随着时代的变迁而不断发展的，不同时代护理文化在内容和内涵上都存在着差异。

一、护理文化概述

(一)护理文化的概念

护理文化是指护理组织在特定的护理环境下，逐渐形成的共同价值观、基本信念、行为准则、自身形象以及与之相对应的制度载体的总和。护理文化不仅包括对患者的关怀和照顾，还涵盖了护士之间、护士与其他医护人员之间以及护士与患者家属之间的互动和合作方式。

(二)护理文化的内涵

护理文化的内涵是指在医院内围绕“以人民健康为中心”的理念，由严格的护理规章制度、严谨的护理技术操作流程、优质的护理服务态度和高效的护理管理体制等要素组合成的一个完整体系，它包括：

1. *表层的形象文化*　护士形象是医院护理文化的表现形式。护士的职业形象不仅表现在护士的仪表、仪态、行为举止等外在形象，还表现在职业道德、知识水平、心理状态等文化素质。

2. *浅层的行为文化*　即物质层文化。物质层是护理文化的外壳，是形成制度文化和精神文化的必要条件，是护理工作的文化要素在社会外观的表露，包括医院环境、护士自身形象塑造、人际关系、团队精神和业务技术培训等，反映医院护理工作作风、精神面貌、人际关系、团队精神和品牌效应等，是护理文化建设的基础和前提。

3. *中层的制度文化*　制度层是护理文化的中间层，是护理文化的支撑。制度文化包括各项护理规章制度、技术操作程序和监控标准，是护士共同的行为规范。通过制度层统一护士的服务理念、仪表、行为和服务规范标准。包括建立护理规章制度及人员职责；建立护士行为规范制度；护士月考核指标及奖惩制度等。

4. *深层的精神文化*　精神层是护理文化的核心，是护理文化建设的最高层次，是形成物质层和制度层的基础和原则。它包括建立明确的护理理念，在护理服务中推出“护理品牌”等，为医院在竞争中拓展生存空间。

上述护理文化的四个层面不同表现形式，相互联系、相互影响、相辅相成、协调发展，共同构筑出护理文化这一独特的职业文化现象。

(三)护理文化的内容

护理文化的具体内容包括以下六个方面：

1. *护理宗旨*　是由护理组织认定并且在护理活动中应该遵循的根本原则和共同的信念与追求，直接引导着护士的行动和护理学科的发展。例如，“减轻和消除痛苦，维护和增进健康”就是护理宗旨，具有强大的激励和导向作用。

2. *护理理念*　是护士对护理专业的信念及其所认同的价值观，在长期护理实践活动中形成、内化，并在护理活动中表现。护理宗旨是组织认定的，不一定转化为全员的共同意志，而护理理念则一定是被全体成员内化了的价值体系。例如，“护理的核心是健康照顾”就是护理理念，可以指导护士与患者的互动，影响护士的专业护理行为。

3. 护理道德　是护士应遵守的职业道德，对于提高社会责任感、树立良好的形象、形成良好的组织气氛有着积极的促进作用。由于护理工作直接涉及人的健康和生命，因此要求护理道德具有很高的标准。护士要践行这些护理道德的基本原则，并依此规范自己的言行。

4. 护理制度　是护士共同的行为规范，包括各项护理工作应当遵循的法规、标准、程序及各项管理制度。护理制度既体现了护理宗旨，即价值观念和道德规范，也反映了护理管理的民主化和科学化的程度。

5. 护理作风　是指护士在达成组织目标时所表现出来的个性特征，是在护理工作中重复出现的、带有普遍性并且相对稳定的行为方式，体现了护士共同的价值观。

6. 护理形象　是公众对护士的感知觉印象，是护理文化的社会表现和社会评价。任何一个群体，不仅要对自身发展负责，同时也需承担社会责任。良好的护理形象源于护士的个人形象和组织的外部发展，两者是统一的。

（四）现代护理理念的文化基础

随着生物-心理-社会医学模式的发展，实施“以人为本”的整体护理，要求更加注重对生命质量的关怀和人格尊严的完善，使护理理念中的人性化护理更加突出，“以人为本”的人文精神成为中国特色护理理念的内在动力。人文精神作为人类文化所体现的最根本的精神，是建立在人性论、关心人、尊重人、以人为中心的世界观基础上，并随着社会的进步和经济的发展，在高科技时代不断融汇人类所有文化精神（包括科学精神、伦理精神、艺术精神等）而提升成熟的理性精神。

在护理领域，人文精神是指护士通过同理心、关怀和尊重，将患者视为整体的个体，关注他们的身心健康和福祉，尊重他们的尊严和权利，以人为本，提供个性化、全面的护理服务。人文精神对护理的影响包括：①人文精神要求护士具备同理心和关怀之心，能够理解患者的感受和需求，给予他们温暖和支持。通过关怀和同理，护士可以建立起与患者之间的亲密关系和信任，提升护理服务的人性化和效果。②人文精神强调尊重患者的尊严和权利，将患者视为独立、有尊严的个体。护士在实践中应尊重患者的选择、隐私和个人价值观，确保他们在护理过程中得到尊重对待。③人文精神要求护士将患者视为整体的个体。护士应根据患者的个性特点和需求，提供个性化、全面的护理服务，满足患者的健康需求。④人文精神强调护士与患者之间的有效沟通和倾听。通过倾听患者的意见和需求，护士可以更好地理解患者的期望和需求，提供更加贴心和有效的护理服务。

二、护理文化建设

（一）护理文化建设的概念

护理文化建设是一种新型的人本管理理念，以文化引导为手段，以科学的方法指导工作，激发护士自觉行动的管理方法。它肯定了人的主观能动性，在规范护士行为、完善相关制度的基础上，提高护士工作积极性主动性，提升职业价值感。建设护理文化要以人为本：既要以患者为中心，让患者满意；又要以护士为本，让护士满意。

此外，医院护理文化应既有鲜明的行业特色，又充满竞争观念、创新意识。护士只有对此有深刻的认识，才能具有强烈的危机感，才能把不断创新作为自己求生存、求发展的手段，使自己的服务在不断更新换代中获得发展，才能使护理跟上时代前进的步伐。

（二）构建具有中国特色护理文化

构建具有中国特色的护理文化要遵循正确的原则，从我国实际出发，与时俱进，以中国特色社会主义文化为主导，建设多学科综合的护理文化。这包括三个层面，即物质文化、制度文化和精神文化。

1. 构建物质文化　在物质文化层面，护理文化建设包括医院环境和护士形象两方面。

（1）医院环境建设：要构建和谐护理工作环境，增添人性化护理服务设施，在布局上要以方便患者疾病诊断、治疗、护理为原则，在装饰上以适应患者心理感受为基准，使患者处处感受到尊重和关爱。如在病室环境中应用“10S”精细化管理，即整理（seiri）、整顿（seiton）、清扫（seiso）、清洁（seikeetsu）、素养（shitsuke）、节约（save）、安全（safety）、速度（speed）、坚持（shikoku）、习惯（shiukanka）；在病床间安装隔帘保护隐私；营造属于护士自己的空间，如护士办公室、护理文化墙等；在公共区域设置费用查询机，方便患者进行自助核查；配备导医员、轮椅、平车、无障碍通道等，为患者尽可能提供便利。

（2）护士形象建设：护士的形象是内在美与外在美的有机结合，自然美与社会美的高度统一。礼仪是人的内在修养和外在素质的表现，要对护士进行护士素质和礼仪规范训练，规范护士的行为举止、仪容仪表等方面所应遵守的具体要求。如C-I-CARE模式，是美国推行的一种以流程为导向的沟通方式，护士在护患沟通中通过接触（connect）、介绍（introduce）、沟通（communicate）、询问（ask）、回答（respond）、告别（exit）六个环节，向患者传递被尊重、被接纳、被关爱的感受。

2. 构建制度文化　在制度文化层面，护理文化包括规章制度的完善和落实。

（1）完善规章制度：护理制度是在长期的护理工作实践中总结出来的，是规范护理人员行为方式的一部分。首先，要构建合理的护士长管理制度，如定期召开护士长会，对护士长的管理提出明确要求，对护士长实行任期考评制度等。其次，构建合理的护士管理制度，如严格执行聘用护士准入制度，加大在职护士的培训力度，组织年度考核等。最后，要构建护理质量管理制度，如强调护理工作的安全意识，规范、细化各级护士职责、工作制度和流程，重视终末质量和环节质量等。不断完善和修订制度，体现其合理性、民主性、先进性、可操作性，建立一套良好的护理服务管理体系，用制度来管理人、引导人、约束人、培养人。

（2）狠抓制度落实：既要根据《中华人民共和国护士条例》《医疗事故处理条例》依法管理，又要体现以人为本，尊重关心护士，激发护士的主观能动性。把医疗质量和医疗安全落实到每一个环节，使医院内部护理管理工作科学、规范，实现无缝隙、全覆盖的管理。严格执行医疗护理操作常规，规范护理行为，增强安全防范意识，确保制度有效落实和实施。按制度管理，按规定办事，做到全员参与、全程监督、全面管理，有章可循、有章必依、违章必究。加强监控力度，通过抽查、对检、复核等形式对制度贯彻执行情况进行全方位、多侧面、深层次地监督，对违规行为进行严肃处理，实现从人治到法治、从经验管理走向科学管理。

3. 构建精神文化　在精神文化层面，护理文化包括独立精神和创新精神。独立精神反映了护理的独立人格，体现了护理的主体意识；创新精神则包括护理的各个方面和层面的创新精神，如护理理念、护理哲学、护理体制、用人制度、服务水平等。在该层面需要做到以下几点：

(1)加强医德医风建设：护士在护理实践过程中，必须坚持社会主义道德的基本原则，把患者的健康利益放在第一位，要确立“以人民健康为中心，以群众需求为导向”的宗旨。如医德档案是对医德实践活动的一种记载和肯定，通过对所有在岗人员的真实工作行为进行记录分析，通过走访和回访患者了解患者需求和对护理工作进行评价，将道德层面的意识形态转化为物质层面的管理模式。

(2)抓好护理管理建设：着力构建科学管理和高效运行的新机制，激活内部创新活力，增强护士自我教育、自我管理、自我约束、自我发展的能力。如通过建立专科护理小组、开设专科护士门诊等专业化护理小组活动，以及通过开展服务创新及管理创新等工作建立起“一专科一特色、一疾病一规范”的专科特色护理服务，提升专科疾病护理服务质量和水平，促进护士技术和能力的提升以及职业价值感和使命感的提升。

(3)提供延续护理服务：患者入院前可能存在生理痛苦和心理焦虑，出院后也可能存在或出现新的健康问题，因此患者在院前、院后都有较高的照护需求。延续护理是整体护理的一部分，使院外患者能得到持续的卫生保健服务，从而促进患者的康复。例如全病程管理，就是一种基于病友服务中心“互联网+全病程管理平台”，由个案管理师全程介入跟进，为患者实施贯穿院前、院中、院后的连续性整合照护的全人全程全周期健康管理模式，通过这种模式，优化了患者的就医流程，促进医院资源的合理配置，提高了护理服务的质量。

(4)促进人文医院建设：无人文不医疗。人文精神与科学技术是医疗服务的两个轮子，缺一不可。通过主动倾听病友意见，认真做好投诉处理；加强志愿者服务，开展病友心理疏导，编制医患沟通文明用语和行为指南；加强医院文化与价值管理体系的建设，打造一流学科文化。建设人文医院需要遵循以人为本的发展思想，将人文关怀与医疗服务融为一体，用人文精神引领医院改革发展。

三、构建新时期护理安全文化与服务文化

(一)建立“生命至上”的护理安全文化

1. 安全文化的概念　“安全文化”一词最早出现在切尔诺贝利核泄漏事故报告中。经过发展完善，英国健康安全委员会核设施安全咨询委员会(HSCASNI)将“安全文化”定义为“个人和集体的价值观、态度、能力和行为方式的综合产物，它决定于健康安全管理上的承诺、工作作风和精通程度。”我国学者罗方则将安全文化概括为人类安全活动所创造的安全生产、安全生活的精神、观念、行为与物态的总和，具体体现为企业安全文化、全民安全文化和家庭安全文化等。

“护理安全文化”的概念是由 Singer 等于 2003 年首先提出，它将希波克拉底的格言“首要不要伤害患者(primum non nocere)”整合到组织的每一个单元、注入到每一个操作规范之中，将“安全”提升到最优先地位。护理安全文化是一种组织文化，是护理管理的新思路。

2. 构建新时期的护理安全文化　护理安全文化的建设，即在医院中建立一种积极的安全文化，培养和影响护士对安全护理的信念和态度，促使安全护理行为的养成，减少护理差错、事故的发生，以确保患者安全。

(1)护理安全文化理念的更新：①对护士进行护理安全文化的培训，提高护士对护理安全重要性的认识，树立安全第一的观念和意识。②理解人的能力局限性，抛弃“人不应出错”的传统观念，接受“人孰能无过”的事实，正视并重视安全问题。③由“人因失误”向“系统理论”转变，明确个人差错多与系统有关，要从系统角度查找原因。④厘清安全与效率的关系，理解对于医疗护理活动，安全是效率的前提，建立以安全生产为首要目标的医院文化。⑤患者安全与护士安全同向而行。在护理活动中，护士应规范自己的行为，保护患者的安全，做好职业防护，保护自己的安全，实现不伤害他人，不伤害自己，不被他人伤害的最终目的。

【知识链接】

现代患者安全运动

1999 年，美国医学研究所(Institute of Medicine，IOM)在报告《人非圣贤孰能无过：建立更加安全的卫生体系》中披露，美国医院内每年有多达 9.8 万名患者死于可预防的医疗差错。其后不久，美国国会通过立法，要求医疗保健研究与质量机构(Agency for Healthcare Research and Quality，AHRQ)发布年度报告，监测医疗服务的改进。美国联合委员会(The Joint Commission，TJC)作为认证机构确定预防医疗差错的关键步骤，并在 2003 年发布了第一版美国国家患者安全目标，之后每年更新一次。

从 2006 年起，中国医院协会按照国际惯例每 2～3 年定期发布一版《患者安全目标》。最新版《患者安全目标》于 2022 年 11 月发布，具体内容为：

【目标一】正确识别患者身份

【目标二】确保用药与用血安全

【目标三】强化围手术期安全管理

【目标四】预防和减少健康保健相关感染

【目标五】加强有效沟通

【目标六】防范与减少意外伤害

【目标七】提升导管安全

【目标八】加强医务人员职业安全与健康管理

【目标九】加强孕产妇及新生儿安全

【目标十】加强医学装备及医院信息安全管理

2019 年 5 月在瑞士日内瓦举行的第 72 届世界卫生大会通过决议，将每年的 9 月 17 日设立为世界患者安全日，以提高公众意识和参与程度，增加全球关注，推动全球团结互助，并敦促会员国采取行动，增强患者安全。

(2)营造非惩罚性的护理安全文化：变“苛责文化”为“缺陷分享文化”。①构建报告文化。根据“系统理论”创建安全管理的公平文化，细化惩罚的界限，在管理双方互相信任的基础上，鼓励不良事件主动上报，着眼于事件的发生原因、改进措施和效果，这样有助于及时发现安全隐患并进行干预。②构建学习文化。通过岗前培训、低年资护士规范化培训、高年资护士"人人都是安全员"的管理培训等形式，使新进护士尽快融入医院护理安全文化，人人参与病区安全管理持续改进，强化护士的安全理念与行为。③构建分享文化。护理部、片区、病区等定期组织不良事件分享会，集中讨论分析事件发生的主、客观原因，淡化不良事件的个人惩罚，多从管理制度上和操作规程上找问题，调动医护人员主动参与护理安全管理的积极性，从错误中学习，从根源上防范，保证患者安全。

(二)建立"以人为本"的护理服务文化

1. 服务文化的概念　"服务"的概念最早由美国学者 Theodore Levitt 提出。他指出，在服务经济中，产品和服务的界限变得模糊，服务本身成了许多企业的主要产品或者是与其产品同等重要的一部分。"服务文化"则是体现服务特色、水平和质量的物质因素与精神因素的总和，是文化的重要分支，是文化建设的新内容。建设高品质的服务文化，提高服务质量，提升服务文化贡献度，已成为各行各业谋求发展的必然选择。

"护理服务文化"是指护士为患者和社会群体提供护理、保健服务过程中所创造的全部物态服务文化和意态服务文化的总和。护理服务文化包括以下特征：①创新性。为了迎接挑战，护理服务必须在护理理念、专业技术、服务模式等全方位进行创新以适应健康需求的转变。②情感性。护理服务不仅是技术的操作，更是情感的交流，它涉及护患关系的建立和患者满意度的提升。③实践性。护士在临床护理工作中将护理服务的理念、价值观和行为准则转化为具体的护理行为。④协调性。护理团队在护理服务中需有效协调多部门、多范畴的工作，以确保护理服务的顺畅、高效和优质。⑤社会性。护理服务是开放性系统，护理服务文化不仅在医院发挥着功能，而且也面向社会特定群体，如患者和患者的社会支持系统。

【知识链接】

磁性医院(Magnet Status)

1983 年，美国学者 McClure 发现部分医疗机构建立的护理实践系统对专业护士具有"磁铁"效应，能够在招聘和管理过程中吸引和留住具有良好专业素养的护士，并为患者提供持续性高质量的护理服务，于是将这些医疗机构称为"磁性医院"。"磁性医院"认证项目由美国护士协会(American Nurses Association，ANA)和美国护士认证中心(American Nurses Credentialing Center，ANCC)联合建立。2002 年公布的磁性认证标准包括 14 个要素：转换型领导、组织授权、模范的专业实践、新知识、创新和改进、高质量的实证结果等。磁性医院的认证通过后，具有 4 年的有效期，该认证是全球护理界公认的最高荣誉奖。迄今为止，国内仅有浙江大学医学院附属邵逸夫医院一家医院通过了磁性医院认证。

2. 护理服务文化的核心内容　随着全民健康观念的提升，服务文化已成为评判医院综合竞争力的焦点、亮点和热点。日趋成熟的护理服务和患者越来越高的服务需求，正在改变着现代护理的工作模式，也给医院和护士提出了新的挑战。将文化护理融入日常护理工作中，为患者提供系统全面的多元化健康服务是现代护理服务的核心内容。

(1)提供人性化护理服务：是指护士在提供护理服务时，应能从患者的角度出发，尽可能满足其生理和心理需求。如医院提供免费陪检、免费护理器械租赁、出院后代买药等服务，为患者提供便利。

(2)提供个性化护理服务：是指护士应能根据患者的个性化健康需求，准确地提供相对应的服务。如医院设置中医护理门诊，以满足患者对中医的需求。

(3)提供便捷化护理服务：是指护士应能在保证护理质量的前提下，借助现代信息技术和管理手段，简化流程，提供便利。如通过自助预约、搭建信息桥梁、简化入院流程等“全程式”服务，提升患者就医体验。

(4)提供知识化护理服务：是指护士应能通过健康科普，将护理服务从提供扩展到指导，从院内延伸到院外。如医院大力构建“官方网站、官方微博、官方微信、移动 App”四位一体的新媒体矩阵来进行科普工作。

(5)提供标准化护理服务：是指护士应能通过对服务标准的制定和实施，达到服务质量目标化、服务方法规范化、服务过程程序化。如建立床旁规范化交接程序、医护患的标准化 SBAR 沟通模式、新生儿科的精准性袋鼠式护理流程等。

(6)提供延伸化护理服务：是指护士应能延伸和扩大护理服务的传统范畴，从医院走向社会、家庭，满足出院患者的需求。如通过微信群等形式延续对患者的健康指导，通过“互联网+护理”为患者提供上门护理操作等。

(7)提供温馨化护理服务：是指护士应能为患者营造一个温馨的就医环境，包括视觉、听觉、触觉等，以提高患者的舒适感和安全感；此外，还应提高服务意识，为患者带来安慰和鼓励，做有温度的护理人。如在儿科病室播放动画片，建立图书角和儿童娱乐区。

(8)提供专业化护理服务：是指应用整体护理理念，结合实证护理方法，采用护理程序步骤，针对患者需求将高水平的医学知识、护理技术及严谨的职业品质融入护理服务。如医院设置伤口治疗、静脉治疗、淋巴水肿、肠内营养等护理专业门诊。

【本章小结】

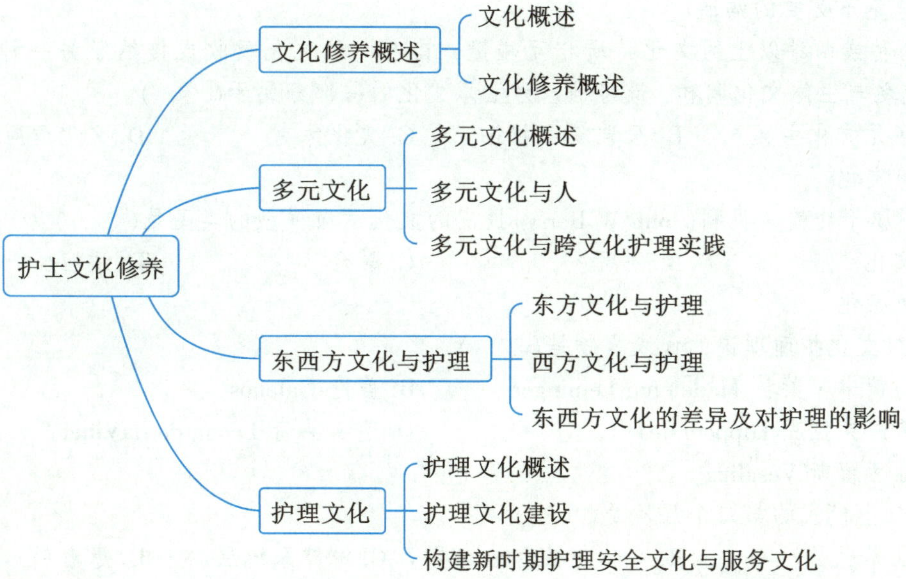

【自 测 题】

一、选择题(A1 型题)

1.“文化”一词最早见于(　　)

A.《中庸》　B.《素问》　C.《说苑》　D.《大学》

E.《论语》

2. 孙家正所著的《文化境界》中有这么一段话:“文化从何而来? 由人化文; 文化是做什么的? 以文化人。”这段话表明(　　)

A. 文化是人类社会特有的现象　B. 有了人类社会才有文化

C. 文化是由人创造的, 文化又影响着每个人

D. 人是由文化创造而形成的　E. 文化是经济发展的产物

3. 文化的结构层次不包括(　　)

A. 物质文化　B. 行为文化　C. 制度文化　D. 精神文化

E. 现象文化

4. 文化的层次结构中属于表层的是(　　)

A. 现象文化　B. 物质文化　C. 行为文化　D. 制度文化

E. 精神文化

5. 文化的层次结构中方式文化指的是(　　)

A. 现象文化　B. 物质文化　C. 行为文化　D. 制度文化

E. 精神文化

6. 下列不属于文化的功能的是(　　)

A. 科学功能　B. 凝聚功能　C. 规范功能　D. 认知功能

E. 塑造功能

7. 护士文化修养的提升途径不包括(　　)

A. 学习人文科学　B. 跨学科合作　C. 参加学术交流　D. 增加实践经验

E. 避免不必要的沟通

8. 两种或两种以上的文化特质相互碰撞, 其中一种文化吸收或接纳了另一种文化特质, 并使之与主体文化调和, 最终融合为主体文化的一部分属于(　　)

A. 多元文化主义　B. 医学多元主义　C. 文化休克　D. 文化适应

E. 跨文化

9. 不属于约翰·贝利(John W Berry)提出的文化适应模型的类型是(　　)

A. 同化　B. 分离　C. 融合　D. 适应

E. 边缘化

10. 跨文化护理理论的代表人物是(　　)

A. 马德琳·莱林 Madeleine Leininger　B. 盖伦 Galenos

C. 希波克拉底 Hippocrates　D. 达·芬奇 Leonardo daVinci

E. 维萨留斯 Vesalius

11. 日出模式的第二个层次是(　　)

A. 世界观层　B. 文化与社会结构层　C. 保健系统层　D. 患者层

E. 护理照护决策层及行动层

12. “减轻和消除痛苦，维护和增进健康”是护理文化的哪项内容(　　)

A. 护理理念　　B. 护理道德　　C. 护理制度　　D. 护理宗旨

E. 护理形象

13. 下列哪项不属于文化对健康行为的影响(　　)

A. 欧美国家抑郁症的患病率高于中国

B. 中国人选择中医进行养生保健

C. 中国常常不把患者患癌症的实情告诉患者

D. 中国的三寸金莲之美

E. 欧美认为感冒是一种严重的疾病，会立即就医，而中国人常不会

14. 护士能通过有效地协调各种人际关系，提高护理工作的效率和质量体现了护理文化的(　　)

A. 导向功能　　B. 协调功能　　C. 激励功能　　D. 规范功能

E. 同化功能

15. 护理服务文化的特征不包括(　　)

A. 创新性　　B. 服务性　　C. 实践性　　D. 协调性

E. 社会性

二、选择题(A2型题)

1. 在西方的医院中，护士需要照顾一位来自东方国家的老年患者。患者拒绝男性护士的护理操作，坚持要由女性护士来照顾自己。家属也郑重拜托护士不能将病情告知患者。这体现了(　　)

A. 文化的普同性　　B. 文化的差异性　　C. 文化的适应性　　D. 文化的多样性

E. 文化的传承性

2. 患者李阿姨前往美国跨国求医，由于语言不通，她无法完全理解医护人员的指示，也无法表达自己的需求和担忧。昂贵的医疗费用也给她带来了极大的心理压力，导致她感到非常焦虑和孤立，更加重了身体的痛苦。这时候患者经历了(　　)

A. 文化适应　　B. 文化休克　　C. 文化同化　　D. 文化分离

E. 文化边缘化

三、简答题

1. 护士应如何提高自己的文化修养？

2. 多元文化影响下，护士如何规范自己的行为？

(王滨琳)

第六章 护士美学修养

学习目标

【知识目标】

1. 能解释护理美学概念、护理美学内涵，能简述审美实践的具体要求。

2. 能说出护士提升审美修养的方法、护士职业形象美的要求以及塑造的途径和方法。

3. 能简述美的起源、美的本质、美学的形成和发展、护士审美修养的含义、护理职业形象美的意义和内涵。

【能力目标】

1. 能运用美学基本原理对自然美、社会美、艺术美和科学美等进行鉴赏。

2. 能运用美学基本知识指导护理实践活动。

【素质目标】

1. 具有良好的审美修养，具有发现美、感受美、鉴赏美和创造美的能力和品质。

2. 具备美的心灵与完美的职业形象，塑造护士职业道德美与护理职业形象美。

第一节 护理美学概述

奥古斯特·罗丹(Auguste Rodin)说："美是到处有的，对于我们的眼睛，不是缺少美，而是缺少发现美的眼睛。"生活中到处都有美，追求真、善、美是人的天性。社会的进步，就是人类对美追求的结晶。伴随着时代的发展，护理工作也在不断地前行。作为一名护理工作者，我们要增强自己的审美判断力，在工作中提升自身美学修养，用美的心灵、美的语言、美的外表给予患者关爱，维护和促进患者身心健康。

案例导入

最美新时代革命军人——陈静护士长

陈静，1988年入伍，中共党员，浙江海盐人，2023年荣获第49届南丁格尔奖章，2022年当选党的二十大代表，她所带护理组获评"全国三八红旗集体""全国巾帼文明岗"，荣立集体一等功、二等功、三等功。她本人先后荣获全国“援利抗埃先进个人”“全国优秀共青团干部”，个人荣立二等功、三等功各1次。为何她屡获殊荣？

1991年，她从护校毕业后，30多年来始终扎根临床护理一线，坚持“护士眼里只有患者”，不分老幼、贫富、贵贱。她先后主动请缨参加援利比里亚抗击埃博拉病毒、“和谐使命-2018”“和谐使命-2022”等国际化军事卫勤任务。她率先在国内开展24小时血液透析服务，所在科室的血液透析患者5年存活率77.3%，10年存活率40.5%，达到国际水平，创造了血液透析患者至今存活34年的生命奇迹，带领的肾内科血透室护理组被上海市民称为“南京路上爱民天使”。2020年初，她是首批赴武汉抗疫的医护人员，受到习近平总书记亲切接见，被中央军委授予“最美新时代革命军人”，入选中宣部“一线医务人员抗疫巾帼英雄谱”。陈静同志直面病毒感染生死考验，用大爱托起患者生命的方舟，向世界展示了中国军医的风采。

思考

1. 结合美学知识，你认为陈静护士长体现了怎样的美？
2. 陈静护士长身上有哪些精神值得学习？
3. 我们今后要如何提升自己的美学修养？

一、美的概述

（一）美的起源

美是一种文化的共识。大千世界，美，无时不在：从自然到社会，从历史到现实。探究美的起源，要追溯到人类最初的劳动生产与社会实践活动。在人类社会诞生以前，自然界中就已存在着茂密的森林、潺潺的流水、巍峨的山峰、艳丽的鲜花等自然景观，但由于无人欣赏，这些事物不具有任何美学意义。伴随着人类社会的诞生，人类为了自身的延续开始与大自然接触，如发明和制造劳动工具、绘制图腾、用舞蹈庆祝捕猎成功等，通过这一系列活动，人与周围事物之间逐渐形成情感，审美关系开始萌生，自然界也就逐步赋予了美学意义。20世纪80年代中期开始，护理美学越来越被人们所重视。

（二）美的本质

鲍姆嘉通是德国启蒙运动时著名的哲学家和美学家，他提出并建立了“aesthetica”（美学）这一特殊的哲学学科。“美是什么？”这个问题最早出现在柏拉图的《大希庇阿斯篇》中，主人公苏格拉底与希庇阿斯的对话就是讨论“美”的对话。“美是什么？”实质上就是美的本质问题。2000多年里，许多哲学家、美学家都就美的本质问题进行了探究，并从不同的角度提出了各种关于美的本质的学说。美的本质，可以归纳为客观论、主观论和主客观统一论。

1. 客观论　客观论认为，美不在于心而在于物，它是客观对象所具有的一种内在属性。美就像大小、方圆、轻重、红绿等属性一样，是事物本身就有的，即便没有人的意识，美依然存在，而人的意识只能对它进行反映。在中国古代以及西方的很长一段时间里，美学家们基本上是客观论者。蔡仪是客观论的理论代表，他认为现实事物的美是美的根源，但事物的形象美并不需要依赖人而存在。可见，客观论充分认识到了美因对象而存在，但它否定了美的主观性。美离不开主体。例如，一棵“小草”，我们可以说“小草”是客观存在的，但这并不意味着我们可以说一棵“小草的美”也是客观存在的，不同的人会从“小草”中得到不同的体验与感受，有人认为“小草”是美的，也有人认为“小草”是不美的。

2. 主观论　主观论认为，美不在于物而在于心，它是主体的一种内在心理状态或心理构造物。各个时代的美学家对美都提出了自己不同的看法。美的主观论自 18 世纪正式出现，认为它是一种快感；19 世纪末，认为它是移情活动；而在 20 世纪，则认为它是一种审美态度。审美态度理论是一种最典型的主观论。主观论的理论代表高尔泰，他认为客观的美并不存在，美由美感所决定，能被人感受到的美就存在，不能被人感受到的美就不存在。由此可见，主观论充分强调了主体的能动性、创造性，认识到了美离不开主体，但完全否定了客观事物在美感形成过程中的作用，仅仅把美当作一种主体的心理体验。

3. 主客观统一论　主客观统一论认为，美既不在于心，也不在于物，它是主客相遇、彼此契合而形成的一种特殊性质。在当代中国，朱光潜是这一理论的主要代表，他认为美在于心和物的关系上。必须指出的是，主客观统一论不是对主观论和客观论的一种调和，而是超越主观论和客观论所形成的一种有关美的存在的理论。主客观统一论克服了客观论和主观论的片面性，是一种更符合审美现象实际情形的理论倾向。从这一观点出发，美的定义就是美是人的本质力量对象化的形象表现。

（三）美的特征

美的特征是指美的特性和品格，是美的本质的延伸和体现，主要表现在以下几个方面：

1. 具体形象性　美具有可观可闻的形象属性。一切美的事物都有一种感性的、具体的、生动的形象，它的内容要通过特定的声音、线条、色彩等感性形式加以表现，才能被人通过感觉、知觉、直觉等一系列审美心理活动直接感受到。形象呈现了美，若是与形象分离，美便无影无踪，无从谈起。如清代文学家张潮在《幽梦影》里说过：“所谓美人者，以花为貌，以鸟为声，以月为神，以柳为态，以玉为骨，以冰雪为肤，以秋水为姿，以诗词为心，吾无间然矣”。几句具体的描写，栩栩如生地刻画出“美人”的形象，体现了美的生命力。因此，美的形象是内容和形式的统一。具体形象性是美最基本的属性。

2. 真挚感染性　美具有诱人的魅力。美令人喜悦、同情、爱慕、向往，能在感情上感染人、激励人、愉悦人，是因为美具有真挚感染性。例如，芭蕾舞剧《罗密欧与朱丽叶》是令全世界观众难以忘记的经典，不仅是因为剧中表演者优美的舞蹈姿态，更是因为他们通过姿态、动作所传达出的复杂情感，能使观众沉迷其中，产生深沉而巨大的同情共感和心灵震撼。

3. 社会功利性　美的事物能直接或间接地产生对人类有益的物质需求和精神需求，即美的社会功利性。俄国著名理论家普列汉诺夫(Plekhanov)说：“功利毕竟是存在的，它毕竟是审美享受的基础；如果没有它，对象看起来就不会是美的。”随着文明的发展，人们的审美活动与社会实践的功利性越发契合。如现代产品越来越注重美感与功能的合二为一，在保证功能实用性的前提下，外观设计符合大众的审美需求，力求使抽象与现实交汇，精神与物质合一，使审美的价值在功能中显现出来。

(四)美学的形成和发展

1. 美学的起源　从先秦到20世纪初的王国维之前，从古希腊罗马到文艺复兴时期，中西方美学思想处在一种“潜美学”的形态，人们是用直观经验的形态对美的问题进行思考。在中国，先秦是中国古典美学发展的第一个黄金时代。孔子开创了儒家美学的传统，强调美和艺术的社会作用；老子和庄子开创了道家美学的传统，从“逍遥”“无为”的处世态度出发，强调艺术和审美的超越性和自然纯朴性。20世纪初，王国维追求新学，受到资产阶级改良主义思想的影响，把西方哲学、美学思想与中国古典哲学、美学相融合，研究哲学与美学，形成了独特的美学思想体系，使“意想、神思、韵味、意境”等中国所特有的审美范畴和美学思考不断趋于精细化。

西方美学思想发源于古希腊。早在公元前6世纪末，古希腊的毕达哥拉斯及其学派就根据“数的原理”来解析美，提出了“美是和谐”的思想和黄金分割的理论，对后世美学产生了深远的影响。苏格拉底在美学领域里的表现是追求美的普遍定义。柏拉图把世界分成三种：唯一真实的存在为理式世界，理式世界的摹本是现实世界，模仿现实世界的是艺术世界。亚里士多德美学的基础是“四因说”，他认为任何事物都由于质料因、形式因、动力因和目的因这四种因而存在。他对美的主要定义有两则：一是通过善来确定美，认为美是善和愉悦的结合；二是通过数字来确定美，认为美的最高形式是秩序、对称和确定性。罗马美学的主要代表人物西赛罗，他将哲学倾向和思维方式上的折中主义表现在美学理论中，形成了折中主义美学。朗吉弩斯把崇高作为审美范畴提出来，这是他在西方美学史上的最大贡献。普洛丁是中世纪美学的鼻祖，他把美学本体论化，认为物体美、物质世界的美处在最低的等级上，灵魂美高于物体美，理智美又高于灵魂美。

2. 美学学科的确立与发展　1750年，德国哲学家、美学家鲍姆嘉通(Alexander Gottlieb Baumgartem)的著作《美学》出版，这标志着美学作为一门独立的学科成立，他也被誉为“美学之父”。原作是*Aesthetic*，他认为：“美学是研究人的感觉的学问，人的心理有三部分，一个是感觉的情，一个是理智的知，一个是行为的注意。而人的审美显然不是理性的认识活动这种高级活动，而是一种感性的低级活动，如果感性认识符合理性的规定，是一种‘感性认识的完善’，那就是美的，如果这种感性认识不符合理性的规定，那就是丑的。”

此后，美学学科经历了巨大发展。康德真正为美学学科奠定了理论基础，提出了“美是不借助概念而普遍”等命题，其美学代表著作为《判断力批判》，从质、量、关系和方式四个方面分析了审美判断。“美感”是康德美学的核心内容。黑格尔首次将辩证法引入美学中，批判地继承了康德等人的美学优秀传统，在此基础上，他提出了“美是理念的感性显现”。这个对美的定义的最大价值在于强调了美是理性和感性的统一，普遍和特殊的统一，内容和形式的统一。歌德提出“浪漫的和古典的”两种美学形态，强调“古典的”，把现实主义的美学原则推向深处。席勒提出“感伤的诗”与“素朴的诗”等概念，把美学与人的生存命运联系起来，使得美的研究跨入一个新的高度。

康德等人对美学的探究使美学学科获得了更为严格的理论形态，但存在历史的局限性。对德国古典美学有革命性意义的是马克思主义美学。马克思主义美学诞生于19世纪中叶，它认为：“美是人的本质力量对象化。”马克思主义美学的基本观点是把美学问题与人类社会实践紧密联系起来，把美的本质问题与人的本质紧密结合在一起，唯物辩证地看待审美中的主体和客体关系，使美的规律符合于社会发展规律。

二、护理美学的历史和发展

（一）护理美学的形成及内涵

19世纪中叶，南丁格尔创立了现代护理学。在西方美学思想的影响与熏陶下，南丁格尔将美学理念渗透到护理理论与护理实践之中，指出“人是多种多样的，由于社会职业、地位、民族、信仰、生活习惯和文化程度不同，所得的疾病与病情也不同，要使千差万别的人都达到治疗和康复所需要的最佳身心状态，本身就是一项最精细的艺术”。她强调“护理工作的对象不是冷冰冰的石块、木片和纸张，而是有热血和生命的人类”“护士必须区别护理患者与护理疾病之间的差别，着眼于整体的艺术”。南丁格尔把护理升华为艺术，对护理美学的形成与发展有着重要的影响，为护理美学学科的建立奠定了基础。

20世纪80年代末，我国学者开始就有关护理美、护理美学等命题的理论与实践进行了探索和思考，形成了护理美学思想的观念以及护理美学观念的理论表述，医学美学学科建立。随着社会的发展，护理美学越来越受重视，与其有关的理论及实验研究不断涌现，护理美学的内涵也不断升华。护理美学因整体护理模式的确立逐渐孕育并综合发展起来，成为一门不可缺少的新兴学科。

护理美学是一门以美学基本原理为指导，借鉴人文、社会科学等学科的理论、方法及研究成果，从人、环境、健康、护理的角度出发，研究护理美的现象，护理审美的发生、发展及一般规律的科学。它是一门人文学科，不仅体现了护理与美学的魅力，还包含着哲学理论渊源，并显示着与其他学科，如护理伦理学、护理心理学、护理教育学和护理管理学等学科之间的相关性。

（二）护理美学的研究内容

1. *护理美*　护理美主要体现在以下几方面：一是护理本质与内涵的理性美，体现在对人的生命、尊严、权力的尊重与维护；二是护理学理论体系与结构的科学美，表现为科学思维的系统性、整体性、严谨性、规范性及多元文化；三是护理人员在工作中展示出来的感性美和创造美，具体体现在言谈举止、形象、技能等综合素质方面。因此，护理美是护理理论、内容、技术、科研及护理活动中所呈现出来一切美的总和。

2. *护理人体美*　人体美是健康最直接的体现，它贯穿于人生命周期的始终。列奥纳多·达·芬奇说：“人体是自然界中最美的东西。”人体美是指人体在形态结构、生理功能、心理过程和社会适应等方面，都处于健康状态下的协调、匀称、和谐与统一，是人的自然美和社会美的高度统一。护理美学应从健康的角度出发去研究人体美，用形式美的组合规律去维护人体结构。

3. *护理审美意识*　护理审美意识是一种深层次的精神活动，美的行为及其过程可激发护患双方的情绪变化，唤起美的意识，产生美感效应。

4. *护理审美实践*　护理美学通过研究护理实践中美感的来源、民族性、实践性、时代特性等，指导护理工作人员在护理实践活动中在欣赏美、感受美的基础上去鉴赏美和创造美。

5. 护理审美教育　护理审美教育简称护理美育，是护理美学研究的核心。护理美育是以美学理论和知识为基础，根据护理专业的特点采取一定方式，实施护理审美教育，培养护理人员审美意识和审美情趣，提高护理人员的鉴赏美和创造美的能力的教育；并将美学理念贯穿于护理实践之中，美化工作环境，优化护理过程，实施人文关怀，使护理美学在维护人类健康的进程中体现出应有的社会价值。

6. 护理审美评价　护理审美评价，是人们依据一定的审美标准，对护理活动的审美价值，包括自然与社会两个方面的美与丑程度所做的一种判断。它能够加强护患沟通，使护理美的创造与欣赏之间的状态变得和谐，激励护理人员不断加强自身修养，引导审美欣赏，更好地推动护理艺术不断发展。

实践活动

活动组织：教师对班级同学进行分组，4~6 名学生为一组，小组成员利用日常生活中的素材，在课余时间共同完成一幅画作或手工作品，作品内容和形式不限。教师利用课堂时间让每组同学进行成果展示，各小组派一名组员代表进行作品讲解。

活动要求：①全体组员均须参加，分工合作；②小组派代表用口头形式进行作品展示和讲解；③学生在展示结束后分享活动体会；④最终由全班匿名投票，推选出最佳作品；⑤教师总结。

三、美育对护理人员的作用

（一）构建和谐人际关系

护理的对象是人，护理是人和人之间有意义的相互作用的过程，和谐的人际关系对于促进护理人员的自身发展和增进患者的身心健康均有积极意义。孟子曾说：“天时不如地利，地利不如人和。”德国哲学家席勒认为美能赋予人合群的性格，审美趣味能在个体身上建立和谐，把和谐带入社会。美育有助于维护人际关系的和谐，能够调和人的性情，促使人保持一种良好的精神状态。因此，美育通过培育护理人员精神的和谐，来维护其人际关系的和谐。

（二）塑造健全人格

在现代社会中，人们对物质、技术、功利的追求占据了重要地位，塑造健全的人格也变得越来越重要。护理岗位工作强度高、精神压力大、竞争日趋激烈，容易使人的内心、生活失去平衡，导致人格形成和发展不完善。美育能使护理人员通过审美活动，培养自己的审美能力，为自己营造一个五彩缤纷的美的世界，在美的感化、启发和诱导下，学会欣赏美，与审美对象产生交流和共鸣，从而获得感官上的享受、精神上的满足和理智上的启迪，感性和理性协调发展，培养完美理想的人性，塑造健全的人格。

（三）提高生活品位

生活品位是指人对生活事物的品质要求或喜好格调有一定的水准。护理职业长期的体力和情感付出，可导致护理人员体力透支和心理压力过大，也直接影响护士的身心健康及护理质量的提高。因此，护理人员可以通过开展摄影、旅游、绘画、插花、做手工等审美活动来释放自己的压力，感受生活的美好，绽放属于自己的生命之花。

（四）培养创造意识

爱因斯坦说过：想象力比知识更重要，因为知识是有限的，而想象力概括了世界上的一切，推动着社会进步，并且是知识进步的源泉。美育可以使护理人员产生创造的冲动，培养和发展人的审美直觉能力和想象力。护理人员通过美育，培养创新理念并将其应用于护理实践之中。如创新组织与管理方式以营造优质护理环境，创新专业服务的内涵以满足多元文化的需求，使护理工作明确前进方向，提升护理服务水平。

第二节　美的基本形态

案例导入

俯首躬行66载，扎根“医线”守初心

李桂美1957年4月毕业于青岛医院护校，此后留校从事护理工作，1965年调入青岛市传染病医院，从事感染类疾病的护理工作。1993年退休后，李桂美没有离开医院，而是继续从事热爱的护理工作，至2024年在护理一线奋战了66载。20世纪七八十年代，我国正处于改革发展初期，大部分家庭还不富裕，很多患者在患病初期基本没有去医院看病的想法，等到实在没办法忍受，才拖着病体，怀着绝望的心情去医院寻求一丝希望。面对这些患者，李桂美总是毫无保留地将全部的爱倾注到他们身上。“有一次，在抢救一位流行性脑脊髓膜炎患者的过程中，患者的呕吐物溅了我一脸，当时根本不觉得脏，一心只想尽快救人。”李桂美说。她就是这样视患者如亲人，用真心和真情守护着每一位患者，做他们的“贴心护理人”。如每天步行两个多小时为患骨髓炎的12岁女孩上门换药长达两个月等，类似这样的例子不胜枚举，有国内的，也有国际的。正是如此，有些新加坡籍患者、日本患者在出院后还常常给李桂美打电话、发来新年贺卡表达自己的感激之情。在这些患者心里，李桂美早已是亲人般的存在。

思考

李桂美身上体现了哪些美？如果是你会如何做？

美是多样化的，有多种存在形态。美的存在形态包括自然美、社会美、艺术美和科学美。

一、自然美

自然美是指客观世界中自然界中自然景物的美。例如青山碧水、繁星皓月、江河横溢、花草树木等，都属于自然美的范畴。它的根源仍旧在于人类的社会实践，在于自然物同人及其生活的客观联系。

自然美分为两大类别。一类是自然景观：是指未经人类劳动实践直接加工改造过的原始状态的自然之美。例如辽阔的草原、浩瀚的宇宙、清澈的河流等。这部分自然景物并未经过人类劳动实践直接加工改造，处于原始状态的它们，对人们而言具有一定的吸引力，人们会以审美的眼光去看待与感受它们。另一类是人文景观：是指经过人类实践活动直接加工改造过的自然之美。人文景观又可分为两个子系统。一种是经过物质实践活动直接加工改造过的自然，如绵延长城、江河治理、山川绿化等。另一种是经过精神实践活动加工改造过的自然，这类人文景观虽未经过物质实践活动的直接改造，但由于人的精神劳动的创造，或者丰富了自然景点的内在意蕴，或者拉近了自然与人的关系，或者点化为某种意境。例如，许多自然景点的字或对联，虽寥寥数语，但往往能起到画龙点睛的作用，甚至创造出景外之景。

自然美具有以下几个特征。

（一）形式性与主观性

对于自然美而言，它的显著特点就是形式美占有突出的地位。人们在鉴赏自然美时，总会不由自主地被它在色彩、声音、线条、形状、质料等方面的形式美所吸引。它的实质比之形式美来说，是朦胧的、模糊的、不确定的。例如，蝴蝶的幼虫对农作物危害很大，但是人们却因为斑斓的翅膀而对蝴蝶喜爱有加；对蟾蜍这种有益动物，因其外形而避之不及。

（二）丰富性与天然性

自然美是现实美当中数量最多、分布最广、品种最繁的一种美。自然界的各种事物和现象，由于自然属性的不同，各有其独特的美。从无生命的无机物到有生命的动植物，从宏观的宇宙天体到微观的虫翅叶芽，都各有其不同的形态美、色彩美，它们丰富多彩、生动活泼，是其他一切美无法比拟的。所谓泰山天下雄，是因它形体厚重，主峰高耸；华山天下险，是因它四壁陡立，山脊高而窄；峨眉天下秀，是因它山脉绵亘，曲折如眉；黄山天下奇，是因它七十二峰千姿万态，云海变幻，古松奇特，巧石怪异。它们是任何人为的艺术无法替代的。

【知识链接】

中国古代自然审美的特征的相关描述

喜爱和赞美自然景观：中国古代文化中，尤其是诗歌、绘画等艺术作品中，对自然景色的描绘和赞美是一个重要的主题，例如唐代诗人王之涣《登鹳雀楼》中："白日依山尽，黄河入海流。欲穷千里目，更上一层楼。"表达了对大自然壮丽景色的赞叹之情。

感悟季节变化：中国四季分明，春夏秋冬各有特点，因而古人也注重感悟季节变迁所带来的不同气息和趣味，并在艺术中加以表现。例如唐代诗人贺知章在《咏柳》中写道："碧玉妆成一树高，万条垂下绿丝绦。不知细叶谁裁出，二月春风似剪刀。"描绘出春天的生机勃勃及春天带给人们美的启示。

强调天人合一：中国古代哲学思想中强调天人合一，认为天地万物都是有机联系的，人与自然是一个整体。因此，中国古代的自然审美也强调人与自然的和谐共处，注重在建筑、园林等中融入自然元素，营造出一种舒适、和谐的环境。

追求自然之道：中国古代哲学思想中，提倡追求自然之道，即顺应自然规律，去除过度人为干预，从而达到事半功倍的效果。在艺术创作中，也表现出这种精神。例如唐代画家王维擅长山水画，他善于把自然景色描绘得自然流畅，充满了自然的生机和灵性。

总之，中国古代自然审美的特征包括对自然景观的喜爱和赞美、对季节变化的感悟和表达、注重与自然环境的融合与调和、强调天人合一的哲学思想、追求自然之道的精神等。

（三）变异性与多面性

自然界的许多景物，在不同的时间、不同的条件下会呈现出不同的风貌，因而带给人的美感也有所差异，这就是自然美的变异性。如春水汹涌，夏水浩荡，秋水澄清，冬水晶莹。再比如，同是杨花，在北宋词人章楶夫笔下是“傍珠帘散漫，垂垂欲下，依前被、风扶起”；在苏轼眼中是“梦随风万里，寻郎去处，又还被、莺呼起”；而在清人张惠言的词作中则是“寻他一春伴侣，只断红、相识夕阳间。未忍无声委地，将低重又飞还”。自然美的变异性形成了它的多面性。多面性是指自然物所表现的美的形态不是单一的，而是多方位、多角度、多侧面、多层次的。所谓“横看成岭侧成峰”即同一景物由于观察的角度方位不同，那么所得到的审美感觉也会有所不同，因此想要真正认识自然事物的美，必须从各个方面去观察它。此外，由于自然美的审美意蕴朦胧多义，同一自然事物、同一属性也可能会出现截然相反的审美意义。如老虎的本性，就其吃人的凶残来说是丑的，但就其勇猛来说又是美的；它多彩的毛色、威武的姿态，令人珍爱，所谓“龙盘虎踞”是对生活中壮美事物的比喻。

（四）寓意性与象征性

在人与自然的相互作用中，当人们发现自然美的事物的某种自然属性与人类社会的某种属性相类似，并认定这一自然物是美的时候，这种自然美就成为人类社会美的一种寓意和象征，自然形象因此而获得种种象征意义。如中国古代文人喜爱梅、兰、竹、菊，并把它们誉为“四君子”，梅花的冰肌玉骨、兰花的秀质清芬、竹子的虚心有节、菊花的坚贞不屈，实际是象征人的品格之美。

二、社会美

社会美是指人类社会实践产物最直接的美的形式，是美的本质的最直接展现。社会美包括生活美、生产劳动美和人的美等。人的美是社会美的基础和核心，它是人的内在品质通过外在形式表现出来的内外兼修的整体美，包括内在美和外在美。

社会美具有以下四个特征。

（一）内在性

美是内容与形式的统一，各种美都会有其形态侧重点，社会美则是内容胜于形式，更偏重内在美。这是因为社会美在肯定人的本质力量方面是具体而鲜明的，是与高尚的道德观联结在一起的。由此可见，对社会美起决定作用的不是形式而是本质内容。例如在护理美中，外在形象美固然重要，但起决定作用的还是护理工作者的心灵美和内在美。

（二）稳定性

社会美具有稳定性。人们歌颂英雄人物的美，是因为他们的意志和行为是为了大多数人民的利益，为了人类的进步与发展，不惜牺牲个人的利益甚至生命。这种美永远铭记在人民心中，不会因为时间的推移而淡漠、模糊，这就是社会美的稳定性特征。

（三）实践性

社会美源于社会实践，是社会实践最直接的存在和表现形式。它存在于如生产劳动、社会斗争、人际交往等各种社会实践活动中，并受社会实践诸多因素、条件的影响与制约。没有具体的社会实践活动，社会美也就不存在了。

（四）伦理性

社会美与伦理道德联系紧密，它是以“美”而显现出来的。社会美以“善”为体现，功利性也就是“善”，与社会的功利、伦理道德紧密相连。社会美的核心是人的美，包括家庭美和人际美，都必须以伦理为基础，这就是社会美的伦理性特征。例如人类社会提出的某些高尚的道德原则，成为个人一种高度自觉、自由的行动，需要不惜以牺牲个人利益为代价去求其实现，并具体地表现在个人的全部生活过程中，表现在个人最细微的思想、情感和行为中，这样道德上的善就成了心灵上的美。

【故事导读】

最美的护理工作者

1995年，20岁的邢少云从海南省卫生学校毕业，被分配到海南省皮肤性病防治中心康复小区工作。病区偏僻荒凉，很多老人都养狗护院，邢少云每天都是“一手提着防狗木棍，一手端着治疗盘”去给患者做护理。

很多亲戚朋友得知邢少云的工作环境以后，都劝她干两年，赶紧转岗。20多岁时，邢少云到了该结婚的年纪，但每次对方看到她的工作环境后，就再也不联系了。这些境遇并没有改变邢少云“驻守”在这群老人身边的想法。最终，她的坚持和善良让她找到了一位支持和理解她的丈夫。如今，在丈夫和女儿的支持下，邢少云更添工作的动力，更加对自己的这份坚持充满信心。

思考：邢少云是如何体现护理工作者的美的？

（五）时代性

社会美随着人类社会实践活动而不断完善和发展，并且不断丰富扩大，有明确的时代性。社会美不是孤立、一成不变的东西，总是历史地、具体地在一定的生活中存在着、发展着。美是随着人类社会的发展而发展的，在人类改造客观世界的过程中，我们的生活领域也在不断扩大，精神面貌也逐渐充实，思想境界日益提升，社会美越来越丰富，这就展示了社会美的时代特征。

三、艺术美

艺术美是指艺术作品的美。它源于艺术的创造，是艺术创造成果的精华内涵，艺术美是自然美和社会美的概括、提炼和升华，是最典型美的存在形态。它与现实生活密不可分。艺术家们在人类社会实践活动中获得素材，借助一定的物质媒介，遵循美的规律，将自己主观的审美意识与审美创造以物态化的形式展现，呈现艺术作品。因此，艺术美离不开现实美的基础和艺术家的审美创造。具有艺术美的艺术作品，其魅力无穷，可以将人吸引，触动人的心灵，令人回味无穷。艺术美具有多种类型。其包括语言艺术类、听觉艺术、视觉艺术等，例如诗歌、小说、舞蹈、音乐、雕塑、建筑戏剧、电影等。

艺术美具有以下四个特征。

（一）典型性

艺术是对生活形象的捕捉、再现与创造，把富有典型意义的个别事物加工成丰富多彩、个性鲜明、具体可感的形象来反映现实生活，这种形象所显示的生活内容具有深刻的社会意义。例如，油画《父亲》，画家以深沉的感情，用巨幅画的形式，借超写实主义手法，刻画出勤劳、朴实、善良的老农形象。

（二）感染性

艺术美之所以具有感染力，是因为艺术美往往具有更美的感性形式，蕴含着艺术家浓厚的情感，能够激发欣赏者产生情感共鸣，使欣赏者受到感情的陶冶，这就是艺术美的感染性。列夫·托尔斯泰说过："在自己心里唤起曾经一度体验过的感情，在唤起这种感情之后，用动作、线条、色彩、声音，以及言词所表现的形象来传达出这种感情，使别人也能体验到这样的感情——这就是艺术活动。"它是艺术家的主观情感与客观生活的和谐统一。例如在近代思想家梁启超的《少年中国说》中有这样一段话："故今日之责任，不在他人，而全在我少年。少年智则国智，少年富则国富，少年强则国强，少年独立则国独立，少年自由则国自由，少年进步则国进步，少年胜于欧洲则国胜于欧洲，少年雄于地球则国雄于地球。……美哉，我少年中国，与天不老！壮哉，我中国少年，与国无疆！"高度凝练、概括的文字语言中渗透和凝聚着作者饱满的感情，气势宏大，富有极大的鼓舞性和感染力，能够唤起人民的爱国热情，给予人民力量去建设繁荣富强的祖国。

（三）理想性

人们对美的追求有明显的理想化倾向。现实生活中，人们会去不断追求更高、更好的审美对象，这种审美对象通常只能由艺术作品塑造，因此，艺术美是人们审美过程中的理想化产物。例如“化蝶”中的爱情绝唱，是人们对忠贞爱情的审美理想；包青天公正不阿的艺术形象，是人们对清廉政治的审美理想。艺术美中的理想化含义还包括通过塑造反面典型，揭示“丑”与“美”，以丑衬美。

（四）永久性

艺术美的永久性是通过把人和现实生活的理想、情感等精神性因素统一在艺术作品之中，使其成为固定形式的艺术形象，可以不受时间和空间的限制，随着人类的发展而发展，显示出永久的魅力与价值。如唐代诗人李白的《梦游天姥吟留别》，清代小说家曹雪芹的《红楼梦》，北宋画家张择端的《清明上河图》，东晋时期著名书法家王羲之的《兰亭序》，他们都是借助艺术作品的“记录”，给后人留下不朽的艺术之作，体现出了艺术美的永恒生命力。

四、科学美

物理学家爱因斯坦称“科学美”为“思想领域最高的神韵”。科学美是一种内在的以和谐为表现方式的美，是美的一种高级形式。科学美包括理论美和实验美。

科学美具有以下四个特征。

（一）真理性

科学的真理性来源于揭示事物的本质属性和发展规律。在美的探讨中，人们常常将真与美联系在一起，其中科学美更是以真为基础。科学研究的中心任务是探求客观真理，以达到对自然界全面的、正确的认识，有效地指导人们的实践，并通过实践去验证真理，从而更好地去发现和发展真理。因此，一切科学理论和实验成果都必须与客观事实相符合，一旦离开了真理，也就失去了美。

（二）和谐性

古希腊学者毕达哥拉斯（Pythagoras）说：“美就是和谐，整个天体是一种和谐，宇宙的和谐是由数组成的，因而构成了整个宇宙的美。”他用这个观点解释了宇宙的构成和宇宙的美。科学美的和谐性是指从天体到地球，从生物到人类，从宇宙到基本粒子都处于一定的秩序之中。和谐性是科学美中表现最为普遍的特征。自然界的和谐性意味着自然事物之间的彼此相通，科学研究就是要力图把握人与自然界的统一与和谐。

（三）简洁性

科学美的简洁性源于科学理论的简明、精练，这就要求科学家在科学研究过程中，从繁杂的自然现象中筛选、提炼、压缩、概括，概括出简明、精练的科学理论。它增强了科学美的魅力。如牛顿的三大定律，爱因斯坦的质能关系式，都是运用简洁的公式展现出丰富的科学成果，让人们在惊叹的同时，产生一种审美的快感。护理操作技能也充分体现了科学美的简洁性，每个动作的设计不仅包含着科学的理论依据，符合节力的原则，而且简洁、大方、自然，给人以美的感受。

（四）对称性

科学的对称美不仅表现在一般图形对称上，还表现在更高层次的基本概念和基本定律的对称性。德国化学家凯库勒（Kekule）发现了苯分子结构简式是具有科学美的，因为它既与实验事实相符合，又具有双轴对称的几何图形，能够给人以美的魅力。科学美的对称性不仅给人以和谐舒适的形式美感，也是系统功能上的需要。

第三节　护士的审美修养

案例导入

一名多才多艺的护理人

李老师是一位护理专家和护理管理者，同时也是一位富有生活品味的人。她的生活多彩多姿：音乐、摄影、园艺、阅读等，“音乐使人的精神迸发出火花”，她经常和大家分享经典音乐作品，感受音乐的魅力；她把盆景、插花放到病区，营造温馨的氛围。她深知尊重生命、关爱生命、敬畏生命是现代护理的重要内容，她用科学的方法解决问题，通过一系列的发明创造，优化护理技术，有效提高了护理质量。近年来，她在核心期刊发表论文20余篇，发明护理专利10余项，获得省、市级以上创新奖项多项……多才多艺的她，被誉为护理团队中的达人。

思考

李老师是如何将审美修养运用到实践的？

一、审美修养的涵义

护士审美修养是指护士通过美学理论的学习，按照社会的审美价值取向，在护理实践活动中进行自我锻炼、自我教育、自我改造，以达到具有发现美、感受美、鉴赏美、创造美的能力和品质的过程。审美修养有助于护理人员理想人格的形成，激发护理人员对审美境界的追求，也是护士从事专业活动必备的素养。

护理不仅仅是一门科学，也是一门艺术。在护理实践中，护士应具有扎实的专业知识和精湛的护理技术，同时，护士还应具备处理各种问题的能力和良好的审美修养。审美修养是一种精神调节方式，有利于调节患者的情绪，满足患者的审美感受需要，有效促进患者疾病的康复，提升疾病治愈率。

二、护士审美修养的目标

护士审美修养的目标是指护士通过学习护理美学理论和开展审美实践活动等途径，在审美意识、审美能力、审美趣味、审美理想等方面不断提升和发展，使审美境界逐步形成和完善，形成审美个性。护士审美修养以道德修养为前提，以内在美和外在美的结合为条件。

护士审美修养的目标有以下三个方面。

(一)审美价值观的真、善、美

护士审美价值观标志着护士审美修养成熟的程度。护士将“真”融入护理的实践中，将“善”贯穿于护理实践中，将“美”体现于护理实践中，在现代护理模式中自觉地、持久地体现真、善、美的统一。形成护士审美价值观，激发了护士对审美境界的追求，并把这种追求变成护士形成完善人格的动力，再将这种动力化作大无畏的为人类健康造福的实际行动。

(二)审美整体观的和谐美

护理审美整体观是护理美学发展的基本指导原则。人既是个体的人，又是群体的人；环境是人类赖以生存的周围一切事物；健康呈现动态的变化；护理的目标是以患者为中心，维持身心状态的和谐美。系统化整体护理的宗旨是以患者为中心，注重信息交流、收集资料、评估、制订计划及健康教育。

(三)审美鉴赏观的创造美

护士审美创造力是护士审美修养的生命力所在。美的存在不仅在于感受、欣赏，更重要的是能够创造美。这需要护士把护理美运用到护理实践中，营造美的护理环境，用审美创造力去推动护理事业前进。护士必须具备感受美的能力，要有在护理实践中发现美、认识美、欣赏美的能力。审美鉴赏力的获得和提升，需要艺术文化的熏陶，需要审美经验的积累，也需要审美实践的磨炼。

三、护士提升审美修养的方法

(一)通过课堂教学陶冶提升审美修养

著名的教育家蔡元培先生说：“凡是学校所有的课程，都没有与美育无关的。”美的特点是形象性、愉悦性和情感性。美育的原则之一，就是思想性和娱乐性相结合，寓教于乐。因此，在护理课堂教学中，教师可以根据美育任务和护理专业学生的特点，去挖掘和发挥课程的美育因素，按照美的相关规律进行具有独创性的、艺术化的教学，创设审美教学环境，使学生置身于各种美的形象中。通过长期潜移默化的感染、塑造与熏陶，学生可获得对美的丰富体验，产生对美的热爱。

例如，护理教师通过演示规范准确、娴熟轻柔的操作技能，将语言的美和动作的美、操作艺术的美和护理技术的美融为一体，结合运用自己高超的教学艺术手段与方法、教学技能与技巧去设计恰当的问题，激发学生热爱护理专业和学习专业知识的兴趣，让学生产生情绪体验，在感知的过程中获得提升和超越；护理教师对护理技能操作规范化的演示，让学生体会护理专业的美，产生对美的热爱，并在护理实践操作中追求美。

实践活动

活动组织：播放由学生收集的体现护理操作美的视频，学生观看视频后以小组(每组

5~6人）为单位，围绕如何理解“护理美”开展讨论，讨论结束后各小组选派一名代表上台进行汇报。

汇报要求：①小组代表用口头形式汇报（时间控制在5分钟内）；②其他组员补充；③各组互评；④教师点评。

汇报要点：对护理美学素材要分析透彻，融合美学感悟。

（二）通过审美观照活动提升审美修养

审美观照活动是一种审美直观、感受和鉴赏活动。其主要表现为审美主体全神贯注于审美对象，以凝神、静坐、闭目深思等为主要形式，主动忽略其他事物，忘却其他事物的存在，进入审美体验过程，领悟审美对象的美，从而陶冶性情和心性。

例如，书法作品、手工鉴赏及旅游途中沉迷于自然风光等审美观照活动都能使人产生愉悦的心情，同学们可以利用课余时间去开展相关活动，不断地提升自身审美修养。

（三）通过自然美的熏陶提升审美修养

在自然界中，有璀璨的星空、茂密的森林、明媚的阳光、蔚蓝的天空、潺潺的流水……它们蕴含着丰富的人生哲理，能激发人们对于美的遐思，给人们的审美修养提供无限的愉悦和美感。因此，护理专业学生要学会发现自然美的本领，增强审美的情感体验。通过自然美的熏陶，发展学生的形象思维，培养护理专业学生感受美、鉴赏美的能力，使其树立正确的审美观，引导其全方位地发掘美并能将其运用于护理实践全过程，创造温馨、舒适、和谐的职业环境。

例如，病房保持清洁舒适的环境、空气的洁净流通、光线的柔和自然以及温湿度的适宜，这可以缓解患者的焦虑情绪；利用大自然元素，适当地摆放花草，可使患者心情愉悦舒畅地体会自然美，促进患者疾病康复。

（四）通过社会美的塑造提升审美修养

社会美是指社会生活中的美，社会美的感悟可以通过日常生活和临床实践去获得。卢梭（Rousseau）说：“从我们心中夺走对美的爱，也就夺走了生活的全部魅力。”生活美是社会美的子系统，表现为人际关系的和谐、社会生活的协调、身心的平衡与舒适等。人性美是社会美的核心和集中体现，可分为形体美、行为美和心灵美三个层面。因此，护理专业学生可以通过观察、体验、鉴赏日常生活和临床实践的学习获得社会美，积淀自己的审美功力，正确评价和把握自己，矫正自己的审美品行，不断提升自己的审美修养。

例如，学校联合医院开展临床见习，让学生走入临床，感受临床实践中严谨认真的工作环境以及和谐温馨的护患关系；举办文化艺术节等活动，充分展示学生的审美修养，使其树立正确的审美观，拥有积极的、健康的人生态度，创造更多的人生价值。

（五）通过艺术美的感染提升审美修养

艺术美是艺术作品本身具备的审美属性，它的魅力来自艺术家们对生活的审美情感、审美理想的集中体现，从不同角度满足了人们的不同审美需求。南丁格尔曾经说过：“护理本身是一项最精细的艺术。”因此，护理人员应该在护理的实践过程中不断培养、提高自己的艺术修养，通过艺术美来化解人们的负性情绪，激起正性情绪，培养自身的审美情趣，促进患者战胜疾病、恢复健康。

艺术美可分为以下几种形式：

1. 语言艺术美　语言艺术美对于护理工作来说尤为重要。它可以传递信息、安慰心态、调节情绪、化解矛盾等，亲切恰当的言辞、柔和的语调，能够搭建起护患之间的桥梁，建立融洽、和谐的护患关系。例如，护士做任何操作之前，要根据不同的患者及患者家属心理特点，事先向他们做好解释工作，消除其思想顾虑和负担，使其主动配合，这样才能减少纠纷和提高其满意度。俗话说："良言一句三冬暖，恶语伤人六月寒。"在护理工作中，善用语言沟通的艺术，可以减少护患之间的矛盾，增加患者及其家属战胜疾病的信心，还能促进护患之间的相互理解。

2. 听觉艺术美　听觉艺术美利用优美动听的节奏、音色和旋律并通过饱含情感的音乐形象来创造艺术美，其美育功能在于用听觉感受音乐的美，从而影响人的情绪、疏导人的心理、调节人的生理等。如播放舒适的音乐，对待产妇时，可以起到稳定其情绪促进顺利分娩的作用；在抚触婴儿时，可以稳定宝宝情绪，使其心情愉悦。

3. 视觉艺术美　利用色彩、线条、形状等诸多手段来创造艺术美，如雕塑、建筑、绘画、书法、摄影等都可以给人以造型视觉艺术美感。在护理实践中，护士能从中得到视觉艺术美的启发，为病区空间进行科学、合理布局，塑造出美丽温馨的病房造型。

（六）通过感受科学美的内涵提升审美修养

一切自然现象中以及科学理论的创造过程和表达形式中都蕴含着科学美。它的存在，引导人们在追求科学的同时，不断地追求美、创造美、鉴赏美、享受美。西晋文学书法家陆机的《文赋》中有这样一句话："观古今于须臾，抚四海于一瞬。"他用诗性的语言阐述对于宇宙结构的了解，传达出一种独特的物理美。

第四节　护士的职业形象美

案例导入

温暖之花

那是一个普通的病房，住着一位因意外受伤而情绪低落的年轻患者。他整日沉默寡言，眼神中透着深深的沮丧。护士小李像往常一样来到他的床边，轻声问候着。

小李看着患者那憔悴的面容，温柔地说道："你的伤口正在慢慢愈合呢，就像春天里的小草，总会顽强地冒出头来。"患者微微抬起头，眼中闪过一丝诧异。小李继续笑着说："你看，你身上有着无限的潜力，就像一颗被埋在土里的宝石，等待着人们去发现它的光芒。"患者的眼神渐渐变得柔和起来，眼中似乎添了一丝希望。

在接下来的日子里，小李每次来到患者身边，都会用那如诗般优美的语言鼓励他。她会说："你的每一次努力都是在为自己的康复添砖加瓦，就像搭建一座坚固的桥梁，通往美好的未来。”患者听了，嘴角不禁微微上扬。有一次，患者因为疼痛而忍不住呻吟起来，小李赶紧走到他身边，轻轻地握住他的手，安慰道：“别怕，疼痛就像一阵风，来得快去得也快，你要相信自己的坚强。”患者点了点头，疼痛似乎也减轻了一些。渐渐地，患者的情绪发生了很大的变化，他开始积极配合治疗，脸上也渐渐有了笑容。而小李那温暖的语言，就如同神奇的魔法，让患者在黑暗中看到了光明。

在患者康复出院的那一天，他紧紧握住小李的手，眼中满是感激：“谢谢你，护士姐姐，你的语言就像一束光照亮了我。”小李微笑着说：“这是我应该做的，希望你以后的生活也像阳光一样灿烂。”

思考

现代社会中，我们应该怎样去理解护士小李的“美”？

一、护士的职业形象美的内涵和意义

（一）护士职业形象美的内涵

形象是指形体与意象，是具体事物精神实质的外在反映和其本质特征的外在体现。护士职业形象是指护士在护理实践活动中所体现出来的仪表、思想、言行、知识等的外在体现，包含有形的外在形象和无形的内在形象。

美好的护士职业形象是护理艺术美的呈现，它不仅体现了护士的仪表、姿态和行为等外在形象，而且体现了护士良好的职业道德品质、高尚的情操等内在素质。护士职业形象美能够让患者产生愉悦的心情，获得良好的生理、心理效应，而且能达到治疗和康复的最佳效果。

随着社会的发展，护士职业形象得以形成与发展。早期护理阶段，最初护理行为产生，老弱病残照顾者以崇高的母亲形象得到了社会的尊重和认可。中世纪护理阶段，护士职业形象一落千丈，被世人视为地位低下的仆人形象。19 世纪中叶，进入南丁格尔时代，南丁格尔开创了科学的护理事业，标志着护理专业化的开始，这是护理职业划时代的转折。在克里米亚战争中，南丁格尔以崇高的献身精神、善良的心灵和渊博的知识救护了大批伤病员，从而塑造了崭新的“白衣天使”形象。当代，护理专业学科体系基本确立，随着护理学科的服务领域不断扩大，护士职业形象的内涵也不断扩展，并被赋予了高尚品德修养、精湛专业能力、完善知识结构和优美精神风貌的专业形象。

护士职业形象的内涵主要表现在以下三个方面：

1. 社会形象方面　表现为护理工作的条件、环境越来越好；护理工作的设施、设备越来越现代化、科技化；护士的社会待遇和个人收入越来越可观。

2. 专业定位方面　表现为护士的受教育程度、学历水平、科研水平、学术地位和社会地位不断地提高，护理专业正走向显示自身独立特点的专业学科道路。护士早已不仅仅是照顾者，开始以学者、专家等身份出现在人们面前，多重角色更为护士职业形象增添了魅力。

3. 服务质量方面　整体护理“以人为本”的人文思想已经不仅在理论上得到了巩固，更是应用于临床护理工作中，将护理美学与心理学的理论引入护理实践。如语言美、礼仪美、人性美、创造美与艺术美等；通过开展微笑服务、护理形象工程等，改善护患关系，提高护理服务质量，提升护士职业形象。

（二）护士职业形象美的意义

黑格尔说过：“美是形象的显现。”美，是人所向往、所追求的目标。美是艺术的精华，在日常护理工作中饱含美的韵律。南丁格尔说：“护士是没有翅膀的天使，是真、善、美的化身。”所以称护士为“白衣天使”，既是美誉，也是公众和社会给予的赞颂，是对护士职业形象的赞美与期望，是认可，也是要求。美好的护士职业形象，能够给人以美感和信心，如同患者心中的生命守护神，有利于患者的身心康复，而且对护理专业的生存与发展极为重要。

塑造护士职业形象具有以下三方面的意义：

1. 人类健康的需要　1989 年世界卫生组织对健康的概念进行了更深入的阐述，认为健康包括躯体健康、心理健康、社会适应良好和道德健康。这种新的健康观念使医学模式从单一的生物医学模式演变为生物-心理-社会医学模式，从而向人文模式转变，而整体护理、优质护理模式也随之建立，为患者提供生理、心理、社会三方面服务，体现了护理专业服务的整体美。护士职业形象是由护理专业群体所构成，个体差异都会直接影响到护理服务的质量及行业声誉，只有严格要求自己，做到内在美与外在美的有机结合、自然美与社会美的高度统一，才能塑造护士职业形象美。

2. 社会发展的需要　随着社会的不断发展，人们对护理服务质量的要求也越来越高，护理人员不但要有精湛护理技术，还要充分展示护理的人文之美、科学之美，才能满足服务对象的需求。

3. 护理专业自身发展的需要　护士职业形象直接影响护理专业的发展。负面的护士职业形象会影响个体对护理专业的选择，降低护理的社会评价，导致护理专业发展缓慢、滞后。正面的护士职业形象会给人们带来美的感受，如端庄的仪态、文雅的举止给患者带来美感，在医疗活动中潜移默化地感染人心，唤起患者战胜疾病的信心，更好地促进护理专业的发展。因此，塑造良好的护士职业形象是每位护士的责任和义务。

二、护士职业形象美的要求

（一）护士的外在形象美

护士的外在形象美包括仪表美、语言美和行为美。护士的职业形象是护士在护理实践中的外表及行动的表现，是护士为患者提供护理活动时形成综合效应的整体形象，能给予人心灵的慰藉和满足，是生命与健康本质力量的体现。

护士的职业形象美可分为外在形象美和内在形象美，二者是密不可分的。

1. 外在美和内在美相统一　护士要树立完美的护士职业形象美，就要不断加强职业道德修养，塑造美的心灵，拥有美的情感、情操及健康的人格，确立崇高的世界观，使心灵蕴含丰富的内在美。内容与形式统一的美包含内在的美与外在的美，二者之间是相互作用、相互影响的关系。内在美要通过外在形式才能表现出来，而外在美如果没有内在美为依托是无法存在的。

2. 敏锐的观察和聪慧的思维相结合　在护理工作中，护士的观察力、判断力、思维能力等专业能力，显示出护士稳重审慎、优雅干练的职业形象。敏锐的观察能力和聪慧的思维能力，来源于扎实的医学理论知识和对患者高度的责任心，是熟练的技能、丰富的经验及高尚的情感的有机结合。护士通过护理体检中的视诊、触诊、叩诊、听诊、嗅诊等收集患者直观的资料，保持沉着冷静清醒的头脑，随机应变，及时发现患者病情细微的变化，预测一切可能发生的问题，从而判断疾病的发展和治疗效果，使患者得到准确、及时的治疗而早日康复。

3. 娴熟的技术和高尚的情感相呼应　护士的工作对象是患者，只有认识到护理职责是崇高的，是保护人类健康、解除患者病痛的，才能更好地进入工作状态，以仁爱之心给予患者安慰，体现护士的职业风度美和护理道德美。护理技术的精益求精与护理的艺术性统一于护理实践之中，护理技术中的精美表现为严谨细致、娴熟轻柔。要达到这一要求，需注重护士操作技能的训练，注意每一个护理环节的美学要求。

（二）护士的内在形象美

护士的内在形象美是指人内心世界的美，也称心灵美，是人的精神、道德、情操、性格、学识等内在素质的具体体现。内在修养的美是美的本质与核心，是塑造护士职业形象美的基础，包括诚实的品质、高尚的品德、良好的性格、丰富的学识等。心灵美是做好护理工作的前提，护士只有具备正确的人生观、价值观和崇高的道德情操，才能忠于护理事业，把毕生的精力奉献给每一位需要帮助的患者，才能做到审慎从事，带给患者积极情绪，增强患者安全感，使他们在病痛之中得到抚慰，在失望之中得到鼓励。

1. 高尚的品德底色　护理工作要求护士必须具备高尚的道德修养、道德意识、道德情操，这是心灵美的最佳体现。护士的高尚品德不仅可以使护理工作做得出色，而且可以唤起患者战胜疾病的乐观情绪。南丁格尔十分重视护士的品德教育，她说："我们要求妇女正直、诚实、庄重，没有这三条，就没有基础，则将一事无成。"因此，护士要确立正确的人生观和价值观，树立高尚的思想品德和良好的职业道德，培养高尚情操、无私奉献的精神，以追求人类健康幸福为己任，全心全意为患者服务，崇尚真、善、美，摒弃假、恶、丑，正确认识护理工作的价值和意义。

2. 可靠的职业精神　慎独是指人在独处时，仍然坚持自己的道德信念，自觉地遵循道德准则。对于护士而言，慎独的前提是坚定的信念和良心，是以自己的道德意识为约束力的。孔子说："人而无信，不知其可也。"护理工作要求护士具备高度的自觉性和责任感，具备诚实的心灵，这是心灵美的根本，其基本特征是实在、可靠和诚信。护士诚实的美德体现为慎独。因此，无论是人前还是人后，无论有无监督，无论患者昏迷或清醒，护士都要把慎独作为护理工作中的自觉行为，谨言慎行，一如既往地按照操作流程与要求，一丝不苟地完成各项护理工作。

3. 良好的心理素质　护士服务对象的特殊性和复杂的职业环境，使得护理工作充满了压力，这已成为一种职业性危险。因此，护理工作要求护士具备健康的心理素质、良好的职业性格、积极的人生态度、坚定的意志信念和稳定的工作情绪，充分宽容、谅解和忍让患者，为患者提供高质量护理服务，并帮助患者转换不良的心境，唤起其治疗疾病的信心。性格具有可塑性、可变性。因此，护士需认真学习心理学知识，保持健康心态，培养自身良好性格。

4. 扎实的专业学识　知识是素质的基础。护理工作要求护士具备系统的护理理论知识，扎实的护理专业技能，了解护理工作的新理论、新观点和新技术，掌握新形势，同时还要具备人文学科、社会学科等多学科知识。多阅读、多思考，才能将客观现实中各种形式的美融入自己的内心深处，并化为行动。因此，护士要树立自觉学习、终身学习的理念，不断完善自己、充实自己，提高护理质量，满足患者需要，跟上学科发展步伐。

三、护理职业形象美塑造的途径和方法

护理职业形象的美是护士的内在美与外在美交相辉映的整体美，是护士的品德修养和知识素养在言谈举止中的自然流露。它在护理活动中能够唤起患者对护理人员的信赖感，帮助患者树立战胜疾病的信心，促进护患的良好合作。

护理职业形象美的塑造途径与方法包括以下几方面。

(一)树立正确的人生观、价值观和世界观

作为一名救死扶伤的白衣天使，我们一定要明确自身使命，对人生及护理职业的价值有正确的认识，确立崇高的世界观，才能更好地为全人类的健康服务，献身于护理事业。因此，只有树立正确的人生观、价值观和世界观，一个人的人生旅途才有远处的灯塔、手中的指明灯、脚下延伸的路和披荆斩棘的勇气，才有可能成为一个高尚的，脱离了低级趣味的，有益于人民的人。

(二)深化护士职业审美理念

美，使人怡情悦性、身心和谐，使人在审美、创造美的活动中发挥潜能，实现人的价值，促进人的全面发展。塑造护理职业形象美并不是一日之功，而是一个长期的系统工程。首先，要以教育为切入点，将美育与专业课互相渗透，提高学生对美的感受、接受和创造能力。其次，要使每一位护士能够充分认识到护理职业美是护士群体共同的行为与追求，是需要大家共同努力才能实现的目标。要想做好这一点，护士的学生时代尤为关键，从进入医学院校开始，就应培养其护士职业审美理念。

(三)培养个体高尚职业道德修养

护士的职业道德修养是指护士在职业活动中应遵循的道德准则。首先，要培养护士的道德责任感和事业心，道德责任感和事业心是成就广博知识和宽容美德的基础。其次，护士要严格要求自己，在工作繁忙之余，重视自省、善于自省，培养慎独精神。最后，护士要培养崇高的思想情操，用坚强的意志与诚实的品格最大程度地展现护士形象美。

(四)强化集体职业形象塑造意识

塑造护士的职业形象美是一个长期的系统工程。随着现代医疗体系的不断完善，护士的职业形象有了更新、更高的要求，护士应及时作出相应的角色转换。护士要有广博的专业知识、强烈的时代意识和科学的服务理念，不断强化自我教育、自我更新和进行职业行为的自我规范，充分发挥护士自身在专业形象建设中的主体作用，不断提高自身的专业知识水平，为护理对象提供更优质的服务，才能从根本上使护士获得患者和社会的尊敬和认

可。因此，护士要强化职业形象塑造意识，树立护理队伍的群体形象，更好地体现当今新时代白衣天使的风采，这是当今时代发展的需要。

南丁格尔对护理事业提出了基本要求，即基于人类的博爱，以优良的品格和娴熟的技术为患者提供护理服务。总之，护士美好的形象取决于外在美、内在美的和谐统一。只有结合护理实践不断提高个人修养，不断地学习、思索、成长，才能达到理想的境界。要培养高素质的护士，必须从护理职业形象和护士的自身形象抓起。因此，护理专业学生自入校起就应加强美学修养，不断学习美学知识和激发美学兴趣，不断提高发现美、欣赏美和创造美的能力，塑造美的心灵和美的形象。

【本章小结】

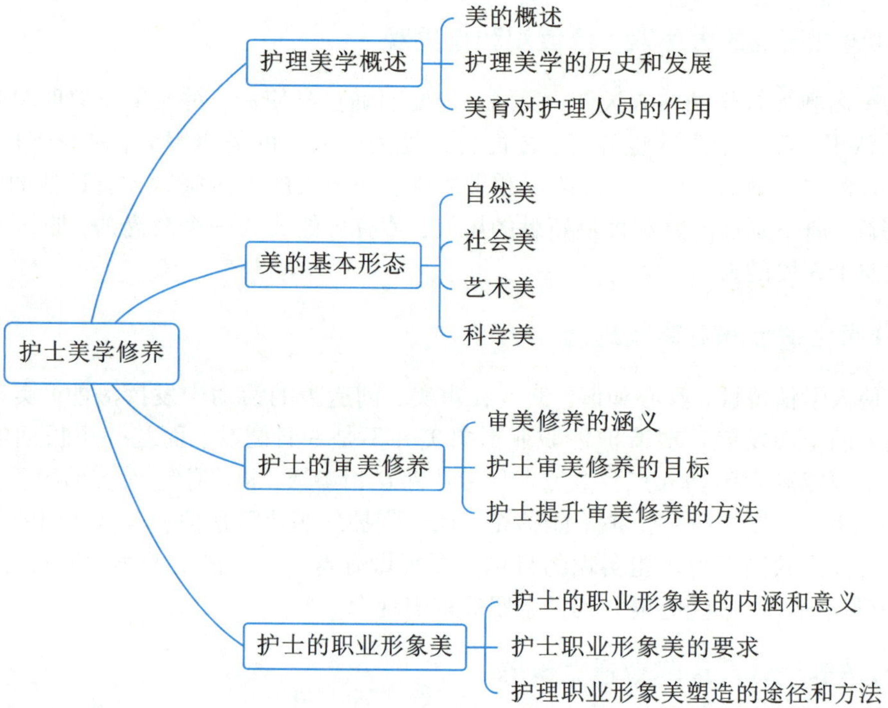

【自 测 题】

一、选择题(A1 型题)

1. 朱光潜认为，美的本质是(　　)

A. 美是客观性与社会性的统一　　B. 美是主、客观的统一

C. 美是主观的　　D. 美是客观的　　E. 美是主观性与社会性的统一

2. 关于美的起源，以下叙述错误的是(　　)

A. 美是一种社会现象，是在人类的社会实践中逐渐形成和发展起来的

B. 大自然与人类发生审美关系是在想象的过程中产生的

C. 各种事物美、丑意义的获得或改变，取决于人对现实审美关系的建立或改变

D. 在人类社会出现以前，自然界的事物不具有任何美学意义

E. 人类通过与自然界的接触，并进行生产活动，人与事物逐步形成感情，原始审美关系开始萌生

3. 具体形象性是美的哪种属性(　　)

A. 外在属性　　B. 内在属性　　C. 最显著的特征　　D. 最基本的属性

E. 最高级的属性

4. 塑造护理职业形象的意义不正确的是(　　)

A. 护理专业发展的需要　　B. 人类健康的需要

C. 提高经济收入的需要　　D. 社会发展的需要

E. 医学模式发展的需要

5. 我国春秋战国时期以“窈窕淑女”作为女性美的标准，而在盛唐时期又以“丰肌秀骨、高髻肥裙”作为美的最高境界，这说明社会美具有以下哪项特征(　　)

A. 阶级性　　B. 时代性　　C. 功利性　　D. 民族性

E. 普遍性

6. 以下关于自然美的特征不正确的是(　　)

A. 丰富性与天然性　　B. 重在内容美　　C. 变异性与多面性　　D. 寓意性与象征性

E. 形式性与主观性

7. 西方美学思想始于(　　)

A. 文艺复兴时期　　B. 中世纪　　C. 古罗马　　D. 古希腊

E. 18 世纪中期

8. 中国美学思想始于(　　)

A. 宋朝　　B. 两汉时期　　C. 先秦时期　　D. 魏晋时期

E. 唐朝

9. 被誉为“美学之父”的是(　　)

A. 西塞罗　　B. 鲍姆嘉通　　C. 柏拉图　　D. 苏格拉底

E. 亚里士多德

10. 亚里士多德的美学基础是(　　)

A. 理论式　　B. 形式式　　C. 有机整体观　　D. 四因说

E. 实践论

11. 护理美学的学科性质是(　　)

A. 护理自然科学　　B. 护理人文学科　　C. 护理社会科学　　D. 护理哲学

E. 护理伦理学

12. 第一个把护理学与美学和艺术科学地联系起来，堪称护理美学奠基人的是(　　)

A. 海涅　　B. 席勒　　C. 南丁格尔　　D. 鲍姆嘉通

E. 康德

13. 关于美育说法正确的是(　　)

A. 美育重在教育学研究　　B. 美育重在社会学考察

C. 美育重在哲学思辨　　D. 美育重在心理学探讨

E. 美育重在理论创新

14. 护士的外在形象美主要表现为(　　)

A. 服饰美、理想美、面容美　　B. 仪表美、语言美、行为美

C. 与人为善、助人为乐、勤奋好学　　D. 高尚道德、真挚感情、诚实品质

E. 良好的性格、丰富的才识

15. 关于护士内在形象美的主要表现不正确的是(　　)

A. 良好的性格　　B. 诚实的心灵　　C. 优美的姿态　　D. 高尚的品德

E. 丰富的才识

二、选择题(A2 型题)

1. 张先生，56 岁，因初步诊断为肺癌导致其情绪低落，对治疗和生活失去了信心。作为责任护士，如何通过语言美来安慰他？(　　)

A. 忽略其情绪，专注于药物治疗

B. 冷漠地告诉他要坚强

C. 用温和的语气告诉他："张先生，我理解你现在的感受，但你要相信我们，我们会尽全力帮助你。"

D. 不断询问他的感受，但不给出任何建议

E. 用坚定的语气告诉他："张先生，请放心我肯定可以把您的病治好。"

2. ICU 护士小王在值夜班时，为昏迷患者李某配置输液溶液时，严格遵守无菌技术原则和查对制度等操作规程，规范地为患者实施输液操作，这体现了护士职业形象美中的(　　)

A. 外在形象美　　B. 仪表美　　C. 动作美　　D. 内在形象美

E. 行为美

三、简答题

1. 结合相关知识谈谈你眼中的护理美。

2. 护士审美修养的目标、提升的途径与方法是什么？

(胡茜)

第七章 护士礼仪修养

学习目标

【知识目标】

1. 能简述礼仪的定义、基本原则，护理礼仪的特征及培养方法。
2. 能说出护士仪表礼仪和体态礼仪的基本要求与规范。
3. 能陈述社交礼仪的类型及基本要求。
4. 能叙述书面求职礼仪和面试礼仪以及不同岗位的工作礼仪规范。

【能力目标】

1. 能将护士仪表礼仪、体态礼仪与社交礼仪运用于日常生活、工作及学习中。
2. 能在模拟面试场景中有效应用礼仪规范。

【素质目标】

1. 具备礼仪知识并内化于心、外化于行。
2. 具有在生活、学习和工作中熟练运用礼仪的意识，展示个人及职业的良好形象。

第一节 护理礼仪概述

中华文化源远流长，中国是具有五千年文明历史的泱泱大国，素被称为“礼仪之邦”。《左传》所载：“礼以行义，义以生利，利以平民，政之大节也。”荀子强调：“人无礼则不生，事无礼则不成，国无礼则不宁。”人们学好礼仪对于提高个人素质、协调人际关系、塑造文明的社会风气、发展社会主义精神文明，具有现实价值和积极意义。护理礼仪作为一种职业乃至精神文化需求，应当得到更为广泛而具体的传承和发展，同时也是护理人员一生必修的课程。

一、礼仪概述

（一）礼仪基本概念

礼仪一词，具有广泛的外延和丰富的内涵，社会各个领域拥有各自独特的礼仪，但其本质是一致的，即人际交往过程中约定俗成的行为规范与准则。

礼仪有广义和狭义之分。广义的礼仪是包括制度法规、生活方式、伦理规范、治国根本、做人准则等在内的一切制度；而狭义的礼仪仅仅指个体交往过程中，为了构建和谐的人际关系而逐步形成并完善的行为规范。

【知识链接】

礼仪的起源与发展

礼仪在其传承沿袭的过程中不断发生着变革。从我国历史发展的角度来看，其演变过程可以划分为以下几个阶段。

1. 礼仪孕育时期　礼仪起源于原始社会，原始的婚嫁礼仪、祭典仪式、政治礼仪等在这个时期有了雏形。

2. 礼仪形成时期　到了商周时期，社会礼仪开始逐渐带有阶级的色彩。在这个阶段，中国第一次形成比较完整的国家礼仪与制度。

3. 礼仪变革时期　在春秋战国时期，以孔子、孟子为代表的诸子百家对礼仪的起源、本质和功能进行了系统阐述，第一次在理论上全面而深刻地论述了社会等级秩序划分及其意义。

4. 礼仪强化时期　自秦汉到清末，礼仪是维护封建社会等级秩序的重要工具，这一时期礼仪的重要特点是尊君抑臣、尊夫抑妇、尊父抑子、尊神抑人。

5. 现代礼仪时期　新中国成立后，符合时代要求的优良礼仪被继承、完善、流传。随着中国与世界交往日趋频繁，西方一些礼仪、礼节陆续传入我国，同我国的传统礼仪一道融入社会生活的各个方面，许多礼仪从内容到形式都在不断变革，大量的礼仪书籍相继出版，各行各业的礼仪规范纷纷出台。

（二）礼仪的原则

礼仪规范内容庞杂，又因文化传统、风俗习惯、宗教信仰等不同而存在很大差异。但无论形式如何变化，实施礼仪所遵循的基本原则是大致不变的。礼仪的基本原则包括：

1. 遵守原则　任何人不论职务大小和财富多少，在社会活动中都有自觉自愿地遵守、合理应用礼仪规范的义务，用礼仪去规范自己的言行举止。它是对行为主体提出的基本要求，更是个人素质的基本体现。

2. 平等原则　平等是礼仪的核心，对人都应一视同仁，给予同等程度的礼遇。不因交往对象的性别、年龄、职业、种族、地位、财富以及与自己的亲疏等而不同。

护考考点：礼仪的核心

【护考真题链接】2021 年 A1 型题

礼仪原则的核心是（　　）

A. 自律原则　B. 敬人原则　C. 平等原则　D. 宽容原则　E. 适度原则

答案：C

分析：本题涉及礼仪基本概念的相关知识考点；平等是礼仪的核心，对人都应一视同仁，给予同等程度的礼遇。

3. 敬人原则　尊重是礼仪的本质。要真诚宽厚，平等待人，常存敬人之心，不可伤害他人的尊严，更不能侮辱对方的人格，同时要保持自尊。孟子曰：“君子之所以异于人者，以其存心也。君子以仁存心，以礼存心。仁者爱人，有礼者敬人，爱人者，人恒爱之。敬人者，人恒敬之。”尊重是礼仪的情感基础，只有人与人之间彼此尊重，才能保持和谐、愉快的人际关系。

【知识链接】

孔子尊师

公元前521年春，孔子得知他的学生南宫敬叔奉鲁国国君之命，要前往周朝京都洛阳去朝拜天子，觉得这是个向周朝守藏史老子请教“礼制”学识的好机会，于是征得鲁昭公的同意后，与南宫敬叔同行。到达京都的第二天，孔子便徒步前往守藏史府去拜望老子。正在书写《道德经》的老子听说誉满天下的孔丘前来求教，赶忙放下手中刀笔，整顿衣冠出迎。孔子见大门里出来一位年逾古稀、精神矍铄的老人，料想便是老子，急趋向前，恭恭敬敬地向老子行了弟子礼。进入大厅后，孔子再拜后才坐下来。老子问孔子为何事而来，孔子离座回答：“我学识浅薄，对古代的‘礼制’一无所知，特地向老师请教。”老子见孔子这样诚恳，便详细地抒发了自己的见解。回到鲁国后，孔子的学生们请求他讲解老子的学识。孔子说：“老子博古通今，通礼乐之源，明道德之归，确实是我的好老师。”同时还打比方赞扬老子，他说：“老子，其犹龙邪！”

4. 自律原则　礼仪规范既包括对待个人的要求，也包括对待他人的要求。学习和应用礼仪最重要的就是对自我的要求，即应用时需要自我约束、自我反省、自我要求。“己所不欲，勿施于人”，正是自律的体现，对待个人的要求也是礼仪的基础与出发点。

5. 真诚原则　真诚是人与人相处的基本态度。人们被要求在运用礼仪时，务必以诚待人，言行一致，表里如一。在人际交往中，需表现出对交往对象的尊重与友好，真心实意与其沟通，才能更好地被对方理解并接受，也能赢得别人的信任和尊重。

6. 宽容原则　运用礼仪时，既要严于律己，在“对待他人的做法”部分又要宽以待人。多理解、体谅、容忍他人，而不能求全责备、苛求不已、咄咄逼人。也不必强求他人与自己完全保持一致，勿用一个标准去要求所有的人。“海纳百川，有容乃大；壁立千仞，无欲则刚。”我们要有宽广的胸襟和大度的气量。

7. 从俗原则　因国情、民俗、文化背景等差异，人们在人际交往中，存在“十里不同风，百里不同俗”的情况。礼仪交往要求人们尊重对方、入乡随俗，而不要妄自尊大、自以为是，或简单地否定其他民族和国家的习俗。

8. 适度原则　运用礼仪时，既要合乎规范，也要适度得体。在与人交往时，首先要感情适度，既要彬彬有礼，又不能低三下四；其次要谈吐适度，既要坦率真诚，又不能言过其实；最后要举止适度，既要优雅得体，又不能夸张造作。

二、护理礼仪

（一）护理礼仪的概念

护理礼仪属于职业礼仪的范畴，是护士向患者提供护理服务时必须严格遵守的行为规范的总和，是护理工作者素质修养和职业道德的具体表现，也是临床工作中护士与患者、患者家属、医护人员以及其他人员之间相互沟通的重要工具和技巧。护理礼仪主要包括两方面的内容：护士内在的文化底蕴、素质修养和外在的仪表行为。这些内容通过礼节和仪式表现出来。

（二）护理礼仪的特征

1. 规范性　护理礼仪是一种准则，是护理工作者在工作中必须遵循的模式或标准。护理礼仪的规范性具体体现为护士在待人接物、律己敬人、行为举止等方面有关护理职业标准和行为规范的规定。如各医院对护士的服装有统一的规定及有各自规范的工作用语等。

2. 强制性　护理礼仪的内容是以国家相关的法律法规为根据，是对护理工作者具有强制力和约束力的规范。在日常护理工作中，护理人员必须约束自己的一些不正确、非专业的行为和语言，严格地遵循操作技术原则。护理礼仪是为服务对象提供良好护理服务的重要保证；如在护理操作中，着装必须干净整洁；进行无菌操作时，必须佩戴口罩。

3. 综合性　护理礼仪是护士职业涵养和素质的集中体现，是护理工作艺术性与科学性的和谐互动，是科技和人文的有机结合，是实用与美学的统一。护理工作者的文化涵养、职业道德、精神追求皆可在护理活动礼仪中体现出来。

4. 适应性　护理工作者应具有适应能力，针对护理过程中不同的服务场景、对象采取相应合适的礼仪。护理工作中遇到的护理对象在文化、信仰、习俗等方面都有所不同，护理工作者应给予其充分的尊重并在交往中相互融合。近年来，医院为适应不同服务对象的生理和心理特性，针对不同科室进行差异化调整，如儿科在装饰上采用大量可爱卡通的元素来缓解患儿的紧张情绪。

> 护考考点：护理礼仪的主要特征

【护考真题链接】2024 年 A2 型题

患者，27 岁，印度人。责任护士在对其进行护理服务之前，详细地了解了印度的文化习俗，并在接触中采取恰当的行为。这与以下护理礼仪的特征相符合的是（　　）

A. 规范性　B. 强制性　C. 综合性　D. 适应性　E. 可行性

答案：D

分析：护士对不同的服务对象或不同的文化礼仪具有适应能力。在护理工作中，护士应充分尊重患者的信仰、文化、习俗，并在交往中相互融合适应。

5. 可行性　护理礼仪详细而具体地规定了护士在护理活动中的仪容、仪态及操作时的要求，规范了护理人员的言谈举止。护理礼仪要求具体、通俗易懂、切实可行，易于学习和掌握，可广泛应用于日常护理活动中。

> 护考考点：护理礼仪的主要特征

【护考真题链接】2022 年 A1 型题

护理礼仪的特征不包括(　　)

A. 强制性　　B. 规范性　　C. 适应性　　D. 综合性　　E. 协调性

答案：E

分析：本题涉及礼仪概述相关知识考点，护理礼仪的特征为规范性、强制性、综合性、可行性、适应性，故协调性不属于护理礼仪的特征。

(三)学习护理礼仪的意义

南丁格尔曾说过："护士走路的艺术、谈话的艺术、操作的艺术，都会给患者带来不同的心理感受，而我们希望的是带给患者未来、幸福、安宁和健康。"一个优秀的护理工作者不仅要有广博的专业知识、精湛的专业技能，还要有良好的人文道德修养。因此，护理人员学好礼仪，具备良好的职业修养是卫生事业发展的客观需要。

1. 有助于护理服务质量的提高　随着人们对健康的需求及对医疗服务质量的要求越来越高，礼仪已成为代表医院文化建设的重要成分。在临床护理工作中，礼仪被融于护理操作的每个环节。良好的护理礼仪可以创造一个友善、亲切、健康向上的人文环境，使患者在心理上得以平衡和稳定，起到药物所起不到的作用，达到良好的治疗效果，提高护理服务工作质量。

2. 有助于患者的康复　我国著名外科学家黄家驷教授曾说："护士和病人的接触比医生要多得多，病情觉察得比医生要早，病人有什么话，时常很早对护士说，因此，病人健康的恢复对护理的依赖丝毫不低于医生。"护士整洁的仪表、优雅亲切的举止、热情关怀的言语会给患者留下良好的印象，赢得患者的信任与配合，对患者的康复起到积极促进作用。

3. 有助于职业形象的塑造　护理礼仪是护士职业形象的具体表现，通过规范护士的礼仪行为，赢得人们对护士的尊重和喜爱，使护理礼仪在护理服务中的价值逐渐被认可，从而推动护理礼仪的良性循环，提升护士在社会上的地位，使护士良好的职业形象不断得到传承和发展。

4. 有助于医院整体形象的提升　护士在工作场所的言谈举止、衣着服饰，已不再是单纯的个人行为，而是代表一个科室、一所医院。规范的护理礼仪不仅能赢得患者的信赖和支持，建立良好的护患关系，还有助于提升医院在社会公众心目中的地位和声誉，从而提高医院的声望和竞争力。

第二节　护士仪表礼仪

案例导入

王某，男，59 岁，有糖尿病史十余年，两日前因突然出现心绞痛被紧急送入医院急诊室。由于病情严重，王先生及其家属都非常焦虑和紧张。然而，当他们在急诊分诊台咨询时，却发现负责接待的护士小李口红颜色鲜艳，眼影浓重，正在向身边的护士小张炫耀昨天新做的美甲，与医院严肃、专业的环境格格不入。此外，她的头发也显得较为凌乱，一些头发甚至垂落在前额，遮挡了部分视线，因此他们拒绝小李为其服务。而王先生家属所看到的小张却是面带微笑、着装整洁、仪态优雅、行姿轻盈、形象端庄的，且耐心解答相关疑惑，因此，要求小张为其提供服务。

思考

1. 小李的仪容是否符合规范？请说明原因并提出改进措施。

2. 小张有哪些地方值得我们学习？

在人际交往中，注重仪容礼仪至关重要，每个人的仪表都会引起交往对象的特别关注。护士美好的仪容、端庄的仪态和正确的着装在护理实践中可以提升护士的职业形象，使护理对象产生愉悦的心情，获得良好的生理、心理效应，继而达到治疗和康复的最佳效果。

一、护士仪容礼仪概述

（一）仪容的定义

仪表即人的外表，一般来说，它包括人的容貌、服饰和姿态等方面，是个人形象的重要组成部分，也是一个人内在素养的外在体现。仪容，一般是指人的外貌和容貌，是个人仪表的基本要素。

（二）护士仪容礼仪规范

仪容修饰的基本规范是整洁端庄，符合护理工作情景与要求（见图 7-1），内容包含发部修饰、面容修饰、职业妆容等。

1. 护士发部修饰

（1）女护士短发发式：短发要求前不至眉、侧不掩耳、后不过领，两鬓细发梳于耳后，不披散于面颊，必要时用小发夹固定，以干练、自然为宜。如烫发则不能过于蓬松，头发颜色严禁鲜艳。

（2）女护士长发发式：长发应整齐梳理盘于头后（见图 7-2），以发卡或头花固定，也可直接戴网套。头花、网套等装饰以大方、素雅的款式和颜色为主，不宜夸张、鲜艳，过于前卫的发饰会给患者带来不良的刺激。

（3）男护士发式：男护士发型以干净整洁的短发为宜，前发不附额，侧发不掩耳，后发不及领，不留大鬓角。保持头发干净清爽，即不油腻、无头皮屑、无异味。不烫发、不染彩色头发、不剃光头，以免给患者带来不信任感，影响职业形象和工作效率。

2. 护士面容修饰

（1）眼睛：眼睛是人际交往中被对方关注最多的部位。应保持眼部的清洁，及时清除眼部分泌物，注意眼病的预防和治疗。佩戴眼镜应保持镜片的清洁无污，佩戴隐形眼镜则颜色、花纹不可怪异，应选择接近自然的黑色或棕色，以呈现护士的精神饱满、平易近人的精神面貌。

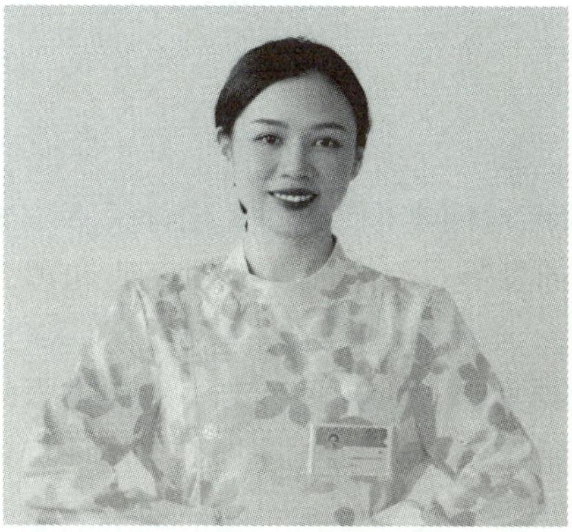

图 7-1 仪容修饰

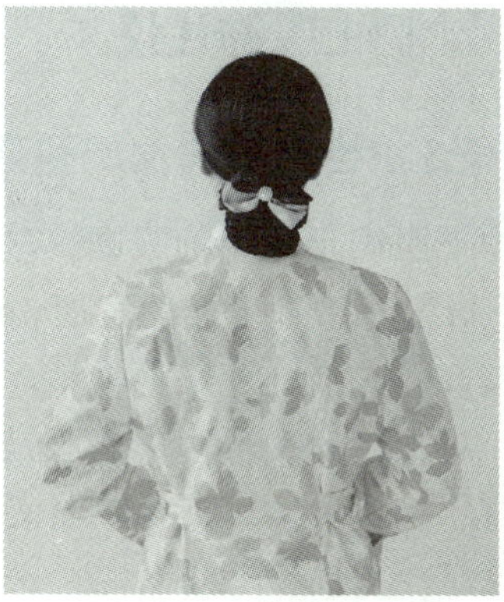

图 7-2 发部修饰

(2)眉毛：根据自己的年龄、性别、脸型对眉毛进行恰当修整，以便将眼部修饰得更好，衬托出明亮的双眸，眉清目秀的面容可以赢得患者的好感。

(3)鼻子：鼻子是面容的重要参照。鼻部修饰要注意清洁鼻腔卫生，避免当众擤鼻涕、挖鼻孔等；鼻毛过长应及时修剪；在公共场合下清理鼻涕应背对他人。

(4)唇齿：口腔清洁、无异味是交往礼仪的基本要求。避免在上班前食用有刺激性气味的食物，饭后保持唇齿卫生，必要时漱口。如患有引起口腔异味的疾病，应及时治疗，并在与患者交谈过程中佩戴口罩、保持距离。

(5)耳朵：耳朵是面容不可忽视的细节。在工作过程中应避免佩戴夸张的耳饰，并注意耳朵的清洁。

3. 护士职业妆容　护士自然、亲切、安详、和悦的面容，给人以健康、富有生机的美感，对护理对象来说具有美的感召力和表现力。根据护士职业特点，以淡雅、自然、适度、美观为原则。从礼仪角度出发，可适当化淡妆，以增强容貌的表现力，展现护士端庄大方、稳重沉静的职业美感，切忌浓妆艳抹。

护士妆容修饰应遵循的原则：①粉底要轻薄不可厚重。如是晚上，灯光照射下的肤色看上去较苍白，上妆时粉底应选暖色系，如偏粉色，切忌选偏黄色。②眉毛以浅咖色或咖啡色为主，切忌粗重的黑色或蓝色。③眼线宜纤细，忌粗、黑。④眼影以浅色为主，如浅粉色，切忌带荧光的或过重的金属色。⑤腮红以浅粉色、桃红、浅桃红色为主，忌深色。⑥唇膏以接近肉色为主或用透明的，忌画鲜艳大红或突出的唇线。⑦如有因睡眠不足或内分泌失调造成的黑眼圈或色斑，可用遮瑕笔适当遮盖。

> 护考考点：护士仪容礼仪之化妆的要求

【护考真题链接】2020 年 A1 型题

护士化妆的要求不包括(　　)

A. 清新　　B. 自然　　C. 时尚　　D. 大方　　E. 雅致

答案：C

分析：本题涉及护士仪容礼仪相关知识考点。护士在工作期间应保持面部仪容自然、清新、高雅、和谐；在保持面部清洁的基础上，可以化淡妆，而不应追求时尚。

二、护士服饰礼仪

(一)护士服饰的发展和变迁

护士服饰是职业的服饰，有一定的规范性要求。不同年代不同文化背景下护士服饰的变化，折射着护理事业的发展，演绎着护理文化的发展，也体现着护理事业和理念的传承与创新。

1. 护士服的变迁　护士服是区分不同职业的医务人员的重要标志，而护士服的发展已有上百年的历史，其成为护理文化的一种象征，兼具艺术美与医学防护功用，与护士职业形象息息相关。

(1)护士服的起源：最早的护士服是修女服，因当时战场中的护理工作一般由修道院的修女承担。她们头戴头巾，身穿长袍，整个服装以白色为主。修女服装是现代护士服的雏形。

(2)护士服的诞生：真正的护士服由南丁格尔首创。在19世纪60年代克里米亚战争时期，南丁格尔为了让护理人员与伤兵、平民有分别，她以“清洁、整齐并利于清洗”为原则，为护理人员设计了朴素、洁白、温暖又便于工作的装束：白色无边帽、无领白上衣、白围裙、短披风的统一护士服。南丁格尔设计的护士服，体现了女性护士圣洁、温和的形象，彰显了护理的艺术之美，同时兼顾了防护服的作用。

(3)中国护士服的变革：1928年，我国在第九届全国护士代表大会上统一全国护士服装，会议公认北平协和医学院护士学校的服装最为典雅非凡，更能凸显护士的形象与气质，护理专业学生着装为头戴小方帽、浅蓝色衬衫与白裙搭配。“白衣燕尾护士帽”成为具有中国文化元素的护士标志性服装，象征着护士职业的崇高、圣洁和荣誉。

20世纪30年代后期，护士服得到年轻女性的认可，护士服的设计要素也在全国统一，蓝衣、白裙、白领、白袖头、白鞋、白袜、白色护士帽，统一的半高跟网眼帆布鞋。这一阶段护士服的整体设计以舒适、便捷、整齐美观为主。

1948年，中国护士会规定护士、护理专业学生、护理员着装应有严格的区分，护士必须穿白色服装及戴燕尾帽，护理员不得戴帽，不可着蓝白两色服装。此期中国护士的职业形象与社会文化相融合，并有了职业属性的区分。

(4)护士服的创新与人文精神：护理事业发展到今天，为使护理工作更高效更舒适，长裙式的护士服逐渐演变为分体式护士服。护士服已成为护理职业的文化象征，体现着护理事业的传承、责任与创新，也展示了护士以人为本的职业形象。

2. 护士帽的发展与变迁　从职业礼仪的角度，护士帽是护士服不可分割的一部分，随着护士服的变化而发展。从南丁格尔前期的修女的“罩帽”或者“防尘帽”，到20世纪早期逐步被仅覆盖头顶发髻的尖顶式短帽所代替。长帽能将护士大部分头发覆盖固定住，因此有着更好的收纳作用；短帽也称硬帽，只是在上方盖住护士的头发，现代护理中燕尾帽就是短帽的发展。

自20世纪中期，以燕尾帽为代表的短帽逐渐发展成为专业护士的象征，正式护士才能戴燕尾帽，才有资格为患者做护理工作，这一标准一直传承到现在。很多护理院校学生毕业典礼中，会举行授帽仪式，以传承对护理职业的热爱与尊重。

燕尾帽一直是护士不可或缺的职业礼服构成部分。从礼仪的角度，它体现了礼仪的规范性、装饰性和职业性的特点；但从工作需要的角度，它容易掉落和交叉感染，因此，有部分医院展开护士“脱帽”行动。

(二)护士服饰礼仪的原则

1. 着装的基本原则

(1)TPO原则：TPO原则是指在选择服装、考虑其具体款式时，应当兼顾时间(time)、地点(place)、场合(occasion)三方面，并应力求使自己的着装及其具体款式与着装的时间、地点、场合协调一致，较为和谐般配。它是服饰礼仪的基本原则之一。

1)时间：着装要符合时代的要求，体现当前的时尚；一年有春夏秋冬的交替，一天有晨暮昼夜的变化，在不同的时间里，着装的类别、式样、造型应有所变化。比如，冬天要穿保暖、御寒的冬装，夏天则穿吸汗、凉爽的夏装。

2)地点：着装应考虑不同地理位置、国家习俗、环境的不同要求。例如护士不能穿着护士服进入食堂。

3)场合：衣着要与场合协调，如在参加专业学术会议时应选择庄重典雅的服饰；而在朋友聚会、郊游等场合，着装应轻便舒适；参加亲友婚宴时应穿得喜庆考究为宜。

(2)适度性原则：是指在穿着打扮时，应适度、得体，既不过于暴露，也不过于保守，要与场合、环境、气温等因素相适应，符合社会道德和审美标准。

1)适宜的色彩：着装的色彩搭配应相互呼应、和谐统一，使人产生视觉上的美感。工作场合的着装，颜色不应过于鲜艳、款式不应过于暴露。在较正式的场合中，颜色最好不超过三种。

2)适当的款式：服饰的款式应根据医院各临床护理岗位要求而选择。

3)适度的装饰：装饰应恰如其分，自然而不抢眼，不追求搭配上的反差。

2. 着护士服的基本要求　护士服是护士的工作装，是护理工作的需要，也体现了对患者的尊重，可以根据工作要求和人性化需求选择不同颜色、不同款式的工作服。

(1)端庄大方：护士在着装上应做到端庄实用，简约朴素，线条流畅，呈现护士的活力和能力。

(2)干净整齐：干净整齐是护士着装的基本要求，也充分体现了护士职业的特殊品质和精神面貌。

(3)搭配协调：穿着护士服时，要求大小、长短、型号适宜，腰带平整、松紧适度。还应与其他服饰统一，如燕尾帽、护士鞋、工作服等。在特殊医疗情景中需要选择和搭配特殊服饰，如手术服、隔离服、防护服等。

案例导入

在某三甲医院的儿科病房，一位新入职的护士小陈负责为患儿提供护理服务。小陈毕业于一所知名的护理学院，拥有扎实的专业知识和良好的护理技能。然而，她在工作初期，因为对医院着装规定了解不足，工作时在护士服上佩戴了过多的饰品，如胸针、别针等。此外，她的鞋子被溅上血液并未及时更换，袜子为黑色。不规范的服饰引起了患儿家长的不满和质疑，认为这样的着装不符合医院的专业形象，可能会影响患儿的治疗和康复，就找到了护士长，要求更换责任护士。

思考

1. 陈护士的仪表是否存在不当之处？请说明原因并提出改进措施。
2. 护士的仪表会影响护理工作吗？为什么？

（三）护士服饰礼仪规范

护士独特的外表美是通过良好的职业形象来实现的，规范的着装能够充分展示出护士饱满的精神面貌和积极向上的职业素养。护士上岗必须自觉地穿着工作服，包括燕尾帽、衣裤、口罩、鞋袜等。

1. 护士服　护士服一般为白色，根据不同的性别及岗位需要，在颜色和款式上也有所不同。女式护士服通常为连衣裙式。男式护士服有过膝的长款大褂，也有分体式护士服。手术室、ICU、供应室、导管室等对无菌环境要求较高的科室的护士，须穿专门的洗手衣或隔离衣。

女护士穿着护士服要求尺寸合身，以衣长刚好过膝，袖长刚好至腕为宜。腰部用腰带调整松紧度，以宽松适度，不影响工作为宜。里面衣服的衣领及裙摆不可外露，颜色以浅色为佳。穿护士服时，领口、袖口的扣子要扣好，不允许不系扣子敞开穿着。口袋应避免装物过满而显得臃肿邋遢。护士服应经常换洗，及时熨烫，保持清洁、平整。

2. 护士帽　护士帽是护士职业的象征，有燕尾帽和圆帽两种。

（1）燕尾帽：燕尾帽适用于普通工作区，如普通病房和门诊的护士。燕尾帽边缘的彩条多为蓝色，是责任和尊严的标志，具有职称和职务含义：一道彩条表示护士长，两道彩条表示科护士长，三道彩条表示护理部主任（副主任）。戴燕尾帽时，要求短发前不遮眉，后不搭肩，侧不掩耳；长发梳理整齐盘于脑后，发饰素雅端庄。燕尾帽应平整无折，戴正戴稳，高低适中，距离发际 4~5 cm，发夹应选用与头发或帽子相同的颜色并固定于帽后。

（2）圆帽：适用于无菌区、隔离病区等，男护士一般佩戴蓝色或白色圆帽。戴圆帽时，头发应全部纳入帽内，前不露刘海，后不露发髻，帽的边缝置于脑后，边缘整齐。

【知识链接】

近年来，护士“脱帽”逐渐成为一种趋势。从功能上来说，护士帽的象征意义远远大于实际用途。护士帽设计的初衷，是防止护士头发脱落造成污染，但在实际工作中，护士帽并不能真正起到这一作用。相反，由于长期佩戴护士帽，一些护士出现了职业性脱发现象。此外，燕尾帽材质较硬，清洗、消毒都不方便。一旦清洗不好，容易滋生细菌、发出异味，反而成为传播病菌的介质，与避免感染的要求背道而驰。还有，护士帽通常佩戴时折叠成燕尾形，用发卡别在头发上。这种佩戴方式并不能将帽子牢牢固定，容易脱落，从而妨碍护士的日常工作，特别是在急救时。

当然，“脱帽”并不意味着降低了标准，医院会对护士们的头饰有严格要求：上岗期间将长发梳理整洁，盘成发髻，佩戴统一花网发饰；短发前不过眉、侧不过耳、后不过肩，整体形象清爽利落。还未实行“脱帽”的医院，护士仍应按照要求戴好护士帽。

3. 护士鞋与袜　护士鞋应具有舒适与防滑功能，以软底、低帮、平底或矮坡底为宜；鞋的颜色要与护士服装相协调，以浅色调为主，如白色、乳白色。袜子以肉色、白色等为宜，忌选用深色袜子；必须保持鞋、袜的清洁，切忌穿破损的袜子，也不宜当众整理袜子；穿工作裙服时，长袜口一定不能露在裙摆外。

4. 护士胸牌　护士穿工作装时，应佩戴标有姓名、职称、职务且粘有照片的胸牌。佩戴时胸牌正面向外，固定于上衣口袋前方。胸牌表面干净，不可挂坠或粘贴其他物。不可将胸牌佩戴于其他位置，更不能佩戴他人的胸牌，或随意将胸牌借给他人。

5. 饰物　护士着装除正常应佩戴的胸卡、秒表等物品外，不应有过多饰物，以免妨碍工作。饰品在接触患者时容易成为医院交叉感染的媒介体，有划伤患者、划破手套、脱落、污染的风险，不便于手的清洁消毒。

6. 口罩　护士进行无菌操作与隔离护理时必须戴口罩。首先要端正口罩，系带系于两耳或枕后，完全遮盖口鼻，上至鼻翼上方 1~2 cm，下至下颌前沿，四周无空隙，松紧以吸气时口罩内形成负压为宜，达到有效防护。使用时应注意保持口罩清洁，取下后应向内折叠好，放入上衣口袋或干净的袋中备用。与人交谈时一般应摘下口罩。一次性口罩不可反复使用，尤其是涉及传染性疾病的护理时，应注意及时更换并妥善处理使用过的口罩。

第三节　护士体态礼仪

案例导入

患者何某，女，68 岁，退休干部，离异独居，有高血压病史。近一个月经常头疼，三日前因晨起头疼来医院就诊，门诊以“高血压”收入院，责任护士孙某在为患者服务时，走路匆忙，横冲直撞。她在与患者交流时，经常交叉双臂或者将手插在口袋里。该患者退休前是某机关的领导，认为孙某的举止不符合一名护士应有的端庄礼仪标准，要求更换责任护士。

思考

1. 护士孙某应该如何做才能符合护士举止礼仪的要求？
2. 护士孙某应该如何对自己的举止礼仪进行训练？

护士的言行举止能显示出护士良好的职业素质和文化涵养，并使人们感受到专业细致、温柔善良的“白衣天使”形象。对护士而言，良好的体态能让护士自身拥有积极自信的心态，增加患者对护士的信任感，使患者能更好地配合治疗和护理，促进患者早日康复。

一、护士的基本体态

体态是指人在日常生活中，处于静止或活动状态时，身体各部位的相互协调关系，它是个人精神面貌的外观体现，具有向外界传递个人思想、情感和态度的功能。日常生活中站、坐、行的姿态，举手投足与一言一行都可以称为举止，行为举止是心灵的外衣。一个人内在的文化涵养直接反映于行为举止之间，作为外在表现的举止是我们直接展现给他人的形象，也是他人对我们评价的直接参照。正如古希腊哲学家亚里士多德所说：“一个人的坐姿和站姿，就是他内心世界的写照。”站、坐、走及护理操作中的动作行为是护理工作中体态的主要内容。

(一)站姿

站姿，是人在站立时所呈现的姿态，是一种最基本的静态姿势，也是培养其他诸如坐姿、行姿等动态仪态美的基础和起点。人们常用“亭亭玉立”来形容女子站姿的优美秀丽，用“站如松”来形容男子站姿的挺拔帅气，可见优美的站姿不仅能给他人留下端庄大方、精力充沛、蓬勃向上的美好印象，显示出个人风度和自信，也是衡量一个人外表、精神状态及健康状况的重要指标。

1. 站姿的基本要求　护士的站姿应显示出稳重、朝气和自信。正确的站姿：头正颈直，目光平和，面带微笑，下颌微收，表情自然，挺胸收腹，两肩水平，外展放松，立腰提臀。女子双手贴于大腿两侧或相握于小腹前，两腿并拢，两脚呈“V”字形，脚尖距离10～15 cm，或两脚呈“T”字形(见图7-3)。男子两臂自然下垂，双手贴于大腿两侧，双脚平行，与肩同宽。站立时应避免各种不良姿势，如双腿抖动、倚墙、勾肩搭背、双手叉腰等，给人以自由散漫、无精打采的感觉。

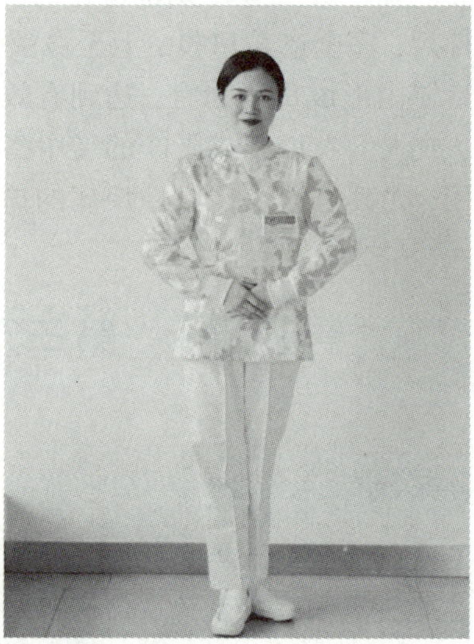

图7-3　站姿

2. 站姿的要领　站立时应努力做到四个字：平、挺、直、稳。

平：即头要平正，双肩平直，双目平视。

挺：即挺胸、挺背、颈直，身体的重心尽量往上提，有向上拔高伸展的感觉。

直：即整个人体要与地面垂直，后脑勺、背、臀、脚后跟呈一条直线，立腰、收腹、夹腿。

稳：即站立时身体要平稳，身体的重心要落在两脚之间。

(二)坐姿

坐姿，即人在就座之后身体所呈现出的姿势。与站姿一样，端庄、优雅的坐姿能表现出一个人的体态美感和文化修养。端庄优美的坐姿，会给人以文雅稳重、自然大方的美感。无论从正面还是从侧面看，都可见立腰、挺胸、上身自然挺直。

1. 坐姿的基本要求　护士的坐姿应体现出端庄、诚恳和谦逊。正确的坐姿是上身保持站立时的姿势，右脚后移半步，单手或双手把护士服下端捋平，轻轻落座在椅子的前1/2或2/3处。女性双膝并拢，两足自然踏地，略内收，双手交叉放于两腿间或双手握拳交叉于腹前。男性双膝略分开，双手分别放于两膝上。要求入座无声，坐定时两眼平视，挺胸抬头，上身正直。避免摇头晃脑、上身不直、手部错位、腿部失态、脚部乱动等不良坐姿。从礼仪的角度说，护士的坐姿不仅要端庄得体，还要注意等尊者先就座后才能落座(见图7-4～图7-6)。

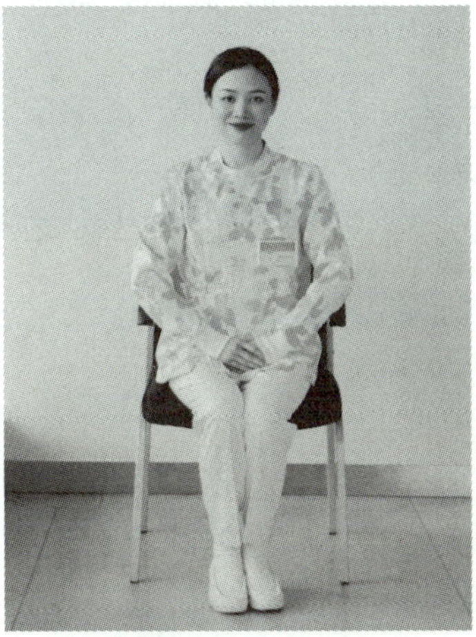
图 7-4　正位坐姿

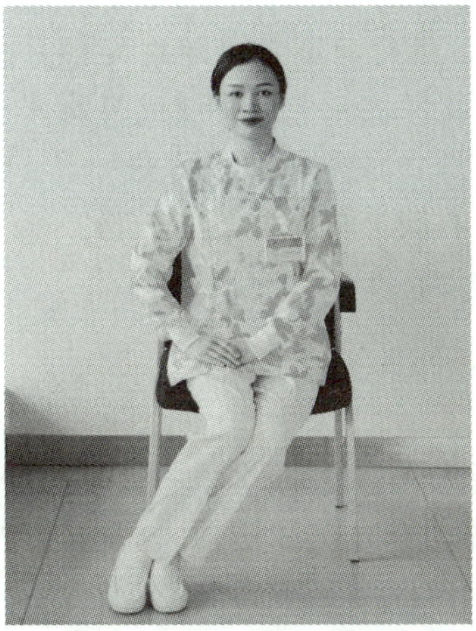
图 7-5　斜放式坐姿

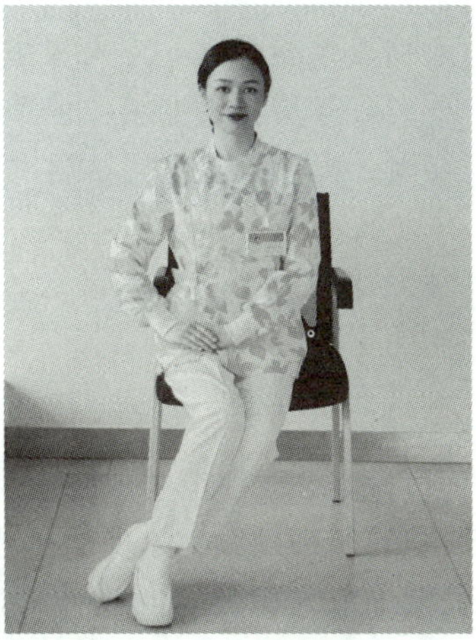
图 7-6　交叉式坐姿

护考考点：护士体态礼仪之护士坐姿的基本要求

【护考真题链接】2021 年 A1 型题

关于护士在工作中坐姿的叙述，错误的是(　　)

A. 坐在椅子的前部 1/3~1/2 处　　B. 上半身挺直，抬头

C. 两膝并拢，两脚并拢　　D. 双手交叉相握于腹前

E. 目视前方，下颌微收

答案：A

分析：本题涉及护士体态礼仪相关知识考点。基于坐姿的基本要求，应落座在椅子的前 1/2 或 2/3 处。

2. 坐姿的要领　坐姿要做到四个字：轻、稳、直、缓。

轻：就座动作要轻，避免座椅或其他物品发出响声，更不能碰掉其他物品。

稳：就座之后，身体重心应垂直向下，保持好坐姿，不要频繁变动，尤其是双手、双腿和双脚。如果就座后需要调整姿势，动作幅度不宜过大。

直：就座时无论采取哪种坐姿，都应腰背挺直，双肩平正。

缓：离座时要先有示意，再缓慢起身。

【知识链接】

不同的坐姿，不同的性格

1. 古板型的坐姿　两腿及两脚跟并拢靠在一起，十指相叉放于下腹部上。这种人有时为人古板，但多数都具有相当丰富的联想能力。

2. 自信型的坐姿　将左腿交叠在右腿上，双手交叉放在腿跟两侧。这种人协调能力很强，具有较强的自信心，特别坚信自己对某件事情的看法。

3. 谦逊型的坐姿　将两腿和两脚跟紧紧地并拢两手放于两膝盖上，端端正正。这种人一般性格内向，为人谦虚，虽然行动不多但却踏实努力。

4. 腼腆型的坐姿　把两膝盖并在一起，小腿随着脚跟分开呈一个“八”字样，两手掌相对，放于膝盖中间。这种人害怕的就是让他们出入于社交场合。

5. 投机冷漠型的坐姿　将右腿交叠在左腿上，两小腿靠拢，双手交叉放在腿上。这种人通常看起来很容易让人亲近，但个性冷漠。

（三）行姿

行姿，也称走姿或步态，指人在行走的过程中形成的姿势，是一种动态姿态。行姿是站姿的一种延续，体现的是人的动态之美和精神风貌。轻盈优美的行姿和稳健的步态最能表现一个人积极向上、朝气蓬勃的风度和活力。

1. 行姿的基本要求　护士在行走时应体态自然从容、步伐轻盈又不失稳重，呈现干练专业、自信大方的职业形象。正确的行姿是目视前方，上身保持站立姿势，两臂自然前后摆动（约 30°），步幅均匀，步伐笔直（见图 7-7）。忌双手乱放、身体摇摆。注意克服低头无神或八步等。

在引导患者行走时，护士可以边行走边将右手或者左手抬起一定的高度，五指并拢，掌心向上，以其肘部为轴，朝向引导或介绍目标，伸出手臂进行介绍。行走时采用上身稍转向患者的侧前行姿势。遇到楼梯、台阶、拐角时，应用手势和言语提醒患者“请小心慢行”。退出病房时，亦应后退几步后再转身，以示礼貌。在较窄的走廊里与他人相遇时护士应面向他人，点头致意。

在一些紧急的工作场景，如进行抢救、处理急诊、应答患者呼唤时，可用短暂的快步代替跑步，但要注意保持心态冷静、动作从容、快而稳健，忌慌乱奔跑。

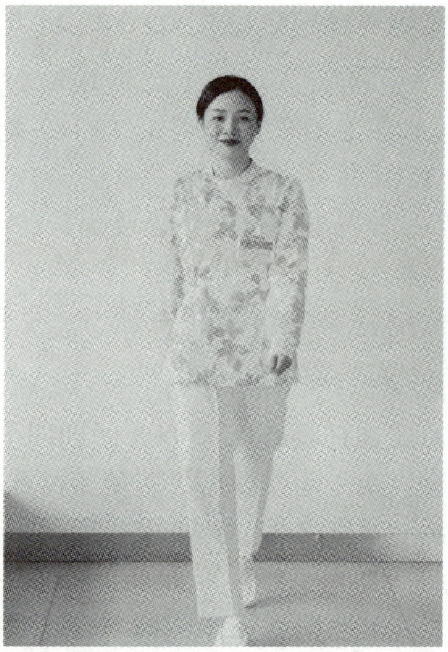

图 7-7　行姿

2. 行姿的要领　行走时要做到四个字：直、匀、轻、稳。

直：行走时挺胸收腹，直起腰、背，伸直腿部，使全身犹如一条直线。脚尖对着前方，设想脚下有一条直线，两脚内侧自始至终交替踩在这条直线上。

匀：行走时速度应保持均匀一致，步幅适中，通常情况下，前后脚之间的距离约一脚长。手臂与双脚前后、左右行走动作要平衡对称，有节奏感。

轻：行走时抬脚、落脚要轻，尽量做到轻柔无声，高度适宜，但不是蹑手蹑脚。

稳：行走过程中双臂摆动与双腿的行走保持协调，身体平稳，避免左右摇摆。

（四）蹲姿

蹲姿，是拾取落在地上的东西，或拿取低处物品时所采用的一种暂时性的体态，是相对静止的一种姿势。

1. 蹲姿的基本要求　护士在工作中需要蹲下取物或操作时，应以节力美观为原则。如是拾捡物品，可走到物品的后侧方，右脚后退半步，然后下蹲，下蹲时头和肩部同站姿，注意两腿紧靠，用后腿稳定重心后蹲下（见图 7-8、图 7-9）。不可弯腰翘臀，否则有失风度。

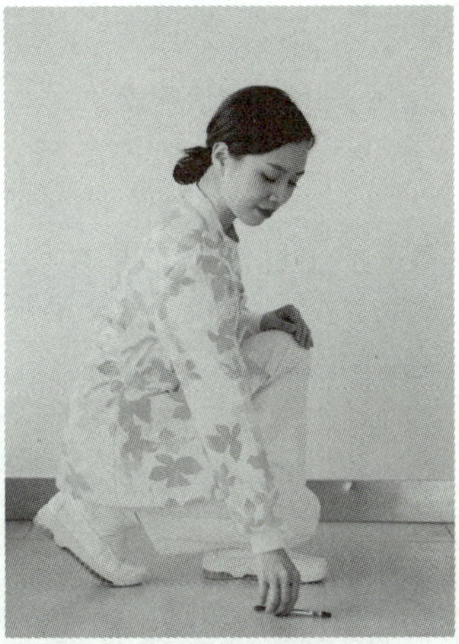

图 7-8　高低式蹲姿

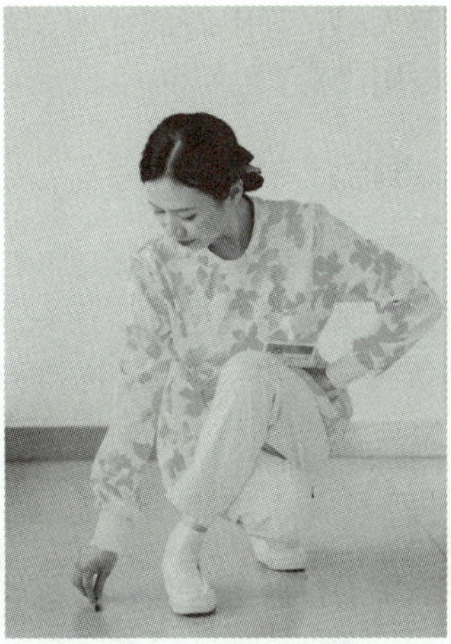

图 7-9　交叉式蹲姿

2. 蹲姿的要领　蹲姿要做到 3 个字：准、稳、雅。

准：即要恰好蹲在所取物品的近旁，以避免距离不合适需要再次移动所造成的尴尬。

稳：即蹲下时要注意重心，保持身体平衡，避免摇晃或跌倒。

雅：即蹲下时要表现得优雅美观，避免弓背翘臀，或穿着短裙时暴露隐私。

二、护士礼仪体态

护士工作中的礼仪体态是指护士在护理治疗工作中应当遵守的行为规范，包括：端治疗盘、推治疗车、持病历夹、递接物品、开关门等，良好的礼仪体态不仅能获得患者的尊重与信任，还有助于塑造医护队伍形象，从而促进护患有效沟通。

（一）端治疗盘

治疗盘是护理工作中盛放物品的常用容器，护士在进行护理操作时会经常使用治疗盘，端治疗盘要求做到节力、平稳、姿势优美。

1. 基本要领　在良好站姿或行姿的基础上，两眼平视、目光平和自然，上臂紧靠躯干，肘关节靠近腰部，前臂与上臂呈 90°，治疗盘距胸前方 3~5 cm，双手托住治疗盘两侧边缘 1/3 或 1/2 处，拇指在盘边缘以下，四指自然分开托住盘底，保持治疗盘重心平稳（见图 7-10）。

2. 注意事项

(1)行走时保持治疗盘平稳，不可倾斜；双手拇指不能触及治疗盘的内面；治疗盘边缘不可触及护士服。

(2)在较窄的走廊与他人相遇时，应侧身向左或右侧方让开一步，礼让对方，注意保持盘内物品稳妥，避免掉落。

(3)端治疗盘进门时，可请他人帮忙开门；周围无人时，可用肩部或肘部将门轻轻推开，避免用脚踢门。

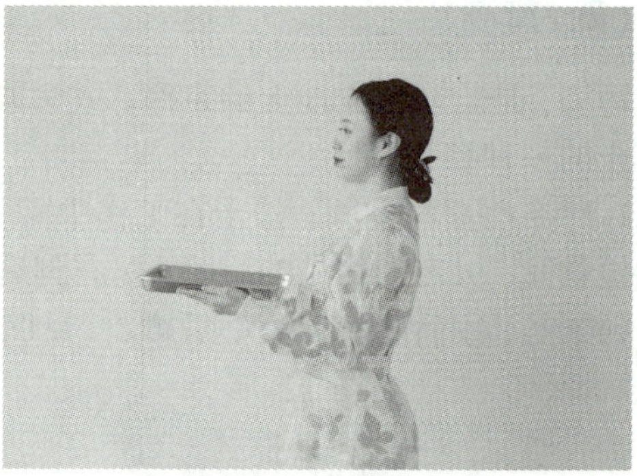

图 7-10 端治疗盘

(二)推治疗车

治疗车是日常护理工作中盛放及转运物品的常用设备，护士推治疗车是在行姿的基础上进行的，应保持车速适中，运行平稳、安全、无噪声。

1. 基本要领　护士保持标准站姿位于车后，头微抬，颈直，两肩平齐、外展放松，挺胸收腹，眼光平和自然，身体略向前倾，治疗车距身体前约 30 cm，双手置扶手处，掌握方向，双臂均匀用力，重心在前臂，行走时步伐轻捷自然，两腿略靠拢，两脚各沿一条直线，小步向前轻轻推动治疗车，尽量减少治疗车推动过程中发出的声响(见图 7-11)。

2. 注意事项

(1)推治疗车动作要轻，避免噪声。进入房门前，先停稳车，用手轻开门，再推车入室，轻关门后再操作。严禁用治疗车撞开房门。

(2)推治疗车前检查治疗车的完好性，行走过程中避免推治疗车速度过快而使物品掉落；避免声响过大，影响患者休息治疗；避免将治疗车放在身后，用手拖拽治疗车行走。

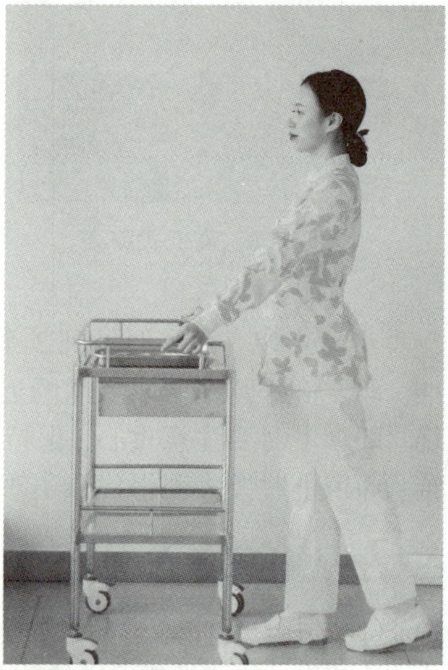

图 7-11 推治疗车

(三)持病历夹

病历夹内有重要的医疗护理文件，护士工作中经常需持病历夹翻阅、记录、行走等。正确的持病历夹方法不仅能体现护士对医疗文件的重视，也反映出护士对工作的严谨，更能体现护士的职业素养。

1. 基本要领　持病历夹应在良好站姿或行姿的基础上，头微抬，颈直，两肩平齐、外展放松，挺胸收腹，两眼平视、目光平和自然。两腿略靠拢，两脚沿一条直线，小步前行，行走时步伐轻盈。行进中，护士左手持病历夹 1/3 或 1/2 处，用手掌握住病历夹边缘中部，放在前臂内侧，持物手臂靠近腰部，病历夹前缘略上翘，按基本行姿向前行进，右臂前后自然摆动；记录时，左手上臂和前臂呈 90°，将病历夹平稳托于前臂和左手上，右手轻托病历夹右下角打开记录（见图 7–12）。

2. 注意事项

（1）持病历夹时，不做与治疗无关的事情；病历夹应稳妥放置，使用后，不得在患者面前随意乱放；整个过程中保护好医疗护理文件。

（2）持病历夹行走时手应保持稳定，不可随意拎着病历夹走来走去。

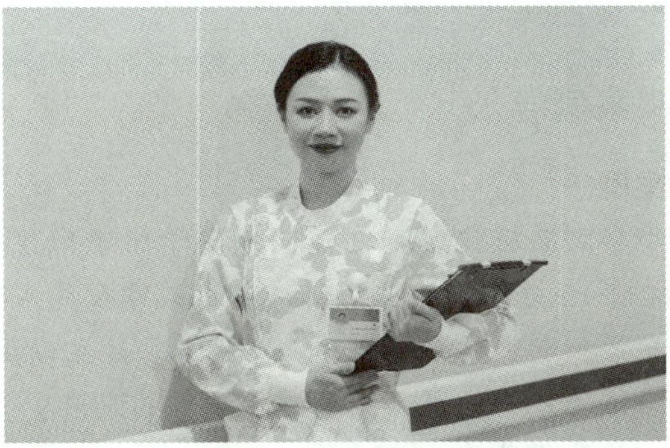

图 7–12　持病历夹

（四）递接物品

递接物品，为表示对对方的尊重，最好用双手，如不方便只能用单手时，应使用右手。递文件时应将文件的正面向着对方，双手递上。若使用文件夹，应将文件夹开口向着对方。递笔和剪刀时，应把尖头部位朝向自己。接受对方递过来的物品时，应从座位上站起，双手去接，同时点头示意或致谢。

（五）开关门礼仪

进出病房或办公室时，需要遵守开关门礼仪，表示对对方的尊重，同时保护对方隐私。

1. 基本要求

（1）开门礼仪：右手食指或者中指弯曲后，轻敲房门，一般是“一重两轻”敲三下。经对方允许后方可进入，并侧身将门关好。如果没回应，应稍等 3~5 秒后，再重复一次。开门时应用手握住门把手，轻轻推开门，进入房间后，面向房内反手轻轻将门关上。

（2）关门礼仪：出门时如果距房门较近可后退两步转身打开房门，如果较远可转身走到门口打开房门，再次转身使身体面向房间，向室内人员点头致意或挥手致意，轻轻关好房门离去。

2. 注意事项

（1）注意不要用手背、手掌或多个手指用力拍打。

（2）注意三下为一次，若连续敲门两次仍无应答，表示门内无人或不方便接待，可过会再来，切不可连续、重力地敲打。

（3）礼让患者，坚持“患者先行”原则。若出入房间时恰逢他人与自己方向相反出入房间，则应主动礼让。一般是房内之人先出，房外之人后入。倘若对方为尊长、女士、来宾，则应优先对方。

（4）关门时，忌声响过大或背对他人关门。

第四节　护士社交礼仪

案例导入

案例一

小李到某医院实习之前，先找学姐了解了实习的注意事项。第一天上班，她穿戴整洁，提前15分钟到岗，见到科室的工作人员，不管是医生、护士还是护工，她都礼貌地问好。在带教老师的带领下进入病房后，她主动微笑着与患者打招呼，非常认真地做着带教老师安排的每一件事。见到需要帮助的患者，小李总是主动上前帮忙。第二天晨会上，护士长特意表扬了她。

案例二

患者陈某，男，75岁，患“风湿”入院治疗。护士小王为其办理入院手续，在询问病史时，小王经常打断患者的发言，对其家属的提问表现出不耐烦。小王对陈某进行入院相关知识宣教：“我是你的责任护士小王，有什么事到护士站找我。”小王语气冷淡，忽视了患者的情感需求，回答问题时大多数使用医学术语。接下来，陈某及其家属不再积极配合。

思考

1. 小李的哪些行为值得我们学习？
2. 小王是否存在不妥之处？请说明具体原因及改进措施。

社交礼仪是指人们在社会交往过程中，用于表示尊重、亲善和友好的首选行为规范和惯用形式。掌握规范的社交礼仪是人们在人际交往中的基本素养和能力。社交礼仪主要包括：会面礼仪、接待礼仪、通信礼仪。

一、会面礼仪

在护理工作中，护士与患者、护士与患者家属及探视人员、护士与医生、护士与护士、护士与其他医务人员等不同交往对象相处时，应因人而异地采用不同的交往礼仪策略，这可以帮助护士开展更有效的沟通和交流。

（一）微笑礼

“伸手不打笑脸人”这是老一辈人传下来的古话，一个简单的微笑往往能够消除很多陌生感，拉近距离。在护理工作中，护理人员的微笑是最常用的面部表情。微笑胜过语言，可以促进交流，让患者感到舒缓和温暖，给患者营造安心、舒适的沟通环境，有增进护患关系、促进患者康复的作用。

1. 微笑的方法　在面部肌肉放松的基础上，嘴角微微上翘，嘴唇略呈弧形，面含笑意，不发出笑声。同时，面颊上的笑肌收缩、上提，眉眼加以配合（见图7-13）。

2. 微笑的注意事项

（1）微笑与眼神相呼应，眼神和善、真诚才能眉目传神。

(2)微笑与语言相呼应，才能声情并茂。

(3)遇患者病情变化或遭受痛苦折磨时，应显示出严肃、庄重的神情，如果此时还以笑对人，会不合时宜甚至产生不利的影响。

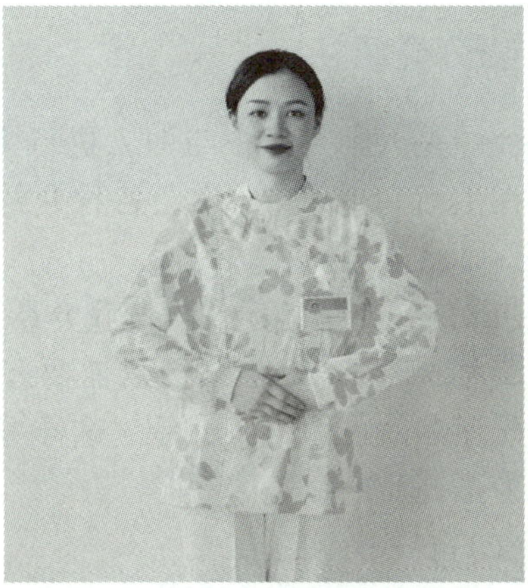

图 7-13　微笑礼

(二)称谓礼

称谓指人们在日常交往之中，所采用的彼此之间的称谓语。护理人员无论在日常生活中还是临床工作中，选择正确、恰当的称谓，既是对对方的尊重，也是自身良好礼仪风范的体现，甚至还影响与他人关系的发展。

1. 称呼在日常交际中的作用

(1)建立关系：称谓是护患初次见面时建立联系的一种方式。适当的称谓可以帮助患者更快地融入医院环境，与护理人员迅速建立良好的护患关系。

(2)表示尊重：使用尊称表达对他人的尊重，对于长辈可称其“颜爷爷”“刘伯伯”等，这样比直接称呼他们的姓名更加亲切。同时文明得体的称呼，也表现出个人良好的社会交往素养。

(3)选择适当：根据交往场合、交往关系等选择恰当的称谓。了解对方的职业，对医生、教师、领导称其职业或职务，如“高医生”“李老师”“王部长”等。有多重关系者在正式场合选择公众称谓如“周护士长”，私下场合可选择合适称呼如“周老师”“周姐”。

2. 常用的称呼方式

(1)通用称谓：在国际交往中，通常称成年男性为先生，称成年女性为女士。

(2)职业称谓：为了表示对对方职业的尊重，通常以姓氏后加职业来称呼。例如：“廖工程师”“王医生”等。

(3)职务称谓：对有明确职务者，以姓氏后加职务作称谓，表示对人的尊重和爱戴，例如“张校长”“王局长”等，这样的称谓既有区分的作用，又有表达礼貌亲切的作用。

(4)姓氏称谓：用姓氏称呼对方为姓氏称谓。遇到比自己年龄大的人时，常在其姓前加“老”，如“老刘”；遇到比自己年龄小的人，则在其姓前加“小”，如“小张”；遇到德高望重的人，可在其姓后加“老”，如“景老”。

(5)亲属称谓：在非亲属交往中，为表达拉近与对方的关系，可用亲属的称谓称呼，例如“刘奶奶”“王姐”等。

3. 不恰当的称呼

(1)无称呼：不称呼对方，直接开始交谈。例如护士进入病房后，直接对病房内的几位患者说：“开始发药了。”

(2)易产生误会的称呼：中国汉字很多是多音字，不同音调意义不同。如“单”用于姓氏念“单(shān)”不念“单(dān)”。

(3)失礼的称呼：在护理工作中，运用编号、特征、昵称或蔑称等称呼患者，例如“6床的”“那个戴眼镜的”等，这样的称呼很失礼，非常不尊重患者，不仅影响护患关系，还可影响患者的心情和治疗效果。

(三)介绍礼

介绍是人际交往中与他人进行沟通、增进了解、建立联系的一种最基本、最常规的方式。在生活和工作中，学会各种介绍方式，有利于建立融洽的人际关系。

1. 自我介绍

(1)自我介绍的定义：自我介绍是人们相互认识的常用方式之一。自我介绍时态度应真诚、大方，内容应根据场景需要有针对性并且真实，以表现自己积极、开放的交际状态。最好先递名片再做自我介绍，这样可以加深对方的印象，但如果有介绍人在场，自我介绍则视为不礼貌的。

(2)自我介绍的形式。

1)应酬式：适用于公共场所或一般社交场合。这种介绍最为简洁，如："您好，我叫刘曼婷。"

2)工作式：适用于工作场合。介绍内容包括本人姓名、工作单位、担任的职务或从事的具体工作。例如"王阿姨，您好！我是您的责任护士刘曼婷，您叫我小刘就可以了。"

3)交流式：适用于各种社交活动，希望与交往对象进一步交流与沟通时。介绍内容包括姓名、单位、兴趣、爱好等。如："您好，我叫刘曼婷，就读于××学校，在××实习，我和您的姐姐是同学。"

4)礼仪式：适用于讲座、报告、演出、庆典、仪式等一些正规而隆重的场合。介绍内容包括姓名、单位、职务等，是一种比较正式的自我介绍。如："各位同人，大家好！我是护理部的主任王×，我代表护理部的全体老师对各位同人的到来表示热烈欢迎！"

2. 介绍他人　介绍他人是经第三方为彼此不相识的双方引荐、介绍的一种交际方式。

(1)介绍的顺序：为他人作介绍的基本原则是"位尊者优先知情"。优先知情权能够使在社交中地位高的人掌握主动。因此为他人作介绍的先后顺序应该是，先向年长者介绍年轻者；先向位尊者介绍位低者；先向主人介绍客人；先向患者介绍医生。在口头表达时，先称呼位尊者，再将被介绍者介绍出来。如果在人员众多的场合，应遵循固定的顺序——按站位从左至右或从右至左介绍，以避免厚此薄彼。

(2)介绍的姿势：在介绍他人时，一般位于被介绍者身旁，伸出靠近被介绍者一侧的手臂，手掌打开、四指合拢，自然放松地指向被介绍者，配合笑容和眼神向被介绍者示意。被介绍者在他人向自己进行自我介绍时，或者自己被他人介绍时，应以微笑或点头致意等举动回应，并使用"很高兴认识您""幸会""您好"等得体、友好的话语来向他人表达自己的尊敬和诚意。

(3)介绍的内容：在具体的人际交往场景中，针对不同的目的、场合、情景，应选择合适的内容进行介绍。根据内容不同，可大致划分为以下四种类型：

1)标准式：主要适用于正式场合。介绍的内容为基础、全面的信息，一般包括姓名、单位、部门、职务。例如"请允许我为大家介绍一下，这位是附属医院护理部的王敏主任"。

2)简介式：主要适用于一般的社交场合，一般只介绍双方姓名等。例如"为大家介绍一下，这位是赵力，这位是刘平。"

3)强调式：适用于各种社交场合。介绍者与被介绍者的特殊关系是重点强调的内容，目的是引起对方的重视。例如“李护士长，这位是我的学生王某某，即将来你们科室学习，请您对她多多指导、严格要求。”

4)推荐式：适用于比较正规的社交场合。在见面前，介绍者常已对被介绍者有专门的了解，介绍时会着重强调被介绍者的优点。例如“张院长，这位是李某某博士，目前在大学任教，她在糖尿病护理方面研究颇深并有卓越的成果，希望有机会能与贵院交流合作。”

(四)致意礼

人际交往中向交往对象行礼致意，可以表示自己对对方的尊重。行礼是向他人表达问候、尊重、敬意的一种礼仪形式，是在人际交往中最常使用的一种礼节，在人际交往中的作用不容忽视。礼貌地致意，给人一种友好、和善的感觉，同时也体现一个人的修养和素质。相反，则会被认为是傲慢、无礼、没有教养。

1. 致意的方式

(1)微笑致意：面向对方，用自然的微笑、适当的眼神交流，真诚问候。

(2)点头致意：朝对方小幅度低头，讲究舒缓、优雅，忌夸张和点头不止。

(3)举手致意：右手臂轻缓地由下自上，向侧上方伸出，掌心朝向对方、指尖自然向上，举至合适高度轻轻摆一摆手，向对方表示问候。举手致意一般不发出声音且不必左右晃动。

(4)欠身致意：手臂放松，双手自然悬放身侧或抱手垂于身前，全身或上半身微微前倾。

(5)脱帽致意：以惯用手轻轻拿起帽子，自然放至身前，朝对方轻缓欠身、点头。如果是相识颇深的朋友迎面而过，不必脱帽，轻轻掀动帽檐前端即可。

2. 致意的注意事项

(1)不同场合致意方式有所区分：在与被致意方距离较远或周围人员嘈杂的场合，举手致意更为合适；在不便交谈的场景，如会议室、图书馆等，微笑或点头致意即可。

(2)致意时间要恰当：一般双方会面之时即可致意，但如果对方正在与他人交流应酬、不便抽身，则应等待对方结束交谈、空闲后，再上前招呼、致意。

(3)致意位置应合适：致意时最好位于对方正面，以便于双方交流。

(4)体现真诚的致意态度：致意时应真情实意，庄重认真。若对方向自己致意，为表达尊重和诚意，应以相应的方式回礼。

(五)握手礼

握手礼在休闲场合和正式社交场合皆适宜，是社交中最常用的相互致意方式。

(1)握手的姿势：与他人行握手礼时，应起身站立，与握手对象相距约1米处，上身略向前倾，神态专注地目视对方，伸出右手，四指并拢、拇指张开、掌心微凹与对方相握。上下稍许晃动三四次1~3秒，力度不宜过重或过轻，同时可伴随说“您好，非常高兴认识您”“好久不见”等寒暄语，以体现热情友好。

(2)握手的先后次序：遵循“位尊者优先”的原则，尊者先行伸手，对方予以回应。一般而言，上下级会面，由上级先伸手；长辈与晚辈之间，由长辈先伸手；根据传统礼仪，男女之间，由女士先伸手，男士予以回应时只握对方手指部分且应先行松手。

（六）鞠躬礼

鞠躬礼是人们用来表示对对方恭敬、答谢或致歉的一种常用方法。

1. 鞠躬礼的应用　鞠躬礼可用于表示感谢、道别、致意或追悼等。常用于：①下级向上级、学生向老师、晚辈向长辈表达敬意；②服务人员向宾客致意，护士送别患者等；③重要的讲话前后、领奖前后；④道别或追悼时。

2. 鞠躬礼的姿势　行礼时，身体保持端正、自然，男士双手贴放于两侧裤缝、女士合手轻放腹前，脚跟靠拢、脚尖微分，以臀部为轴心，腰背挺直、保持下身稳定，整个上身舒缓前倾。①15°鞠躬：常用于表示问候和欢迎，此时视线由对方脸上落至自己的脚前1.5米处（见图7-14）。②30°鞠躬：用于表示感谢，此时视线落至自己的脚前1米处（见图7-15）。③45°鞠躬：一般用于道歉，眼睛要注视对方的脚部（见图7-16）。④90°鞠躬：仅用于忏悔、追悼等场合。

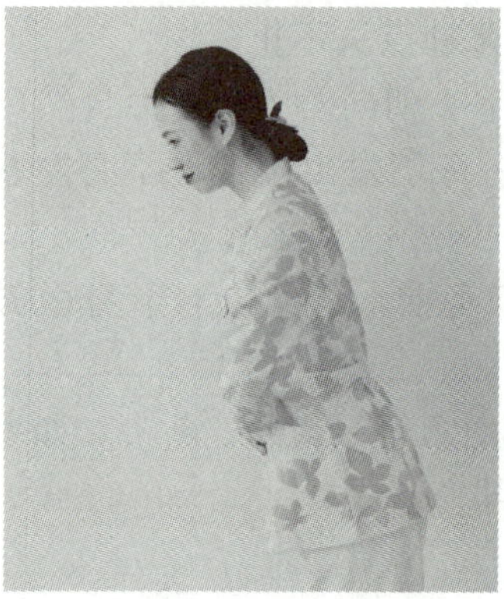

图7-14　15°鞠躬

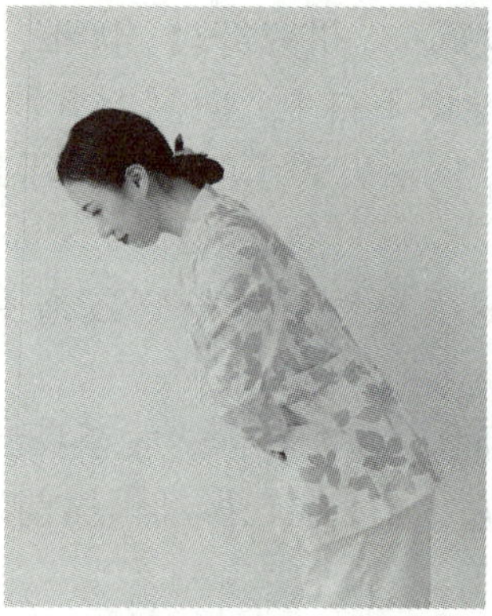

图7-15　30°鞠躬

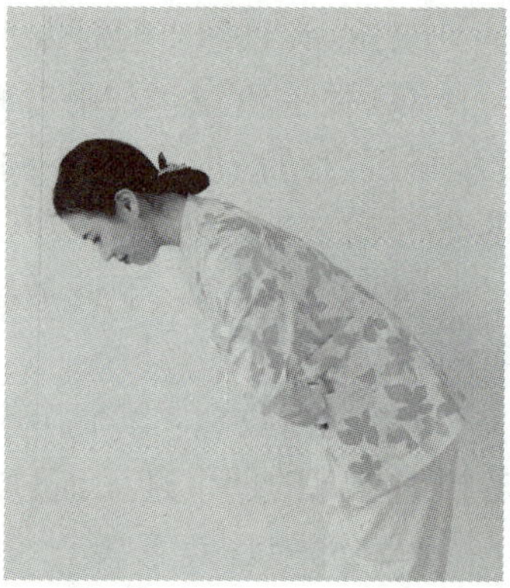

图7-16　45°鞠躬

（七）引导礼

引导礼，是指对他人进行引导指示的礼仪。工作中引导他人到达目的地应有正确的引导方法和引导姿态，在引导时要做到规范引导，多用敬语，适时提醒。

1. 近距离提示　在站姿基础上，行点头礼或问候礼后，朝所指示方向伸出手臂，伴随说“请坐”。

2. 原地引导　在站姿基础上，行点头礼后，朝指引方向伸出手臂，目光看向被引导者，伴随说“请往这边走”（见图7-17）。

3. 伴随引导　引导者应站在被引导者的前方1~1.5米处，目光看向被引导者，伴随说“请跟我来”。遇到台阶、转弯时，应及时提醒，例如“请往这边走”“请注意前方有台阶”。

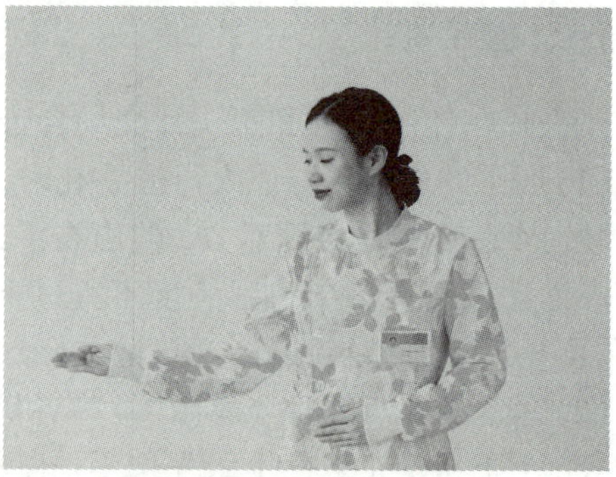

图7-17　横摆式引导

4. 楼梯的引导　引导他人下楼梯时，引导者在前面，被引导者在后面。上楼梯时，引导者在后面，被引导者在前面，确保被引导者在安全的位置。引导者应配合被引导者的步伐，距离始终在能保证安全的范围内。

5. 电梯的引导

（1）乘坐轿厢式电梯时，引导者应先到电梯门口，控制电梯开关。保证被引导者安全进入电梯，按楼层按钮，到达楼层后，应让被引导者先走出电梯，随即跟出。

（2）乘扶手式自动电梯时，靠右侧站立，上电梯时，引导者居后；下电梯时，引导者在前，确保被引导者的安全。

6. 指示的引导　当需要向被引导者介绍相关物品、信息或指示远距离物体时，目光看向指示物，自然伸手指示（见图 7-18、图 7-19）。

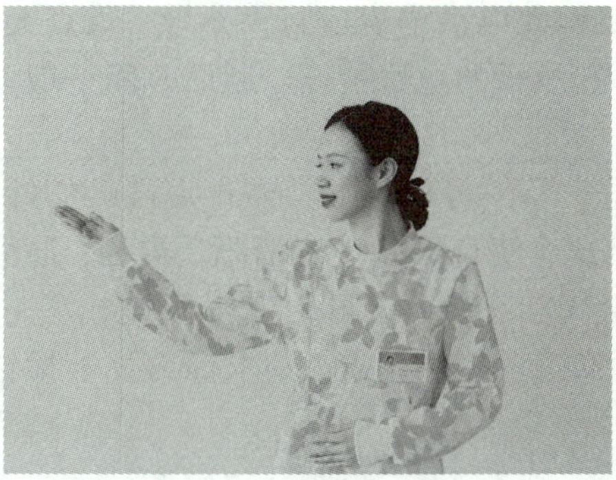

图 7-18　斜摆式引导

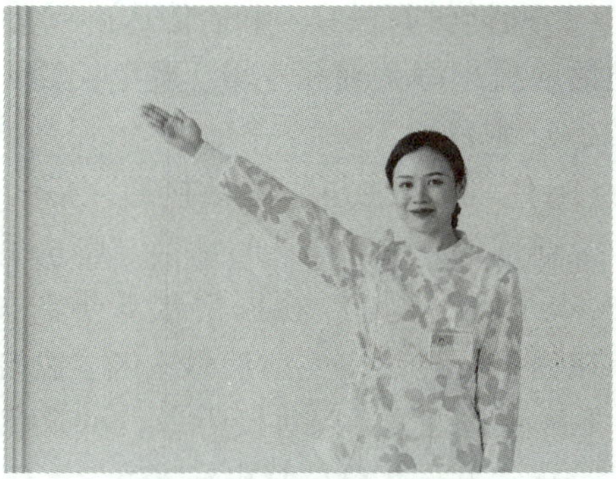

图 7-19　直臂式引导

实践活动

活动背景：某医院护理部派护士小吴去参加某个学术交流会议，会上小吴遇到很多资深前辈和同行，她很想去认识这些专家。

活动组织：

1. 课前布置预习。以小组为单位，查阅相关资料，根据以上背景，自行设计一个情境并分配好相关角色。

2. 课堂上进行情境演绎，教师做好总结指导。

二、接待礼仪

待客礼仪的基本原则是“主随客便”，即主人尊重客人的习惯和选择。在待客之前，要提前做好必要的安排，比如室内外卫生、待客场所布置、点心茶饮准备、必要时准备交通工具及相应的娱乐活动等。客人进屋后，主人要协助客人把携带的物品放好，把“上座”让给客人坐；为客人上茶，茶水要浓度适中，一般斟六七成满为宜；上茶的顺序是先宾后主、先老后幼；茶与果品应双手送上；客人起身告辞时，主人要起身相送。

三、通信礼仪

现代通信工具工能日趋强大、操作日趋简便，大大地方便了人们之间的交往。在众多的交往活动中，礼貌得体的交往方式是社交成功的重要因素。

(一)电话礼仪

1. 拨打电话礼仪

(1)电话时段合适：私人电话在业余空闲时间拨打，公务电话在对方单位的工作时间拨打。电话时段避免在午间休息和晚上十点以后，如确有必要也应删繁就简并表达歉意。具体而言，在医院的工作中，电话应避开早晚交班和查房时间；若对方提前告知有手术或会议，应在对方手术或会议结束后，再拨打电话。

(2)通话时间适宜：电话传达讲究精准、迅捷，因此电话内容应言简意赅、重点突出，在通话前梳理好条理和逻辑，避免长篇大论让人不知所云的尴尬情境。通话时间一般以不超过 3 分钟为宜。

(3)体现文明礼貌：电话接通之后，使用“您好”“请”等敬语后，再介绍自己的姓名、单位及通话的来意；通话时话筒与嘴应保持适当距离，使自己的声音清晰、柔和；通话过程中，语调语速适宜，根据情景需要选择恰当的语气和态度，不可因慌张而失礼、失态。如果在通话的过程中电话信号中断，拨打者要主动回拨并说明情况、请求谅解。若拨错电话，不可直接挂断，应对接听者表示歉意。

2. 接听电话礼仪(见图 7-20)

(1)接听及时：听到电话铃响起，没有紧急的事项需要处理时，暂停工作，及时接听；因为要事难以抽身，让对方电话久等时，应在电话接通后表达歉意并说明情况。

(2)应答得体：注意符合通话礼仪，交谈使用合适的敬语，个人接听时自报姓名，如是工作电话，在接听时报单位名称或部门名称，而录音电话通常报本机电话号码。

(3)记录必要信息：对于重要电话通常需要做记录。准确记录何人、何单位、何事、是否需要回复等。关键信息在接听电话之后最好再向对方重复一下以确保无误。

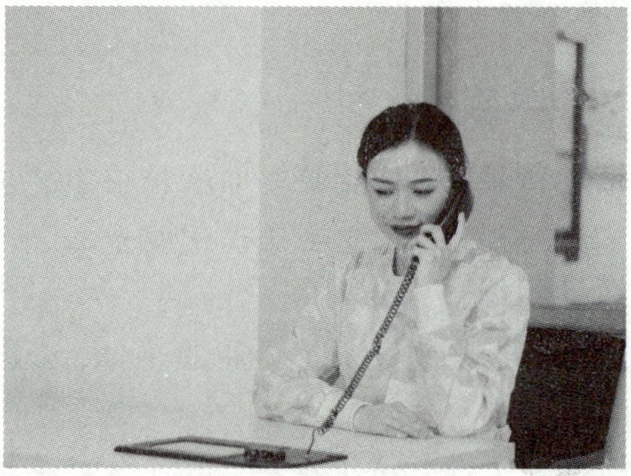

图 7-20　接听电话

(4)位高者先挂机：通话结束后，等待地位高的人挂机。若双方地位相同，则等待拨打方挂机。

(二)手机礼仪

(1)手机使用时，遵守公共礼仪，不影响他人，不扰乱公共秩序。声音的大小根据具体的使用场景选择，同时可根据需要将手机调成合适的模式，如在开会时，手机切换为静音模式；不在公共场所播放不适宜的音频、视频和图像。

(2)在地铁、公交车等公共场所，最好戴耳机看视频或听音乐，不宜大声接打电话。

(3)在社交场合，手机一般放置在随身携带的包内或上衣口袋内，不宜挂在脖子上或别在腰间。

(4)在临床护理工作中，工作时间不玩手机，不在患者面前接打私人电话，上班时应将手机调至静音模式，避免产生不利的影响。

(三)电子邮件礼仪

电子邮件又称电子信函、E-mail，不仅快捷，在国际通信交流和大量信息交流中优势明显，安全保密、节约时间，而且不受篇幅限制及可以降低费用。

1. 电子信件内容的撰写

(1)语言力求简明扼要：一般信件所用的开头问候语可以省略。

(2)标题力求描述明确：电子邮件一定要注明标题，并标示信件内容主旨大意。

(3)内容力求安全稳妥：源于网络的特点，发出的信件将可能永久被存于某处私人档案或到处转发。因此，应谨慎地评阅所撰写的字句，规避有可能带来纠纷的内容。要注意尊重知识产权，凡是引用或改编他人文字或图绘作品的，需要对原作者与原作品的出处详加注明，以示尊重。

2. 回复技巧

(1)及时回复电子邮件：在收到他人的重要电子邮件后，即刻回复对方，往往是必不可少的，理想的回复时间是 2 小时内，特别是对一些紧急重要的邮件。对于一些非紧急的邮件可集中在一特定时间处理，但一般不要超过 24 小时。

(2)进行针对性回复：当回复问题时，最好把相关的问题抄到回件中，然后附上答案。不要用简单生硬词语，应该进行必要阐述，避免反复交流。

(3)回复不得少于 10 个字：当对方发出邮件时，只回复“是的”“对”“已知道”等字眼是非常不礼貌的。一般回复不少于 10 个字，以示尊重。

第五节　护士求职礼仪

案例导入

小王最近准备参加一家大型医院的护士招聘面试。在面试前，她特意复习了护理知识和技能，并准备了一些可能的面试问题。当小王走进医院的招聘面试室时，她的内心既紧张又充满期待。她身穿一套整洁的护士服，佩戴着简洁的配饰，向面试官分发提前准备好的个人简历。当面试官向她问好时，小王有些紧张，回答得有些生硬。在描述自己的护理经验时，她过于注重细节，没有突出自己的专业能力和优势。此外，在回答面试官的问题时，她有时会显得犹豫不决，缺乏自信。几天后，小王收到了未被该医院录用的通知。

思考

1. 你认为小王在求职礼仪中存在哪些不足？请说明原因。

2. 如果你是小王，你会怎么做？

当前，求职竞争日益激烈，如何成功地叩开求职的大门，寻求到一份理想的工作，除了具有良好的专业素养外，还要有较强的沟通能力和礼仪修养，能在求职面试时有效地推荐自己，让自己有机会在竞争中脱颖而出。因此，在就业前学习必要的求职礼仪与沟通技巧，对于护理专业学生求职有重要意义。

一、求职礼仪的概念及特点

（一）求职礼仪的概念

求职礼仪属于公共礼仪的一部分，是求职者在求职过程中应遵循的礼貌行为和仪表规范。通过求职者的应聘材料、仪容仪表、言谈举止等可反映出内涵素质、道德情操及个性特征等，故其对于求职具有十分重要的作用。

（二）求职礼仪的特点

1. 广泛性　我国人口多，每年都有大量的人涌入求职队伍之中。尤其是近些年来，随着我国高等教育的普及，大学毕业生人数急剧增加，导致劳动力与社会需求之间“供大于求”的关系变得极为显著。

2. 时机性　求职礼仪具有很强的时机性。尽管求职者做了大量的准备工作，但面试结果却往往在双方接触的片刻即成定局。因此，要想在众多应聘者中脱颖而出，把握首次见面的时机至关重要。

3. 目的性　求职双方目的明确。招聘方旨在通过评价求职者的表现，招聘到综合实力强的求职者；而求职者则希望给招聘方留下最佳印象，获得面试的成功。

（三）求职形式

在正常的招聘考试中，一般求职形式大体包含以下四个方面：

1. 书面求职　书面求职指招聘方通过阅览求职者的求职信或个人简历等资料了解求职者情况的求职方式。求职书面材料一般包括求职信、求职简历、相关技术等级证书、执业资格证书、各类荣誉证书、笔试和其他相关资料等。

2. 面试求职　面试求职是指招聘双方面对面，进行现场交流、考核的一种求职方式。面试具有较大的灵活性和综合性，直观反映了应试者的实际情况，它不仅考核一个人的知识面和业务能力，同时考察应试者的综合能力，包括口头表达能力、书面表达能力、应变能力、心理承受能力等。

3. 操作考试　护理技术是临床护士必须具备的基本工作技能，因此护士应聘通常要经过护理技术操作考试，操作考试成绩作为衡量护士业务水平高低的一个重要指标。在参加操作考试时，应注意提前准备考试证件及规范着装(工作服、工作鞋、工作帽)，操作中应熟练掌握操作流程，动作标准规范，态度和蔼可亲，仪容仪表大方整洁。

【知识链接】

护理技能考核基本要求

1. 仪表端庄　举止端庄大方。要求护士着装，戴口罩、帽子、洗手规范。

2. 态度严谨　工作态度认真、严谨、科学。

3. 动作轻柔　操作手法轻稳、正确规范、无多余动作。

4. 防护到位　恰当运用节力、节时原则，职业防护到位。

5. 沟通有效　操作前、中、后，适时与患者进行有效沟通，语言流畅、态度和蔼，体现人文关怀、具有爱伤观念。

6. 流程娴熟　熟悉各种技能操作的目的、禁忌证、操作流程及注意事项。

7. 礼貌致意　操作开始前，礼貌问候评委老师，征得评委同意后开始操作；结束时，举手示意操作结束并向评委致谢，礼貌退场。

8. 表达流畅　报序号、姓名及考核项目时，声音洪亮、吐字清晰、面带微笑、表情自然。口述内容完整、流畅、发音标准。

9. 备齐用物　物品准备齐全，摆放合理，垃圾分类进行处理。

4. 网络求职　随着科技的发展，现在也出现了一些新颖的求职形式。例如，“视频简历”就是把求职者的形象与职业能力表述通过数码设备录制下来，经过对录制后的影像进行编辑，通过播放器播放的一种可以观看求职者影音形象的简历形式。“微简历”就是以简短的形式(140 字以内)介绍自己、展示自己的简历。

以上几种形式可以单一出现，也可以综合出现。如有些招聘单位，明确提出只需邮寄书面求职资料，谢绝上门拜访。大多数用人单位，则通常是先行审核书面材料，在书面材料的基础上，按需要开展面试工作，面试合格后，进行技能操作考核，综合求职者各方面情况确定是否录用。无论哪种形式的求职，正确恰当地运用求职礼仪，是求职成功的重要因素。

二、书面求职礼仪

“工欲善其事，必先利其器”，是指要想做好一件事，若准备充分可达到事半功倍的效果。同样，求职成功的第一环节就是要做好准备工作，尤其是求职信的书写和个人简历的制作。

(一)书面求职材料的写作要求

求职信是求职、应聘时必备的材料，也是用人单位全面了解求职者情况的重要依据。求职信中要真实介绍个人的基本情况，真诚表达自己的渴望之情。书写完整、简洁，语气谦恭、诚恳，形式灵活，突出重点。

1. 规范　求职信能反映一个人的文字水平，因此必须书写规范。可使用电脑编辑打印，字迹清晰、内容正确、格式标准、布局整洁、美观大方；如果写得一手好字，建议亲笔书写求职信，展示自己的特长，给招聘方留下良好印象。

2. 谦恭　多使用礼貌用语，注意自谦与敬人，体现出彬彬有礼的态度和良好的个人素养。

3. 真诚　真实介绍个人的基本情况和信息，所提供的求职材料内容要真实，特别是自己的经历、学历、成绩、奖罚情况等应如实填写，不弄虚作假和夸大其词。

4. 灵活　针对用人单位最关注的问题，突出自己与众不同的一面，介绍自己的特点，包括专业知识、工作经验、个性特征、各方面特长等。

(二) 求职信的写作

求职信一般由开头、主体、结尾和落款四部分组成。

【知识链接】

求职信模板

××主任：

您好！

感谢您百忙之中阅读我的信件。前段时间，从贵院人事处获悉，贵医院护理部拟招聘专科学历护理工作人员的信息，本人冒昧写信求职，望您能给予考虑。

本人就读于某某学院护理专业，学制3年。通过3年的系统学习，我掌握了……知识和……专业各项操作技能，广泛阅读了……方面的书籍。在校期间学习成绩优异，多次获得……(在校期间获奖情况)。

在某医院实习的一年中，本人积累了一定的临床工作经验，培养了良好的沟通能力与管理协调能力，具有较好的团队合作精神。如果我有幸加入贵医院，我将在您的领导下和大家一起，为提高医院的护理质量竭尽全力做好本职工作。我的个人简历与相关材料一并附上，诚望您能给我面试的机会。谢谢！

此致

敬礼！

求职人××

××××年××月××日

1. 开头部分　开头部分说明写信的目的，一般包括：称呼、问候语、求职缘由和意愿等。称呼要写用人单位全称，特别注意招聘工作负责人的姓名与职务，书写要准确。撰写时要注意应用一些写作技巧：

(1)赞扬目标单位：了解对方近期取得的成就或发生的重大变化，加以赞誉，同时表明自己渴望加入的愿望。

(2)陈述自身能力：根据对方要求的技能，简要陈述自己的工作能力，表明自己有足够的能力做好此项工作。

2. 主体部分　这部分要详细阐述求职者的资格及能力。

(1)求职信不同于简历，它的重点应放于求职资格、与工作内容相关的经验、相关社会经历和个人素质及能力等方面，突出自己在该领域的专长。

(2)求职者应尽量用简洁、精练的语言叙述自己的求职想法，突出个人的特点，力求做到精练、明快。

(3)如果对方在招聘时要求写明薪金待遇，作为求职者，应该在这部分提出对薪水的要求。薪金的数目应根据自身能力和市场行情而定。

(4)应该提及求职者的个人简历，提醒对方查阅附加材料，以进一步加强目标单位对求职者的注意。

3. 结尾部分　这部分请求对方给予面试机会。写作口气要自然，不可强人所难，可写如“希望收到您的回音”“盼复”等。附联系电话、电子邮箱及联系地址。结束语后书写表示祝愿的话，如“此致”“敬礼”“祝您身体健康!”等。

4. 落款　落款包括署名和日期。在结尾祝词的下一行的右下方，进行署名；日期位于署名下方另起一行的右下方。若有附件，可在信的左下角注明。如“附1：个人简历”“附2：成绩表”等。附件资料并非多多益善，而是应当扬长避短。

三、面试礼仪

(一)面试前的准备

1. 信息准备　俗话说：“知己知彼，百战百胜。”求职之前应收集招聘单位的资料。①用人单位的信息：主要包括单位的性质、规模、效益、发展前景、招聘岗位、招聘人数等。②用人条件的信息：对招聘人员的性别、年龄、学历、阅历、专业、技能、外语等方面的具体要求和限制。③用人待遇的信息：包括报酬(工资)、福利待遇(奖金、补贴、假期、住房、医疗、保险等)。了解招聘单位的途径非常多，如利用图书馆或网络查阅相关信息等。④面试考核的信息：了解用人单位面试考核的方式，面试时最有可能考察的问题等。

2. 心理准备

(1)自我了解：面试前可以把自己的优点和不足一一写在纸上。面试时对于自己的长处要尽量发挥好，而缺点则加以注意，做到扬长避短。

(2)自我激励：应聘者在面试前应熟记自己的各种资格和能力，还可以通过提醒自己该目标岗位对于自己的重要性，来强调自己求职的迫切心态。不要随便否定自己，这次不成功下次还可以继续努力。

(3)自我调整：如有可能，事先踩点以熟悉环境，缓解面试时的紧张情绪。面试前可采用散步解忧、开怀大笑、洗热水澡等方法放松。

3. 仪表准备　人际认知理论中提及，交往双方初次接触时，面试者的仪容仪表对面试官印象的形成起到90%的作用。因此，在面试前，求职者一定要注重着装和仪容仪表的准备。

(1)着装：面试者服装要合体，讲究搭配，展现出正统而不呆板、活泼而不轻浮的气质。无论应聘何种职业，面试着装均要遵循“朴素典雅”的原则。女士的着装要大方得体，尽量穿西装套裙，注意服饰整体搭配，以简单朴素为主。男士的穿着以正式的西装为宜，领带要端正，不留长发，将鼻毛和胡须修好，面部保持光洁。袜子颜色最好配合西装颜色。

(2)仪容仪表：面试时，男士应保持头发干净、清爽、整齐，不要有头皮屑。发型宜简单、朴素，鬓角要短。男士一般不提倡涂脂抹粉和使用香水。女士要保持端庄、干净的形象，发型以端庄、简约、典雅为宗旨，避免滥用饰物；女士面部的修饰要清新、素雅，色彩和线条的运用都要“宁淡勿浓”，恰到好处。香水的选择要与气质相匹配，味宜淡雅，闻上去给人以舒畅的感觉。求职者在面试前要确保体味清新，注意口腔卫生，不要饮酒，不食用大蒜、韭菜等带有强烈异味的食物。必要时，可以喷口腔清新剂或咀嚼口香糖以减少口腔异味，但交谈时不可咀嚼口香糖。在面试时，因握手、呈递个人资料等均用双手，所以，注意双手的清洁，指甲修剪合适，无污垢，不使用指甲油，不做花式美甲。

4. 演练准备　凡事"预则立，不预则废"。面试前可进行预演，模拟面试的场景，可使求职者不断总结经验，找出不足，增强自信。求职者可请同学或亲友参加并担任"评委"进行模拟面试，在预演时应注意仪表着装和语言表达能力，还可以问几个针对性较强的问题，来检验临场应变及表达能力，以修正不足。必要时可向学长或师长请教。

(二)面试中的礼仪

1. 遵时守信　守时至关重要。当因某种原因不能准时到场时，求职者应及时通知招聘方并表示歉意。一旦迟到，求职者应主动、诚恳地说明迟到的原因。

2. 言行得体　得体的举止和言语，能体现良好的文化修养、精神面貌、审美情趣和性格特征，有助于在招聘者面前建立良好的第一印象。言语表达应礼貌、标准、连贯、简洁，语言、语音、语气、语调、语速规范，言谈内容恰当。

3. 保持肃静　关闭手机或调至振动、静音模式，不大声喧哗。

4. 以礼待人　对接待人员要注意礼节，多用礼貌用语"请""谢谢"等。

(1)入室敲门：求职者进入面试室前，出于礼貌首先要敲门，待准入后方可进入。若房门处于开放或虚掩状态，也应轻叩房门示意，得到允许后进入并随手关门。

(2)主动问好：进入面试室，到达指定位置后，自然微笑、向面试官点头或鞠躬致意，然后礼貌问候。

(3)正确握手：如果面试者伸手行握手礼，求职者应积极、大方回应，给予礼貌的回握；如果面试者没有主动握手，求职者一般不宜伸手行握手礼。

(4)礼貌入座：在招聘方未请求职者入座的情况下，不要主动落座。入座前，求职者应表达谢意，并坐在预先指定的座位上。若没有指定座位，应选择招聘方对面的座位就座，同时注意采取正确的坐姿。

(5)自我介绍：自我介绍时，要充满自信、态度诚恳、自然大方、轻松自然。目光要亲切、随时保持自谦。介绍的内容要有针对性，切忌大话、空话，以免给面试者造成自我炫耀的感觉。

(6)大方交谈：①交谈时，可通过对方的表情、语气、肢体表达，观察对方的反应，以此调整自己的思路和话题，必要时可以适当使用专业术语，展现求职者良好的专业素质和个人修养。②答题时，从容镇定、温文尔雅、谦虚诚恳。可以浅显问题深入答，深奥问题简单答，原则问题坚定答，陌生问题伸展答，实践问题总结答。若回答时出现口误，应当及时从容地纠正，向考官道歉并重新准确地表述相关信息。③倾听时，应抓住对方讲话的内容仔细聆听。用目光注视面试者，配合点头或者巧妙地插入简单的话语，如"是的""对""您说得对"等，提高面试者的谈话兴趣，创建和谐、融洽的面试气氛。切忌贸然打断对方讲话，如果非说不可，应征得对方允许，如"老师，对不起，可以请教一个问题吗?"

（三）面试后的礼仪

1. 礼貌告辞

（1）把握时间：求职者做完自我介绍之后，招聘方一般会先介绍工作性质、工作内容和岗位职责等，之后会让求职者谈一下对应聘岗位的设想以及相关的福利待遇等问题。面试快结束时，招聘人员通常会有一些暗示，如“非常感谢你对我院招聘工作的关注”“我们一旦作出决定会及时通知你”等。暗示之后，求职者应主动提出告辞。

（2）注重礼节：告辞前应注意把自己坐过的椅子轻轻归到原位；将各种材料整理归类；把用过的水杯扔进垃圾桶，若发现地面上有纸团或废纸屑可清理一下。离开时，注意握手礼仪，若是招聘人员主动与你握手，应该热情回应。不宜主动与招聘人员握手，可采用鞠躬礼、点头礼和微笑礼致谢离场。

2. 询问结果

（1）当场告知：面试结束后，无论结果如何，求职者在告辞时都应向面试者诚挚道谢。这既是礼仪要求，也是体现求职者真诚和修养的最后机会，这对于最终是否会被录用也有一定的影响。

（2）事后询问：一般来说，如果用人单位没有告诉应聘者什么时候回复面试结果，可以在一周后询问。询问时，要充满信心，即使没有被录用，态度也要热情，可以诚恳地询问自己存在的不足，认真总结经验，准备迎接下一次的面试。

实践活动

活动背景：小李是某学校今年毕业的应届生，通过投递个人简历，小李收到某医院面试通知。在面试前准备相关资料时，小李顿感精神紧张，压力巨大。请帮助小李模拟一场面试，缓解其紧张情绪，增强其自信心。

活动组织：

1. 以小组为单位，查询相关资料，根据以上背景，自行设计一个面试情境。
2. 课堂上进行情境演绎，教师做好总结指导。

四、网络求职礼仪

（一）电子信件礼仪

网上求职，求职信和简历应简洁明了，以电子邮件发送时，标题应写“应聘某某职位”，求职信直接在邮件正文中编辑，篇幅不宜过长，最好不用滚动屏幕就能看完。简历放在求职信下面，严格按照对方的要求填写，内容排版工整，不出现字词及语法错误。求职信和简历最好不放到附件中，以免因对方无暇顾及或涉嫌携带病毒而被忽略。通过人才网站求职，直接将简历发给招聘单位即可。不要同时在同一招聘单位应聘数个职位，要根据个人能力选择恰当职位，突出重点。对于未面试就要求收取费用的招聘单位，要仔细辨别真假，谨防求职诈骗。

（二）视频面试礼仪

视频面试是当前新型的面试方式，指招聘单位以网络视频的方式对求职者进行考察。

视频面试遵循常规的面试礼仪，首先，确保摄像头和麦克风及音响应用效果，预先调整好摄像头位置，不要让强光直接对着镜头，保证明亮柔和的光照，麦克风声音清晰；其次，挑选适宜的背景环境，最好与应聘单位特点呼应；最后，确保面试过程中，周围没有无关的人员走动或嘈杂声音影响面试。

第六节　不同岗位护士礼仪

案例导入

杨护士作为一名门诊护士，每天都会早早地来到科室，淡妆上岗，以良好的精神状态开始一天的工作。今天患者李某因持续腰痛而来就诊，他显得有些焦虑和不安。看到李先生后，杨护士立即面带微笑，主动上前打招呼。在与李先生的沟通中，杨护士始终保持耐心和友善，详细询问了他的病情和症状，并为他提供了相关的建议。她还主动为李先生介绍了门诊部门的相关设施和服务。在办理入院时，患者及其家属对杨护士说："谢谢您！您让我们心里踏实了好多！"

由于工作需要，杨护士从门诊轮换到急诊科工作。刚上班，杨护士就接诊了一位需立即手术的心肌梗死患者，遵医嘱需马上建立静脉通道。杨护士想着在门诊的礼仪规范，就面带微笑推着治疗车，不疾不徐地走到病床边，一边让患者不要着急，一边准备静脉穿刺，可是患者较胖导致穿刺失败。患者家属见状怒气冲冲。护士长立即为患者重新静脉穿刺并迅速做好术前准备，平息了患者家属的怒气。

思考

1. 为什么急诊科患者家属会对杨护士怒气冲冲？
2. 门诊护士和急诊护士的工作礼仪各有哪些特点？

护士工作礼仪是护士在不同岗位从事护理工作时应遵循的行为规范，是护士礼仪修养的综合体现，是护士职业道德修养的外在表现。良好的礼仪修养可以增进护患关系，营造和谐的工作氛围，促进患者的康复。

一、门诊护士工作礼仪

门诊是医院为患者提供非住院医疗服务的部门之一，在医疗服务体系中发挥着至关重要的作用。门诊提供的服务主要包括：初步诊断与治疗、健康咨询与教育、慢性病管理与随访、紧急医疗救助等。它常常是患者就医的起点，具有人流量大、患者需求多样化的特点，因此要求门诊护士掌握门诊的结构布局、功能分布，善于沟通，注重工作礼仪，为患者提供专业的引导和帮助，以提升医院服务质量和患者就诊体验。门诊工作礼仪主要包括以下几方面。

（一）布局合理，环境舒适

门诊各科室的分布在符合专业要求的前提下，应尽量使患者省力，患者需求最多的科室楼层不过高、有关联的科室之间距离适中。各楼层之间、电梯口处应指示明确，标识清晰。医院环境应干净整洁无异味。候诊时为患者提供舒适的等待区域。可根据不同患者的心理特点，进行个性化布局，如在儿科可布置卡通图案专区。

(二)仪表端庄，热情接待

门诊护士应着装干净整洁，举止大方，以热情的态度接待患者。主动关注和问候患者，吐字清晰，笑容自然，态度谦和。对于不同的患者，要细心询问其需求，根据患者需求的差异，提供专业、细致的服务。患者有疑问时，遵循首问负责制，耐心地为患者解答；对于特殊疾病的患者，必要时陪同患者就医。

【知识链接】

门诊患者的心理特征

1. 陌生、恐惧的心理　特别是首次就诊的患者，由于对环境的陌生、对就诊程序的不理解以及对自己健康的担心会产生惧怕心理。

2. 焦虑烦躁的心理　由于诊疗过程中，各项检查、缴费等手续导致患者要多次往返于各部门和诊室，求治心切和繁复的程序易激发情绪失控。

3. 期望药到病除的心理　患者总期望立竿见影药到病除，或及早确诊，特别是慢性病患者，因长期求医、心理压力大，易把不良情绪带到就医过程中。

4. 心存疑虑的矛盾心理　患者在就诊时既希望得到有效的治疗，又对医生的能力和诊治心存疑虑。

(三)换位思考，有效沟通

门诊患者刚到医院对环境不熟悉易处于焦虑状态，患者常常对外界的言语和行为十分敏感，容易将自己的不良情绪发泄到门诊护士身上。因此，门诊护士要具备换位思考、化解矛盾、自我调节的能力，以应对门诊复杂多变的工作环境。耐心倾听是有效沟通的前提，门诊护士在工作中不仅要理解患者的叙述内容，还要关注患者的情感表达和身体语言，这样才能更好地把握患者的需求。与患者交谈时，应使用“您”“请”等礼貌用语，并使用通俗易懂的语言。在门诊工作中，有效沟通不仅是说话的艺术，更是护士和患者之间相互理解和被理解的过程。

【知识链接】

运送患者礼仪要求

在患者入院、接受检查或手术时，凡不能自行移动的患者均需要根据病情选择不同的运送工具，如平车、轮椅等。在运送过程中要注意以下礼仪：

(1) 推车时，不可急躁，速度要慢，保持平稳，以免患者感觉不适和发生意外。

(2) 身体与平车或轮椅保持一定距离，两臂把稳方向，抬头、挺胸收腹、躯干略前倾。妥善使用固定带，预防患者跌落。

(3)使用平车时，患者的头部位于大轮子一端，小轮子位于前方，便于掌握方向，护士应站在靠近患者的头端一侧，随时观察患者病情；上坡时，患者头部应置于高位，体现细心关怀。

(4)轮椅进入电梯后应调整方向，避免患者面壁而坐。

(5)推行过程中要注意患者安全，并保持和患者的交流，让患者感受到护士随时陪伴在身边。

(四)细致服务、人性关怀

门诊护士的服务应做到“五勤”(脑勤、眼勤、口勤、手勤、脚勤)、“四心”(爱心、热心、细心、耐心)、“三问”(问好、问病情、问需要)，让患者“三心”(舒心、安心、暖心)。针对不同的患者，让暖心服务自然地融入患者就诊过程的每一个细节里。对于行动不便者，主动陪同；对于带婴幼儿看病的母亲，协助母亲护理婴幼儿。通过板报、宣传手册、讲座、二维码资料、短视频等多元化的方式，将通俗易懂的健康教育知识传递给患者。

二、急诊护士工作礼仪

急诊科是医院中危急重症患者最集中、病种最多、抢救和管理任务较重的科室。急诊患者的特点是发病急、病情重、发展快，患者易慌乱，这些都对急诊科的护理工作提出了更高要求。一名合格的急诊护士，需要随时准备应对各种紧急状况，这就要求急诊护士具备良好的身体素质、心理素质和业务能力。急诊工作礼仪包括以下方面：

(一)沉着稳重、细致果断

“时间就是生命”，在急诊的抢救过程中，护士要保证操作和处理的及时性、有效性、准确性，尽最大的努力为患者争取时间和希望。患者入院时，护士应行思敏捷，沉着冷静，立即通知医生，迅速全面评估，果断采取处理措施，提高急诊护理的工作质量和效率。

(二)给予理解、稳定情绪

急诊患者易处于恐惧、焦虑、痛苦、紧张等负面的情绪状态中，对于外界的反应非常敏感，常常出现一系列强烈的应激反应；且其家属一般在思想上没有准备，常表现为焦虑、坐立不安，甚至想进急救室参与抢救。护士要给予患者及其家属有效的安抚，在交流时善于用面部表情、抚摸等非语言沟通技巧。在全力配合医生抢救的同时，对于患者及其家属的疑问应及时答复，针对患者的病情及相关情况给予积极的引导，让患者及其家属更快进入角色，提高其对于治疗和康复的信心。

(三)忙中有序、团结协作

急诊救护工作需要医疗、护理、检验、影像、收费、药房及行政多方面共同协助。在急诊运行过程中，各科室人员都要遵循患者至上的原则。作为急诊护士要做好各科之间的协调工作，积极配合、相互帮助，全力保障患者的生命安全。

【知识链接】

急诊患者的心理特征

1. 焦急、焦虑心理　急症患者因起病急、病情重、躯体症状明显，再加上大多数患者对疾病缺乏了解，对病症后果无法预测，易产生焦急心理。

2. 紧张、恐惧心理　急诊患者缺乏足够的思想准备，且对医院环境、抢救设备和各种操作技术陌生，故常表现出精神紧张、惊恐不安。

3. 暴躁易怒　急诊患者由于病情急、危、重，自控能力下降，就诊时稍有不顺，就会产生怨言，甚至出现过激行为，表现为不配合医护人员、自行拔除各种导管，或者大吵大闹等。

三、手术室护士工作礼仪

手术室护士要善于把基本的礼仪知识灵活应用到手术护理工作中，促进患者手术的顺利进行，降低并发症发生率。

案例导入

患者，女，56岁，准备进行心脏搭桥手术。一进手术间患者就对张护士反复说她特别紧张，一直询问手术有无危险性、成功概率多高、麻醉师是否能多给予止痛药。张护士握住患者的手亲切地说："阿姨，您的心情我理解，您的手术是全麻手术，不会感到疼痛的，请放心！给您手术的是经验非常丰富的王主任，我也会时刻关注您的状态，一直陪在您身边。"麻醉苏醒后，张护士小声而亲切地呼唤患者的名字："乔阿姨，您醒醒，手术做完了，手术过程很顺利，您感觉怎么样？有没有哪里不舒服的？我现在送您回病房。"将患者送回病房后，她认真与病房护士做好交接并适时安慰、鼓励患者："乔阿姨，您好好休息，祝您早日康复。"几天后，张护士收到了家属的表扬信。

思考

1. 张护士的做法正确吗？请说明原因。
2. 如果你是患者，你希望护士怎样对待你？

（一）术前的工作礼仪

手术室是医院中一个特殊的科室，对于护士操作的准确性要求很高，细微的不规范操作都有可能给患者带来极大的伤害。因此，手术室护士必须严格遵守手术相关制度和要求，以细致、严谨的工作态度，保证优质的护理服务。术前的工作礼仪包括以下几方面：

1. 术前疏导礼仪　无论手术大小，患者普遍存在紧张、焦虑的心理反应，担心手术是否存在危险、是否会发生意外、预后如何等。对于患者的各种担心，护士要积极沟通、主动关心。如果是择期手术，手术室护士要了解患者的社会背景、生活习惯、术前的心理状态，以及患者对手术的认识和态度，在进行术前健康教育时，讲述应自然真诚。若患者对手术有疑问要耐心解答，给予患者鼓励与安慰。并有针对性地帮助患者熟悉手术的各项准备和注意事项，必要时可与病房护士协作进行心理疏导，以达到让患者积极配合手术及术后治疗与护理的目的。

2. 接待手术礼仪　手术室护士接待患者手术时要仔细观察患者的身心状况，有任何病情变化应及时反馈。术前用礼貌的语言严格核对患者科室、床号、姓名、性别、年龄、诊断及手术等信息，杜绝出现接错患者而造成的医疗事故。例如泌尿外科，7 床，张山，男，50 岁，中学教师，前列腺癌。规范的核对方式：

护士："您好！请问您叫什么名字？"

患者："我叫张山。"

护士："好的，张山老师，您住 7 床对吗？"

患者："是的。"

护士："张老师，今天要给您做手术。"

同时，还要核实患者的术前准备是否已按要求完成。要安慰鼓励患者，保持态度温和，语言亲切，如："您的手术医生是这方面的专家、对患者非常负责，请您放心。"护士的鼓励对患者术前的心理状况有极大的促进作用，不仅有利于手术的进行，也有利于患者术后的一系列治疗和康复。

(二)术中的工作礼仪

患者在手术过程中处于高度应激状态，医护人员对待患者的态度、言谈和举止等都要严格遵守礼仪规范，不能有半点松懈和疏忽。

1. 礼待患者，视如亲人　送患者进入手术间时，护士主动向患者介绍手术间的布局、设备，以消除患者对手术室的陌生感和恐惧感。进入手术间后，将患者安置在手术床上，注意遮盖和保暖；摆麻醉体位时动作轻柔，向患者介绍正确体位对手术、麻醉的作用以及减少并发症的意义。手术过程中，要细心观察患者的各种体态语言，如面部表情、肢体动作等。主动询问有无不适，多用亲切、鼓励性的语言，如"请放心，我们的医护人员一直在您的身边"等。手术结束后，积极给予患者关心："×××先生，现在手术已经做完了，感觉怎么样？有哪里不舒服吗？"

2. 稳重从容，言谈谨慎　麻醉方式不同，患者心理状况也不同。特别是局部麻醉、处于清醒状态的患者，对于医务人员的表情、一举一动甚至是手术过程中的细微声音极度敏感。因此，医护人员要把患者的感受放在第一位，谨言慎行、稳重从容，操作轻、快、稳、准，尽量避免给患者带来不良刺激。

(三)术后的工作礼仪

手术完毕，将患者送回病房的过程要保证患者的安全，随时监测患者的病情变化，认真与病房护士做好交接工作，保证护理工作的完整性、连续性。

1. 清楚告知、耐心解释　手术结束后，患者的家属和朋友对于患者的情况非常关心。面对患者家属的咨询，护士要换位思考，耐心回答，及时告知手术情况及效果。手术室护士在离开前应进行针对性个性化的健康教育，帮助患者及其家属树立信心，早日康复。

2. 认真交接、细致全面　在交接工作时，要一丝不苟，细致、全面地对患者生命体征、用药、手术情况、注意事项等内容进行交接，让病区护士对患者的情况有全面综合的了解，防止并发症的发生。

四、病区护士工作礼仪

病区是医院内部用于收治有相同或相似疾病的患者的特定场所，患者大部分的住院生活、诊疗服务都在病区进行。基于这些特点，病区的整体环境应温馨、舒适，设施布局应满足不同病区患者的需要。在病区工作礼仪中，护士应掌握入院、住院、出院的全周期护理工作礼仪，根据不同时期患者的特点，做好个性化服务。

（一）入院接待礼仪

1. 迎接礼仪　患者到医院住院治疗，面对陌生的医院环境，容易产生恐惧、紧张和焦虑等负面情绪。因此当患者来到病区，护士应主动接待，面带微笑、态度和蔼、言辞亲切，主动进行自我介绍："您好，我是护士×××，请问您需要帮助吗？"细致地询问情况后，马上协助患者完成入院手续的办理，切忌态度冷漠、对患者不理不睬。在场的其他护士也应注意自己的言行举止，以免影响患者的心理状况。

2. 介绍礼仪　护士为新入院的患者进行介绍时要耐心、细致，且语速不宜过快，内容不宜过多。

（1）患者入病房时介绍。接待护士带患者进入病房后，应主动介绍："这是您的床位，您的治疗医生是×××，责任护士是×××，医生马上为您诊疗，请稍等片刻。"

（2）责任护士自我介绍。责任护士接到通知，应立即带着必备的用物如血压计、体温计、入院介绍资料等来到病床前，与患者打招呼："您好，我是您的责任护士，我叫×××，您叫我××护士就行了，有什么需要可以随时找我，我会尽力帮助您的。您的主治医生是×××，他经验丰富，工作认真负责，希望您能积极配合治疗，祝您早日康复。"首次护理评估应全面细致，测量生命体征时，动作轻柔，及时告知患者测量结果并做好记录。

（3）环境介绍。给患者介绍病区环境、呼叫器的使用方法、住院的有关制度等，在交谈中要注意询问和观察患者的需求和待解决的问题。介绍时注意语气措辞，尽可能用"为了您的健康，请您……""谢谢合作"等文明、客气的语句，避免使用"必须……""不准……"等命令式的语言。

【知识链接】

命令的技巧

在护理人际沟通中，命令就是护士要求患者按照医嘱接受治疗护理，或是由于病情需要要求患者遵守某些规定。虽然命令的内容有权威性，但护士下达命令的方式应该讲究技巧。

1. 态度和蔼　护士下达命令时，态度不能过于严厉，应该是温和的，语气要亲切、面带微笑，让患者感受到护士的友善可亲。

2. 使用礼貌语言　护士下达命令应使用"请""麻烦您"一类的语言，使患者感受到护士对其人格的尊重。

3. 让患者明白命令内容的重要性　患者有时因不明白命令的重要性而不愿执行，护士要解释清楚，使患者明白这样做的目的和意义，自觉配合执行命令。

（二）住院期间的护理礼仪

1. 举止端庄、轻巧敏捷　护士在工作中的站、坐、行应端庄稳重，各种操作规范准确，如推车平稳，开门、关门轻，各项操作熟练、轻稳、规范、有条不紊。给患者以安全、轻松、细腻、灵巧的感觉。

2. 尊重患者、相互理解　入院后，患者有一个适应新环境的过程，希望得到医护人员的认可、尊重和重视。护士首先要做到一视同仁，不可有偏见或轻视冷落；其次要尊重患者，注意保护患者的隐私，不取笑挖苦患者。在护理和治疗前有礼貌地问候或称呼患者，在与患者交谈时应注视患者，主动给患者倒一杯水或搀扶患者等，会使患者产生一种亲近和感激之情，获得患者的信任。

3. 快捷及时、安全周到　护士在临床工作中，尤其是遇到患者病情突变时，应思维敏捷，判断准确，动作快、准，处理及时。如遇到上消化道大出血的患者时，护士要处变不惊，根据病情果断地按抢救程序准备抢救物品，立即通知医生，让患者取平卧位，头偏向一侧，保持呼吸道通畅等，沉着冷静、行动迅速、举止稳重，避免引起患者恐慌。

4. 理论扎实、技术娴熟　作为一名合格的护士，要不断钻研业务，努力学习广博的科学知识，熟练掌握操作技能，掌握现代护理新理论、新技术，才能赢得患者的信任，更好地为患者服务。

5. 坚持原则、满足需要　住院期间，每位患者都会有不同的需求，护士应在把握原则的基础上，尽量给予满足。例如：患者住院后，想要了解自己的病情、治疗情况、预后情况等，如果不能得到满足，就会产生焦虑和不安，不利于治疗与康复。因此，责任护士应给予恰当的解释，满足患者知情权的需要。

（三）出院的护理礼仪

1. 出院前的祝贺　患者即将出院时，应真诚地对患者的康复表示祝贺："××先生，祝贺您康复出院！您的气色非常好，真为您高兴！"感谢患者在住院期间对医护工作的理解、支持和配合，表达对患者一如既往的关怀之情以及随时都会为患者提供力所能及的帮助等。

2. 出院时的指导　患者出院时，责任护士应对每位患者做好耐心、细致的出院指导。指导和帮助患者办理出院手续，告知疾病的治疗情况，介绍出院后如何调整心态、如何服药、调整饮食和休息以及确认复查时间等，使患者更好地适应出院后的生活。

3. 送别时的礼节　患者办理好出院的所有手续后，责任护士可以协助患者整理个人用物，必要时将患者送到门口、电梯口或车上，再次祝贺患者康复，嘱咐患者多保重，与患者礼貌道别。

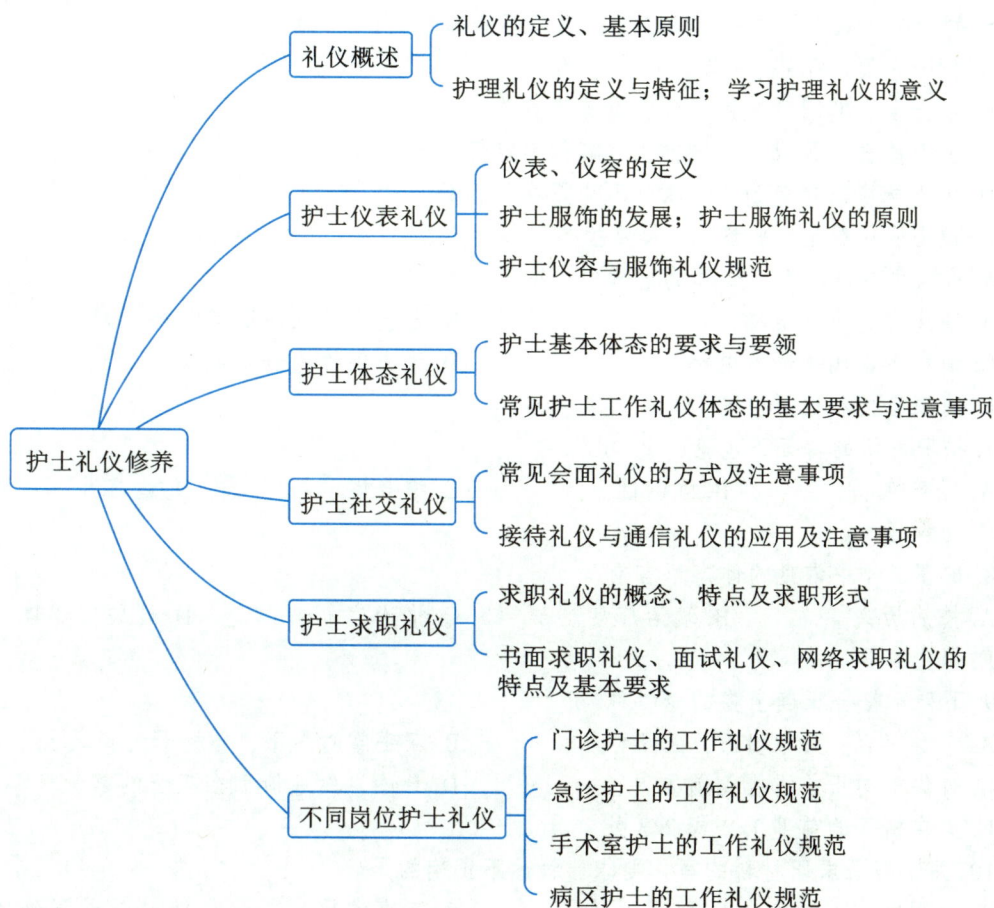

【本章小结】

- 护士礼仪修养
  - 礼仪概述
    - 礼仪的定义、基本原则
    - 护理礼仪的定义与特征；学习护理礼仪的意义
  - 护士仪表礼仪
    - 仪表、仪容的定义
    - 护士服饰的发展；护士服饰礼仪的原则
    - 护士仪容与服饰礼仪规范
  - 护士体态礼仪
    - 护士基本体态的要求与要领
    - 常见护士工作礼仪体态的基本要求与注意事项
  - 护士社交礼仪
    - 常见会面礼仪的方式及注意事项
    - 接待礼仪与通信礼仪的应用及注意事项
  - 护士求职礼仪
    - 求职礼仪的概念、特点及求职形式
    - 书面求职礼仪、面试礼仪、网络求职礼仪的特点及基本要求
  - 不同岗位护士礼仪
    - 门诊护士的工作礼仪规范
    - 急诊护士的工作礼仪规范
    - 手术室护士的工作礼仪规范
    - 病区护士的工作礼仪规范

【自 测 题】

一、选择题(A1 型题)

1. 护士在行走的过程中，手臂摆动的幅度约为(　　)

A. 30°　　B. 40°　　C. 15°　　D. 35°　　E. 45°

2. 护士化妆的要求不包括(　　)

A. 清新　　B. 自然　　C. 时尚　　D. 大方　　E. 雅致

3. 下列选项不属于护士仪表美的是(　　)

A. 自然和谐的仪容　　B. 和蔼可亲的态度　　C. 简洁大方的妆饰　　D. 开拓创新的精神　　E. 训练有素的举止

4. 值班护士在听到呼叫器传来呼救：“××床的患者突然昏迷了。”此时护士去病室的行

姿应为(　　)

A. 慢步走　B. 快步走　C. 跑步　D. 小跑步

E. 快速跑步

5. 关于护士衣着服饰的要求，下列说法不正确的是(　　)

A. 护士鞋要求平跟、软底，以白色为宜

B. 护士上班期间可佩戴耳环、项链等首饰

C. 护士挂表应佩戴在左胸前，用胸针固定好

D. 护士袜应以单色为主，袜口不能露在裙摆外

E. 护士服应整洁、平整，衣扣要扣齐

6. 陪同患者进入无人管理的电梯时，护士应该(　　)

A. 请患者先进入电梯　B. 自己先进入并操控电梯

C. 请患者家属先进入电梯　D. 谁方便谁先进入电梯

E. 请患者控制楼层按钮

7. 护理礼仪的特征不包括(　　)

A. 规范性　B. 强制性　C. 综合性　D. 适应性

E. 协调性

8. 护理工作中常见的体态语言有(　　)

A. 持病历夹　B. 端治疗盘　C. 推治疗车　D. 开关门姿势

E. 以上都是

9. 下列不符合正确坐姿的是(　　)

A. 上身挺直，头部端正，目视前方　B. 双手掌心向下，叠放于大腿之上

C. 脚尖对向正前方或侧前方　D. 身体自然地倚靠在座位的靠背

E. 坐在椅子的前部 1/2 或 2/3 处

10. 关于书面求职材料的写作要求，叙述不正确的是(　　)

A. 外观整洁　B. 格式规范　C. 实事求是　D. 内容越详细越好

E. 形式灵活

11. 面试时不正确的眼神表达是(　　)

A. 正视对方　B. 目光平和　C. 聚精会神　D. 左顾右盼

E. 全神贯注

12. 送别患者出院时不能说的礼貌用语是(　　)

A. 请多多保重！　B. 欢迎下次再来！　C. 祝您早日康复！　D. 您慢走！

E. 回去好好休养！

13. 急诊科护士急救危重患者，应首先(　　)

A. 热情迎接，诚恳地自我介绍　B. 详尽地询问患者有关情况

C. 真诚自然地讲述　D. 办理挂号手续

E. 立即采取抢救措施

14. 个人简历组成部分不包括(　　)

A. 个人情况　B. 求职目的　C. 所具备的资格和能力

D. 附上相关资料　E. 工资待遇要求

15. 求职信书写的禁忌是(　　)

A. 字体工整　　B. 规范　　C. 谦恭　　D. 真诚

E. 华而不实

16. 不属于行姿要领的为(　　)

A. 稳　　B. 缓　　C. 轻　　D. 匀

E. 直

17. 下列关于端治疗盘的说法不正确的是(　　)

A. 上臂贴近躯干　　B. 前臂与上臂呈 90°

C. 四指在下自然分开　　D. 五指在下并拢

E. 盘缘不可触及工作服

18. 下列不属于门诊护士进行健康教育的形式有(　　)

A. 板报　　B. 讲座　　C. 录像　　D. 健康体检

E. 发放宣传册

19. 面试礼仪中，下列不合适的是(　　)

A. 遵时守信　　B. 言行得体　　C. 关闭手机　　D. 入室敲门

E. 主动入座

20. 在患者术前做好宣传教育，可以稳定患者的情绪，健康教育时护士的语言特点应当是(　　)

A. 专业讲解　　B. 随意调侃　　C. 自然真诚讲述　　D. 简短概括

E. 轻松闲聊

二、选择题(A2 型题)

1. 在病房中，护士小李在为患者王阿姨进行输液。王阿姨因为担心病情，显得比较焦虑。小李在与患者王阿姨交流时，以下哪种做法最符合护士礼仪(　　)

A. 不断打断患者的话，解释病情　　B. 轻声细语，耐心倾听患者的问题

C. 语气冷淡，简单回答患者的问题　　D. 不与患者交流，只关注输液操作

E. 用命令式的语气告诉患者应该如何配合

2. 王某，65 岁，退休教授。现因高血压住我院内科病区，护士小刘将其安排在 6 床，小刘在与患者进行交流时，哪种称谓最为恰当(　　)

A. 王老头　　B. 老王　　C. 王教授　　D. 王爷爷

E. 王先生

3. 护士小李在走廊上遇到一位焦急寻找诊室的患者张女士。小李应如何引导张女士(　　)

A. 快速告知张女士诊室位置后离开　　B. 不理睬张女士，让其自行寻找

C. 询问张女士所需，并亲自引导至诊室　　D. 告诉张女士让其他护士引导

E. 告诉患者自己正忙，让其去导诊台询问

4. 护士小吴在巡视病房时，发现患者张大爷正在午休，但病房门未关。小吴应如何处理(　　)

A. 轻轻关门，不打扰张大爷　　B. 叫醒张大爷并告诉他要关门

C. 让其他护士来关门　　D. 不理睬，继续巡视

E. 直接走进病房并询问是否需要帮助

5. 护士小赵在面试过程中，因为紧张而出现了口误。以下哪个行为最符合护士求职礼仪(　　)

A. 立即停止回答，表现出沮丧

B. 假装无事发生，继续回答问题

C. 立即道歉并纠正口误

D. 向面试官解释自己紧张的原因

E. 责备自己，过分紧张

三、简答题

1. 护士礼仪具备哪些特征？如何培养护士的礼仪修养？

2. 急诊护士的工作礼仪包括哪些？

（王志敏）

第八章 护士人际关系修养

学习目标

【知识目标】

1. 能解释人际关系、护患关系、人际沟通、非语言沟通等相关概念。

2. 能阐述人际交往的原则和策略，护患关系的基本模式，护士在日常生活及护理工作中语言沟通及非语言沟通的形式与方法。

【能力目标】

1. 能说出护士应具备的语言修养及提升语言修养的方法，护士建立和促进和谐护患关系的策略与方法。

2. 能阐述护士人际交往中常用的沟通技巧；运用人际交往知识建立和形成良好的人际关系。

【素质目标】

1. 具有丰富的沟通知识和良好的沟通技巧，以高质量沟通提升自身幸福感并助力患者健康。

2. 具有尊重患者与患者换位思考的意识，树立主动服务理念，从而构建和谐护患关系。

3. 具有良好的人文精神和严谨科学的工作态度。

第一节 人际关系

人在社会活动中不是孤立的，每个人都会通过语言、思想、感情的交流和沟通形成一种多层次、多方位、多角度、多类型的人际关系网，人的存在是各种关系发生作用的结果，人正是通过和别人发生作用而发展自己，实现自己的价值。人际交往是人类社会中不可或缺的组成部分。良好的人际交往能力可形成良好的人际关系，良好的人际关系是人们生存和发展的必要条件和基本需求。在护理工作中，护士与患者、同事等之间的人际关系，对于提供优质的护理服务、构建和谐的医疗环境具有重要的作用。

一、人际关系概述

(一) 人际关系的概念

人际关系，也被称为人际交往或人际互动，是指在社会活动中，人们通过信息交流和情感沟通，在心理上形成的彼此之间的认知、情感和行为上的联系。这种联系是建立在相互认知、情感互动和行为交往的基础之上的。人际关系不仅仅是简单的相互认识，更是一种深层次的社会交往过程，涉及个体的认知、情感、动机、行为等多个方面。

(二) 人际关系的特征

人际关系经过漫长的发展，形成了一些基本特征，主要表现为社会性、复杂性、多重性、多变性、目的性。

1. 社会性　社会性是人的本质属性及人际关系的基本特征。随着人类生产力的发展和科学的进步，如交通的便捷和互联网的推广，人们的活动范围越来越广，活动频率越来越高，活动内容越来越丰富，人际关系的社会属性也在不断增强。

> 护考考点：社会性是人际关系的基本特征

2. 复杂性　人际关系的复杂性体现在其涉及多个因素和层面。首先，影响人际关系的因素是多方面的，并且这些因素不是一成不变，而是处于不断变化之中的；其次，每个社会个体在现实生活中都扮演着不同的人际角色，根据交往对象的不同随时变化着角色身份，这种不同人际角色的变化，众多复杂的心理和社会因素致使人际关系呈现出复杂性的特征。

3. 多重性　人际关系具有多角色特征。每一个人都是一个多重角色的角色集，每个人在同一时期、不同时期还同时扮演着多种角色，这种角色的多样性决定了人际关系的多重性。例如，护士在患者面前扮演着护士的角色，在医生面前扮演着同事的角色，在丈夫面前扮演着妻子的角色，在母亲面前扮演着女儿的角色，这种多重性使得人际关系变得更加丰富和复杂。

4. 多变性　多变性又称变动性。人际关系随着时间和情境的变化而发生变化。例如，护士与患者的关系可能在治疗初期是陌生的，随着治疗的进行和相互了解的加深，关系可能变得更加亲密和信任。这种多变性要求护士在人际交往中保持敏感和灵活。

5. 目的性　人们之所以去开始或者维系一段人际关系都是有自身目的的。这种目的可能是为了获取信息、资源，可能是为了增进情感，也有可能是为了寻求某种帮助。在护理工作中，护士与患者建立关系的目的通常是为了提供更好的治疗和护理服务。

(三) 人际关系的功能

人际关系的功能，是指人际关系对社会及社会个体产生的影响和作用。人际关系主要有以下功能：

1. 发展自我意识　自我意识是人对自己身心状态及对自己同客观世界的关系的意识，包括对自己及其状态的认识；对自己肢体活动状态的认识；对自己思维、情感、意志等心理活动的认识。健全的自我意识是在人际关系中形成和发展的。自我意识的评价依靠人际关系，通过与他人交往，从周围人对自己的喜爱与厌恶、悦纳与排拒等态度中不断认识自己、完善自己，发展良好的自我意识。

2. 促进个体社会化　个体通过加入社会环境、社会关系及人与人之间的不断交往，为个体提供了大量的社会性刺激，从而保证了个体社会性意识的形成与发展。个体通过人际关系，掌握特定社会环境的语言，并获得社会知识。通过与他人交换意见，思想及感觉，增加自己的社会经验及能力。

3. 促进行为改变　人际关系对促进人的行为改变具有重要作用。每个人在与他人的交往过程中，为了得到他人的认同，会不由自主地相互模仿，相互作用，以达成一种社会共同接受的行为。一个人的良好行为会对另一个人起很大的暗示作用，从而促进其行为的改变。

4. 增进身心健康　人际关系与人的身心健康具有密切的关系。美国心理学家摩根对纽约州退休老人进行过一项调研，发现在人际关系方面保持较多往来并较为协调的老人，比那些很少与人交往的老人的幸福感更高，后者更多体验到的是悲伤与孤独。这表明人际交往能消除孤独，增加快乐，促进个体身心的健康。通过人际交往、沟通，人们可以表达自己的喜乐哀愁，促进情感交流，增加个人的安全感，消除个人的孤独、空虚感，化解人的忧虑及悲伤，维护正常的精神心理健康。

5. 利于信息交流　在社会生活中，信息交流是人们相互联系的重要形式。有研究表明，除了睡眠的时间外，人们约有70%的时间用于进行相互交往和信息沟通。通过沟通，可以增进人们之间的相互了解，以建立及协调人际关系，促进相互之间吸引及友谊关系的发展。而人类社会规范及准则，也必须通过人际关系及沟通，将信息传达给社会中的每个成员，使人们的社会行为保持一致，使社会处于和谐、稳定、有秩序的状态之中。

6. 增强群体合力　合力就是人的力量、能力的有机结合。良好的人际关系有利于提高团体效率。一方面，良好的人际关系有利于团体内部形成比较融洽的群体气氛，增进群体的团结合作，发挥群体的合力，提高工作效率；另一方面，良好的人际关系可以使个人在需要的时候得到支持及帮助，保持良好的工作心境，有利于每个人最大限度地发挥自己的能力及潜能。

7. 优化社会环境　社会心理学的实验证明，社会心理和社会环境对群体成员的工作、学习积极性会带来很大影响。社会群体中人与人之间的交往与联系会造成一种被称为“氛围”的心理现象，即社会心理气氛。在良好的社会心理气氛中，个人健康、合理的心理需要得到满足，从而产生开明、乐观的情绪，使群体保持一种稳定而融洽的秩序；反之，个体会感到压抑、孤寂、苦闷，并最终可能产生心理障碍；当群体成员都抱着消极态度时，群体秩序也难以维持，甚至会产生群体或社会危机。因此，正常的人际关系及人际交往无疑对社会心理和社会环境的优化有重要意义。

（四）影响人际关系的因素

1. 仪容仪表　在没有特殊的途径或目的对一个人进行更深入的了解时，人们往往会从个人的仪表来判断与对方建立什么样的人际关系。仪表可影响人们彼此之间的吸引力，尤其是在初次见面时，仪表便成为评价对方的重要依据，良好的仪表形象往往能给人留下美好的印象，使人产生愿意交往，保持联系的愿望，从而影响人际关系的建立和发展。

2. 空间距离　心理学的研究证明，人与人在时空距离上越接近越容易建立密切关系。我们常常在生活中看到这样的例子，两个好朋友因为现实原因（如读书、工作等）分隔两地，沟通交往变得越来越少，两人之间的关系也慢慢由原本的亲密无间变得不再联系。这就是空间距离给人际关系带来的影响。

3. 交往频率　人们接触的次数称为交往频率，交往频率越高越容易有共同的经历和话题，产生共同的感受，人际关系也会变得更亲密。对素不相识的人来说，交往频率无疑对其人际关系的形成起着非常重要的作用。

4. 相似性与互补性　在人际交往过程中可以发现，人与人之间的相似和互补会从不同的角度影响人际关系的建立和发展。一般而言，不但在籍贯、受教育程度、经济收入水平、社会地位、职业、宗教信仰、人生观和价值观等方面具有相似性的人们容易互相吸引，而且在性格等方面具有互补性的人们彼此之间也会产生强烈的吸引力。

5. 个性品质　个性是指一个人有一定倾向性的心理特征的总和，包括一个人的兴趣、爱好、思想、信念、世界观、性格、气质、能力等。所谓“日久见人心”，个性品质是影响人际关系的重要因素。一个性格成熟、开朗大方、待人友善、具有正义感和同情心的人，往往能够得到他人的信赖和支持，从而建立良好的人际关系。

总之，人际认知效应在人际关系中发挥着重要的作用。通过了解这些效应并采取相应的策略，我们可以更好地理解和评价他人，建立更加积极、深入、和谐的人际关系。

二、人际关系的基本理论

（一）人际认知理论

1. 人际认知的概念　人际认知是指个体推测与判断他人的心理状态、动机或意向的过程。人与人之间正是通过相互认知而实现各种交往和互动的。人际认知包括对他人的仪态表情、心理状态、思想性格、人际关系等方面的认知。

2. 人际认知效应　心理学将人际认知方面具有一定规律性的相互作用称为人际认知效应。人际认知效应在人际关系中起着至关重要的作用，它描述了人们在交往过程中如何理解和评价彼此，并影响着互动的质量和深度。

（1）首因效应：亦称第一印象，是指人在与他人首次接触时，根据对方的仪表、风度、言语、举止等所作出的综合性判断。日常生活中的“第一印象”或“先入为主”的效果在社会认知过程中对人的认知具有极其重要的影响。社会心理学家研究证明：在第一印象中，外表是影响第一印象的主要因素，同时一个人在言谈举止中表现出的性格特征也在形成第一印象中起着重要作用。

（2）近因效应：在人际交往过程中，人们往往会比较重视新的信息，而相对忽略陈旧的信息。此种在人际认知中，因最近或最后获得的信息而对总体印象产生最大影响的效应即为近因效应。

（3）社会刻板效应：亦称刻板印象，是指社会上的一部分成员对于某一类事物或人物持一种固定不变、概括笼统、简单评价的现象，如社会的刻板印象为商人精明、知识分子文质彬彬、女性温柔等。社会刻板印象往往不以直接经验为根据，也不以可靠的事实材料为基础，而是以习惯的思维为基础形成固定的看法，这种固定的印象可导致对他人认知的偏差。

(4)晕轮效应：亦称月晕效应或光环效应，是指在人际交往过程中对一个人的某种人格特征形成印象后，以此来推测此人其他方面的特征，从而导致高估或低估对方。晕轮效应可分为正晕轮和负晕轮，正晕轮是指将对方的好印象向其他方面扩大、推广，高估对方；负晕轮则是指将对方的不良印象向其他方面扩大、泛化，低估对方。晕轮效应根据局部信息形成整体印象，容易出现以偏概全，这也提醒我们，要注意观察事物的客观性和全面性，以免受到晕轮效应的影响而偏听偏信。

(5)先礼效应：是指在人际交往过程中向对方提出批评意见或某种要求时，先用礼貌的语言行为，以便对方容易接受，从而达到自己的目的。先礼是一种让对方建立人际认知的过程，因为先礼体现善意和诚恳，所以便于对方接受批评、意见或要求。

护考考点：人际认知效应

【护考真题链接】2020 年 A1 型题

在探视期间，来了 5 名家属探望一患儿，值班护士看到后，主动走出去与家属打招呼，并耐心解答他们的疑惑，然后恳请他们尽快离开病房让患儿休息。几位家属接受劝告，此护士较好地运用了人际认知效应中的(　　)

A. 首因效应　B. 先礼效应　C. 免疫效应　D. 晕轮效应　E. 近因效应

答案：B

分析：先礼效应是指在人际交往过程中向对方提出批评意见或某种要求时，先用礼貌的语言行为，以便对方容易接受，从而达到自己的目的。该题中值班护士在应对限制探陪患儿的家属时就很好地运用了这种效应。

(6)免疫效应：是指当一个人已经接受并相信某种观点时，便会对相反的观点产生一定的抵抗力，即具有一定的“免疫力”。如已被传销组织“洗脑”的人很难接受“传销组织是非法组织，靠传销发财是异想天开”等信息，因为这些人已经产生了“免疫力”，不会轻易接受这样相反的观点，此时只能进行更大强度的教化灌输。

3. 临床护理中人际认知效应的应用　护理人员在人际交往中，应掌握人际认知的规律，合理应用人际认知效应，这将有助于减少认知偏差，从而建立和发展良好的护理人际关系。在人际交往中，护士应避免以貌取人，首因效应或“第一印象”虽然重要，但不一定完全准确，需要在后续交往中不断深入观察，及时修正首因效应导致的人际认知偏差。为了准确、客观地评价交往对象，还必须重视观察其长期表现。在特定环境下，一个人可能出于某种原因或动机而表现出与平时大相径庭的态度和行为，从而导致他人对其人际认知的偏差。人与人之间个性的差异是客观、普遍存在的，在人际交往过程中，不仅要尊重个性差异，还要注意在动态和发展中全面观察，既要重视一个人过去的表现，又要重视其近期的变化和进步；既要看到一个人的优点和优势，又不能忽略其缺点和劣势。

(二) 人际吸引理论

1. 人际吸引的含义　人际吸引也称为人际魅力，是人与人之间产生的彼此注意、欣赏、倾慕等心理上的好感，从而促进人与人之间的接近以建立感情的过程。人际吸引是人际交往的第一步，是形成良好人际关系的重要基础。

2. 人际吸引的规律　人际吸引既有条件也有规律，具体可概括为以下几方面：

护考考点：人际吸引的规律

(1)相近吸引：是人们由于时间及空间上的接近而彼此产生的吸引。交往双方由于时间和空间的相近，有更多的机会交往与互动，这种时空距离相近缩小了交往对象的心理距离，彼此之间容易相互吸引，如开学时，一般先与同桌交流，这就是因空间距离而产生的相近吸引。

(2)相似吸引：指人们因彼此相似或一致性而产生的相互吸引。当人们见到具有相同或相似特征的对象时，很容易激发出同感，产生强烈的人际吸引。在日常生活中，人们持有相似的观点、态度、兴趣、价值观，相似的学历、经历、职业、背景、专业，相似的社会地位、经济条件，乃至共同的身体特征(身高、体重等)都能在一定条件下不同程度地增加人际吸引。

(3)相悦吸引：指在人际关系中能使人感受到精神上及心理上的愉快及满足而相互吸引。相悦是彼此建立良好人际关系的前提。人们都有被人肯定、接纳和认可的需求，当与对方能相悦时就说明被接纳、认可，满足了各自的心理需求，进而产生进一步交往的吸引力。

(4)互补吸引：当双方的个性或需要及满足需要的途径正好成为互补关系时，就会产生强烈的吸引力。互相补偿的范围包括能力特长、人格特征、需要利益、思想观点等方面。例如文科好的学生常与理科好的学生在一起学习；性格急躁型与性情随和型的人易成为好朋友；活泼健谈的人与沉默寡言者易结成亲密伙伴。研究表明，互补吸引多发生在感情深厚的朋友(特别是异性朋友)和夫妻之间。互补产生的吸引是因为人们都有追求自我完善的倾向，当这种追求个人无法实现时，便会设法从他人身上获得补偿，以达到个人需要的满足。

(5)仪表吸引：受首因效应的影响，观察者在首次与对方接触时，基本上是根据对方的仪表、打扮、风度、言语、举止等外显行为来决定其好恶的。美的外貌、风度能使人感到轻松愉快，能对他人产生很强的吸引力，这就是仪表吸引。良好的仪表还会产生晕轮效应(人们往往会对美貌者作出积极的判定)，还具有很强的吸引力。这种由仪表美产生的人际吸引多见于年轻人，这与他们的社会经验、社会阅历不足有关系。随着交往加深，仪表吸引力会渐渐消退，人们会更多地关注个人的内在品质。

(6)敬仰吸引：是指一个人在能力、特长、品质等某些方面比较突出，或社会知名度较高，而引起他人的敬慕，产生的人际吸引。如宇宙航天员、水稻之父袁隆平等科学家，他们因为某些方面的突出贡献而受人敬仰，进而激发年轻一辈奋发向上。很多影星、歌星、球星，他们可能因为某些方面有突出表现而吸引众多“粉丝”。现代护理创始人南丁格尔因为她高贵的品质得到了世人的敬仰，吸引了无数后人追随她投身护理事业不断努力工作。

案例导入

为什么周围的人都讨厌我？

蔡某，女，16岁，某职业学校一年级学生。

主诉：“我入学已经一年了，但和同学关系总是处不好。不知从什么时候起，周围的人好像都不喜欢我，讨厌我。有的人一见到我就掉头走开，有的人还在背后嘀嘀咕咕议论我。为此，我心里很烦，不知道周围的人为什么不喜欢我。谁能告诉我一个人怎样才能获得他人的好感与尊重呢？”

分析

小蔡的苦恼主要表现在人际关系方面，同学关系处不好，不被别人接纳，认为大家都不喜欢自己，为此心烦。一方面她希望与同学处好关系，被他人信任和尊重，让别人喜欢，但另一方面又缺乏必要的知识。因此，建议她学习和掌握一些人际交往的基本原则和必要知识，同时要冷静地从自己的为人态度、性格特征、思考方式等方面找原因，也可态度诚恳地主动找几个同学交流，请他们帮自己找原因。

三、人际交往的原则与策略

（一）人际交往的原则

人类能够依据社会发展的客观需要，按照一定的原则来建立人际关系，掌握这些原则将有助于建立和谐成功的人际关系。

1. 平等原则　人际交往中，人与人之间都应该被视为平等的，没有高低贵贱之分。因为每个人都有自己的价值和尊严，都希望被平等对待。平等是交往的基础和前提。

2. 尊重原则　尊重他人的人格、权利和感受是人际交往的基石。我们应该尊重他人的意见和选择，避免侵犯他人的权益，不发表伤害他人感情的言论。

3. 诚信原则　诚信是人际交往的重要准则。我们应该坦诚相待，不撒谎、不欺骗，信守承诺，做到言行一致。只有建立了诚信的关系，才能赢得他人的信任和尊重。

4. 宽容原则　人际交往中难免会遇到意见不合、观点不同的情况。我们应该学会宽容和理解，接纳不同的观点和看法，不要苛求他人。同时，也要学会倾听和表达，以建设性的方式解决冲突和分歧。

5. 互利原则　人际交往应该是一种双向的行为，双方都应该在交往中得到好处。我们应该注重对方的利益和需求，尽量为对方提供帮助和支持。只有建立互利的关系，才能促进人际交往的深入发展。

6. 适度原则　适度是指与人交往时，在言谈举止、态度、表情及行为等方面要注意把握分寸，做到恰到好处。人际交往成功与否在很大程度上取决于交往双方对自身交往行为“度”的把握。我们需要在交往行为中掌握分寸，在不同场合、根据不同的交往对象体现不同的交往程度。

具体应掌握以下几个“度”：

（1）亲疏有度：人际关系的亲疏远近应该适度，过于亲密或过于疏远都可能影响交往的效果。适度的亲疏关系可以使交往更加自然、舒适。

（2）进退有度：在人际交往中，应该学会适时进退，不要过于强求或退缩。对交往的时机、方式和内容，应该根据双方的实际情况和需要，进行适度调整和控制。

（3）表达有度：在表达自己的观点和情感时，应该适度控制自己的情绪和措辞，避免过于激烈或过于含蓄。适度表达可以让对方更好地理解自己的意图和需求。

（4）尊重有度：在人际交往中，应该尊重对方的感受和需求，不要过度侵犯对方的隐私或尊严。适度的尊重可以建立良好的交往氛围，促进双方的理解和信任。

(5)利益有度：在处理人际关系中的利益问题时，应该适度考虑双方的利益平衡，不要过于追求自己的利益而忽视对方的利益。适度的利益平衡可以维护交往的公平性和持久性。

这些原则并不是孤立的，而是相互关联、相互作用的。在实际的人际交往中，我们需要综合运用这些原则，增进彼此的了解和信任，以建立良好的人际关系。

(二)建立良好人际关系的策略

1. *重视印象整饰*　印象整饰又称“印象管理”，是指行为者在与人交往时，根据对方的特征、交往的目的和交往的情境，选择得体的穿着、适当的言辞、恰当的表情和动作，给对方留下一个美好的印象，以保证交往活动顺利进行。英国哲学家培根说过：“在美的方面，相貌美高于色泽的美，而优雅合适的动作的美又高于相貌美。”这说明印象整饰对于个人的重要性。

2. *主动提供帮助*　帮助是指人们在人际交往中既提供情感上的支持，也协助解决困难和提供物质上的支持，其实质是一种互惠互利的交往理论。心理学家发现，以帮助或相互帮助为开端的人际关系，不仅容易树立良好的第一印象，而且可以迅速缩短人与人之间的心理距离，使良好的人际关系迅速建立起来。

3. *关注对方的兴趣*　根据相似吸引的规律，交际时必须寻找双方的共同点。在交往过程中，只有双方的兴趣和关注焦点汇聚时，才能真正起到有效沟通和加强相互关系的作用。了解和掌握交往对象的兴趣点，并能够“投其所好”地交流与沟通，对促进有效的人际交往、建立良好人际关系有重要作用。

4. *肯定对方价值*　心理学家认为，人类普遍具有自尊并渴望得到他人的肯定，每个人都有强烈的自我价值保护倾向，只有在自尊心高度满足的情况下，才会产生最大程度的愉悦，才会接受对方的态度、观点，赞许别人的实质是对别人的尊重，传递的是信任和情感。因此选择恰当的时机和方式表达对对方的赞许是增进彼此情感的催化剂。

5. *掌握批评艺术*　批评是负性刺激，只有方法得当才会产生正向效果。通常只有当用意善良、符合事实、方法得当时，才会产生效果，才能促进对方的进步。批评要掌握技巧，否则会挫伤对方的积极性与自尊心，破坏人际关系。

6. *学会感激报恩*　古人有“滴水之恩，涌泉相报”之说。得到别人的帮助心存感激是做人的基本道德，也是人际关系的基石。不会感恩的人是存在人格缺陷的，会在人际交往中遇到更多障碍。学会感恩，在适当的时候以适当的方式报答别人的恩德，也是建立人际关系的好策略。

7. *经常互致问候*　人际关系是以情感联系为纽带的，经常互致问候是保持情感联系的重要方式。人们常说“远亲不如近邻”，这句话反映了远亲之间由于时空相隔，交往密切程度不如邻居，从而使得人际关系变得疏远。可见经常交往对维持密切人际关系是至关重要的。

8. *大胆主动交往*　人际交往中，主动热情的态度和行为更容易获得成功。要想赢得良好的人际关系，就必须做交往的主动者，克服羞怯、自卑的心理，大胆主动地与他人交往，使自己处于交往的主动地位。

一个人事业的成功与他良好的人际关系是分不开的。良好人际关系的建立取决于我们会不会“做人”。我们要从人际关系策略中学会做一个诚实的人、自信的人、热情的人……这将是我们迈向人生成功的第一步。

第二节　人际沟通

人类社会的本质在于人与人之间的相互沟通与信息交流，这种交流是生存、交往、合作与创造的基础，是推动社会不断前行的动力源泉。简而言之，沟通是人类不可或缺的需求。沟通不仅是构建人际关系的桥梁，更是一种后天习得的技能，通过不断学习和实践，我们可以逐步提升自己的沟通能力。有效沟通不仅有助于我们维护和增进人际关系，更是事业成功的关键，同时也能为我们的生活带来无尽的快乐与满足。

一、沟通与人际沟通

（一）沟通的概念

沟通一词的本意指通过挖掘渠道使水流相通。“沟通”一词，从字面上看，“沟”，指凹陷下去的部分，就是“断开的地方”；“通”，就是要使陷下去、断开的两边能够连接起来。二者结合意为彼此连通、相通。在现代意义上，沟通是人们通过信息进行社会互相作用的过程。

（二）人际沟通的概念

人际沟通是沟通的一个领域。人际沟通即人与人之间的信息交流，是指人们为了一个设定的目标，把思想、信息、情感在个人或群体之间传递并达成一个共同协议的过程。人际沟通是人类社会生活的重要组成部分，不仅影响着人们的日常生活，还直接关系到个人和职业的成功与否。通过有效的人际沟通，我们可以建立良好的人际关系，增强信任和理解，促进合作和协调，从而实现个人和组织的共同发展。

【知识链接】

分享思想

英国著名作家萧伯纳说：“假如你有一个苹果，我有一个苹果，彼此交换后，我们每个人都只拥有一个苹果。但是，如果你有一种思想，我有一种思想，那么彼此交换后，我们每个人都有两种思想。甚至，两种思想发生碰撞，还可以产生出两种思想以外的其他思想。”

（三）人际关系与人际沟通的关系

人际关系与人际沟通既有密切联系，又有一定区别。

1. 建立和发展人际关系是人际沟通的目的和结果　任何性质、任何类型的人际关系的形成都是人与人之间沟通的结果，而良好的人际关系也正是人际沟通的目的所在。

2. 良好的人际关系也是人际沟通的基础和条件　沟通双方关系的融洽、和谐能保障沟通的顺利进行并提高沟通的有效性。

3. 人际沟通和人际关系在研究侧重点上有所不同　人际沟通重点研究人与人之间联系的形式和程序；人际关系则重点研究在人与人沟通基础上形成的心理和情感关系。

二、人际沟通的基本原则

人际沟通的基本原则包括以下几个方面。

（一）尊重他人

尊重是人际沟通的基础。无论在什么场合，与什么人沟通，都应该把尊重放在首位。尊重他人的观点、感受和人格，要做到不轻易打断或否定他人，而是耐心倾听并理解对方的立场和想法。

（二）诚信为本

诚信是人际沟通的基础和前提。沟通最基本的心理保证是安全感，只有抱着真诚的态度与人沟通，才能使对方有安全感，从而容易产生情感上的共鸣。禁止说谎、欺骗或隐瞒信息，而是应坦诚表达自己的观点和情感。

（三）信息明确

沟通时要确保信息明确、简洁、易懂。避免使用模糊、含混不清或过于复杂的语言，而要使用通俗易懂的语言，同时还要注意信息传递的方式和渠道，确保对方能够接收到且理解信息。

（四）理性沟通

沟通时要保持冷静和理性，避免情绪化的言辞或行为。在情绪激动时，尽量避免沟通，尤其是不要作出重要决定。在沟通过程中，要学会控制自己的情绪，保持平和的心态，以便更好地解决问题和达成共识。

（五）尊重多样性

尊重不同文化、背景和观点的人，避免对他人进行歧视或排斥。在沟通过程中，要学会包容和理解他人的不同看法，以开放的心态接受新的观点和信息。

（六）及时反馈

在沟通过程中，要及时给予反馈和回应，表明自己理解对方的观点和感受。这有助于增强沟通效果，促进双方之间的理解和信任。

三、人际沟通的类型

按照不同的划分标准，人际沟通有不同的种类。

(一)按沟通符号分类

按人们在沟通时所使用的符号系统，人际沟通可分为语言沟通和非语言沟通。

1. 语言沟通　语言沟通是指使用语言、文字或符号进行的沟通。按照沟通中采用信息载体、词语形式的不同，语言沟通可细分为口头沟通、书面沟通及电讯沟通三种形式。在正式场合应采用口头沟通与书面沟通相结合，使信息更可靠，更具有法律依据。电讯沟通包括电话、电子邮件、上网交谈等，由于是通过电子媒介进行沟通的，所以不算口头沟通，也不完全属于书面沟通。其中电话沟通偏向于口头沟通，电子邮件则偏向于书面沟通。上网交谈则介乎两者之间，尤其富于隐秘性，甚至可以匿名或化名，以隐藏自己的身份。

> 护考考点：语言沟通与非语言沟通的媒介

2. 非语言沟通　非语言沟通是指用非语言符号系统进行的信息、情感和思想的交流。非语言符号主要包括体语、表情、目光、身体姿势、距离、时间、触摸、环境等。这些行为，也称为体态语言，是沟通的重要组成部分。虽然非语言沟通不依赖于语言文字，有时可能不如语言表达那样直接，但往往能更真实地传达个人情感和意图，因为它们是自发且难以掩饰时。同样一句话可以由于非语言行为的不同而有不同的含义和效果。在面对面的沟通过程中，约有65%的信息是靠非语言沟通的形式来完成的。

(二)按信息渠道分类

按人们在沟通时所选择的渠道不同，人际沟通可分为正式沟通与非正式沟通。

1. 正式沟通　正式沟通是指通过正式的组织程序，按组织规定的线路和渠道进行的信息传递与交流，如召开会议、情况汇报、文件的下传与呈送、组织之间的公函往来等。正式沟通的优点是沟通渠道比较固定，信息传递准确，受重视程度高，信息的权威性、约束力都较强；缺点则是沟通速度慢，互动性不足。

2. 非正式沟通　非正式沟通是指正式沟通渠道之外进行的信息交流和传递。非正式沟通是建立在日常人际关系基础上的一种自由沟通；它没有明确的规范和系统，不受正式组织体制的约束，不受时间和场合的限制，没有固定的传播媒介，如组织成员的私下交流、朋友聚会等。其优点是沟通形式方便灵活，速度快，内容不受限制，更能体现情感交流；缺点是信息不一定可靠，容易失真。因此，人们要对来自非正式沟通渠道信息的真实性进行甄别，不要轻易相信。

(三)按信息流动方向分类

根据信息流动的方向，人际沟通可以分为上行沟通、下行沟通和平行沟通。

1. 上行沟通　上行沟通即自下而上的信息传递，是指下级向上级传达信息，如陈述意见、汇报工作、提出建议等，都要向上沟通。如病房护士向护士长汇报工作情况；班干部向班主任反映班内同学的学习、生活情况等。这种沟通方式有利于管理者了解组织内部的运行情况；员工也可直接把自己的意见向上级反映，从而获得一定程度的心理满足。向上的原则，在于求得下情上达。

2. 下行沟通　下行沟通即自上而下的信息传递，是上级向下级传达信息，如发布指令、传达政策等。如医院护理部向各科室护士长传达医院的决策、规定或者反馈护理工作的考核结果、提出改进要求并布置下阶段工作等均属于下行沟通。下行沟通的特点是可以使下级成员及时了解组织的目标和领导意图，增强员工的向心力与归属感。向下的原则，在于求得上传下达。

3. 平行沟通　平行沟通又称横向沟通，指沟通发生在同级之间，如同事或同学之间的交流、合作等，以及各单位或个人在工作上的交互作用和工作外的来往交谈等。其特点是能够增进彼此的了解、关心和协调，有助于培养整体观念和合作精神，避免形成本位意识。平行的原则，在于求得心意相通。

这三种沟通，对任何人而言，都是常用的。三种沟通和身份、角色的关系并非一成不变。同一个人，三种沟通都有可能需要应用。

(四)按信息源和接收者的位置关系分类

以信息源及接收者的位置关系来区分，人际沟通可分为单向沟通和双向沟通。

1. 单向沟通　单向沟通是指信息只从发送者流向接受者，而不需要接受者作出反馈，如做报告、发指示、演讲等均为单向沟通。单向沟通虽然也是一种交流沟通，但发送者只注重将自己的思想、意思、要求等信息传递给接收者，而不重视反馈，沟通结果怎样，无法控制。其特点是能够迅速传达信息，干扰少、条理清晰，但因无反馈、无逆向沟通，效果性和准确性较差。

2. 双向沟通　双向沟通是指发送者和接收者的角色不断转变，双方互为信息发送者和接收者，如产品介绍、讨论、交谈、协商、会谈等都是双向沟通。双向沟通属于标准式沟通，沟通双方的信息可及时反馈校正。其特点是信息传递准确、可靠，有利于联络感情，增强沟通效果；但信息传递速度相对较慢。

(五)按沟通目的分类

按照沟通目的的不同，人际沟通可以分为征询型沟通、告知型沟通和说服型沟通。

1. 征询型沟通　征询型沟通是以获得期待信息为目标的沟通，一般采取提问方式进行。发生在护患间的征询型沟通主要为评估性交谈，是护士收集患者相关信息的过程。

2. 告知型沟通　告知型沟通是以告知对方自己的意见为目标的沟通，通常采取言语沟通方式进行。要求沟通信息明了、准确，以免产生歧义。此外，语速、语调、语气和重读等都可能影响沟通效果。

3. 说服型沟通　说服型沟通是以改变态度为目标的沟通，主要采取说理的方式进行。因说服型沟通是以改变他人的观点、思想、情感和态度为目的而非仅以传达和被人接收为结果，故具有较大的难度。常见的说服型沟通有批评、规劝、调解和争议等。

【知识链接】

关怀性沟通

关怀性沟通指护士通过参与、触摸和倾听等方式了解患者需求，是交流彼此想法和感受的重要方式之一。关怀性参与，包含存在(近距离接触)和陪伴(精神层面的交流)两层含义；触摸，即关怀性触摸、任务性触摸和保护性触摸三类；关怀性倾听，即要求护士耐心倾听并适时反馈。关怀性沟通是患者的基本需求之一，是人文关怀的核心和关键技术。某大型综合医院实施的关怀性沟通技术，要求护士定期到患者床边，询问患者三个方面的问题：①您现在感觉如何？有没有哪里不舒服？②您住院期间有没有什么困难或需求？有什么需要帮助的？③您住院期间有什么担忧的吗？然后，护士会根据患者对每个问题的回答，一一给予针对性帮助，包括采取措施直接解决患者的问题，或者向上级及医生汇报情况共同解决问题，必要时联系患者亲属提供帮助等。

四、人际沟通在护理工作中的作用

人际沟通在护理工作中具有至关重要的作用。护理专业的创始人南丁格尔很早就在专著中论述了护理工作中沟通的重要性及沟通的相关要领。1998 年美国高等护理教育标准中将沟通能力定为护理专业教育中的核心能力之一。无论是护患关系的建立，还是医护关系、护际关系的发展，均依赖有效的人际沟通。人际沟通在护理工作中的主要作用包括连接作用、精神作用和调节作用。

1. 连接作用　沟通是人与人之间情感连接的主要桥梁，在建立和维持人际关系中具有重要作用。在护理工作中，沟通同样是护士与医务工作者、患者之间情感连接的主要纽带。

2. 精神作用　沟通可以加深积极的情感体验，减弱消极的情感体验。通过沟通，患者之间可以相互诉说各自的喜怒哀乐，从而增进彼此之间的情感，增进亲密感；通过沟通，患者可以向医护人员倾诉，以保持心理平衡，促进身心健康。

3. 调节作用　通过提供信息，沟通可增进人们之间的理解，调控人们的行为。护理人员通过与护理对象有效沟通，可帮助护理对象掌握相关的健康知识、正确对待健康问题和疾病、建立健康的生活方式和遵医行为。

五、人际沟通的影响因素

在人际沟通的过程中，其效果受多种因素的影响，而主要因素包括环境因素和个人因素。

（一）环境因素

影响人际沟通的环境因素主要包括噪声、距离和隐秘性。

1. 噪声　嘈杂的环境将影响沟通的顺利进行。在沟通过程中，环境中的喧哗声、电话铃声、车辆声、谈笑声等与沟通无关的噪声均会分散沟通者的注意力、干扰沟通信息的传递。因此，安静的环境是保证沟通效果的重要条件之一。

> 护考考点：隐秘性将会影响沟通的深度和效果

2. 距离　沟通者之间的距离不仅会影响沟通者的参与程度，还会影响沟通过程中的气氛。一般而言，沟通者之间较近的距离容易形成亲密、融洽、合作的气氛，而较远的距离则易形成防御，甚至敌对的气氛。

3. 隐秘性　当沟通内容涉及个人隐私时，若有其他无关人员在场，如同事、朋友、亲友等，将会影响沟通的深度和效果。因此，沟通者应特别注意环境的隐秘性，有条件时，最好选择无其他人员在场的环境；无条件时，应注意降低声音，避免被他人听到。

（二）个人因素

影响人际沟通的个人因素主要包括生理因素、心理因素、文化因素和语言因素。

1. 生理因素　沟通者的生理因素主要包括永久性生理缺陷和暂时性生理不适，且其均可影响沟通的有效性。

> 护考考点：暂时性生理不适包括哪些方面

（1）永久性生理缺陷：永久性生理缺陷包括感官功能不健全（听力、视力障碍）和智力不健全。永久性生理缺陷者的沟通能力将长期受到影响，需采用特殊沟通方式。

（2）暂时性生理不适：暂时性生理不适包括疼痛、饥饿、疲劳等暂时性生理不适因素。这些因素将暂时影响沟通的有效性，当生理因素得到控制或消失后，沟通可以正常进行。

2. 心理因素　在沟通过程中，沟通效果往往受到沟通者情绪、个性、认知能力、态度等心理因素的影响。

（1）情绪：情绪是指一种具有感染力的心理因素，可直接影响沟通的有效性。一般而言，轻松、愉快的情绪可增强沟通者沟通的兴趣和能力；焦虑、烦躁的情绪将干扰沟通者传递、接收信息的能力。沟通者处于特定的情绪状态时，常会导致对信息的误解：当沟通者处于愤怒、激动状态时，对某些信息会表现出过度的反应；当沟通者处于悲痛、伤感时，对某些信息会表现出淡漠、迟钝的反应，从而影响沟通的效果。

> 护考考点：情绪是如何影响人际沟通的

（2）个性：个性是指个人对现实的态度和其行为方式所表现出来的心理特征，是影响沟通的重要因素之一。一般情况下，热情、直爽、健谈、开朗、大方、善解人意的人容易与他人沟通；而冷漠、拘谨、内向、固执、孤僻、以自我为中心的人很难与他人沟通。

（3）认知能力：认知是指一个人对发生于周围环境中的事件所持有的观点。由于每个人的经历、教育程度、生活环境等存在差异，故每个人认识的深度、广度、类型不尽相同。一般而言，知识面广、认知水平高、生活经历丰富的人比较容易与他人沟通。

（4）态度：态度是指人对其所接触的客观事物所持有的相对稳定的心理倾向，并以各种不同的行为方式表现出来，它对人的行为具有指导作用。真心、诚恳的态度有助于沟通的顺利进行，而缺乏实事求是的态度可导致沟通障碍。

3. 文化因素　文化包括知识、信仰、习俗和价值观等，它规定和调节人的行为。不同的文化背景很容易使沟通双方产生误解，造成沟通障碍。

4. 语言因素　语言是极其复杂的沟通工具。沟通者的语音、语法、语义、措辞及语言的表达方式均会影响沟通的效果。

案例导入

某外科病房本应晚上9点熄灯，可是20床的家属还是不愿意走，因为患者情况不太好，想多陪伴一会儿。A护士对家属说："我们医院规定晚上9点熄灯的，你们可以离开了。"B护士在了解了家属不愿意离开的原因后对家属说："我理解您的想法，但是现在是熄灯时间，病房里还有其他患者需要休息，你们可以留一个家属陪在这里，然后把日光灯换成墙灯，您看这样行吗？"

思考

在这个情景中,哪位护士的沟通方式是正确的?

分析

医护人员要学会扮演不同的角色，沟通时要充分考虑当时的情境、场合，在不同的情境、场合里，在沟通交流时，得体地说出自己的想法，让对方理解你的行为，相信你的诚意和友善，以达到说服患者的目的。案例中，B 护士通过和患者家属沟通交流，既说服了对方遵守规章制度，又解决了实际困难。

六、人际沟通中的障碍与解决方法

在日常生活和工作中，沟通是不可或缺的一部分。然而，有效的沟通并非易事，它经常受到各种障碍的影响。这些障碍中，最常见的就是误解、偏见和恐惧。

(一)人际沟通中的障碍

1. 误解　误解通常源于信息的不准确或传递过程中的干扰。有时，我们可能接收到模糊不清的信息，或者在传递信息的过程中，由于种种原因，信息的原意可能被曲解或遗漏。这种情况下，接收者可能会根据自己的理解来解读信息，这将导致信息的真实意图被误读。

2. 偏见　偏见则是一种更为复杂的沟通障碍。它可能源于我们的个人经验、文化背景、价值观等因素。当我们对他人的观点或行为产生偏见时，我们可能会倾向于忽略或贬低他们的观点，甚至对他们产生误解。这种偏见可能导致我们在沟通中失去公正性和客观性，从而影响沟通效果。

3. 恐惧　恐惧则是一种更为隐性的沟通障碍。它可能源于我们对未知的恐惧、对失败的担忧或对他人评价的在意。当我们感到恐惧时，可能会避免与他人沟通，或者在沟通中变得犹豫不决、语无伦次。这种恐惧可能阻碍我们与他人进行有效的沟通，甚至导致我们错失与他人建立良好关系的机会。

(二)解决人际沟通障碍的方法

人际沟通障碍是我们在日常生活中经常遇到的问题，以下是一些解决人际沟通障碍的方法：

1. 学会倾听　有效倾听是解决沟通障碍的关键。在人际沟通中我们通过倾听能真正理解对方的观点，感受他们的情绪，并作出回应。这不仅能减少误解，还能让对方感到被尊重和理解。

2. 表达清晰、明确　明确表达自己的想法和感受，避免使用模糊或含糊不清的语言。同时，也要注意自己的语气和态度，避免引起对方的误解或反感。

3. 尊重差异　对待事物我们每个人都有自己的观点和感受，尊重这些差异是建立有效沟通的基础。平时我们需要接受并理解对方的观点，即使不同意，也要避免误解和冲突。

4. 积极反馈　在人际沟通过程中，我们应注意给予对方积极的反馈，让他们知道其观点被理解和尊重。这不仅可以增强他们的自信，也可以促进更有效的沟通。

5. 使用非暴力沟通　非暴力沟通(见图 8-1)是一种有效解决冲突和误解的方法。它强调表达自己的感受和需要，而不是指责或批评对方。非暴力沟通的核心就是提高情绪管理能力，这种方法可以帮助我们建立更健康、更和谐的人际关系。

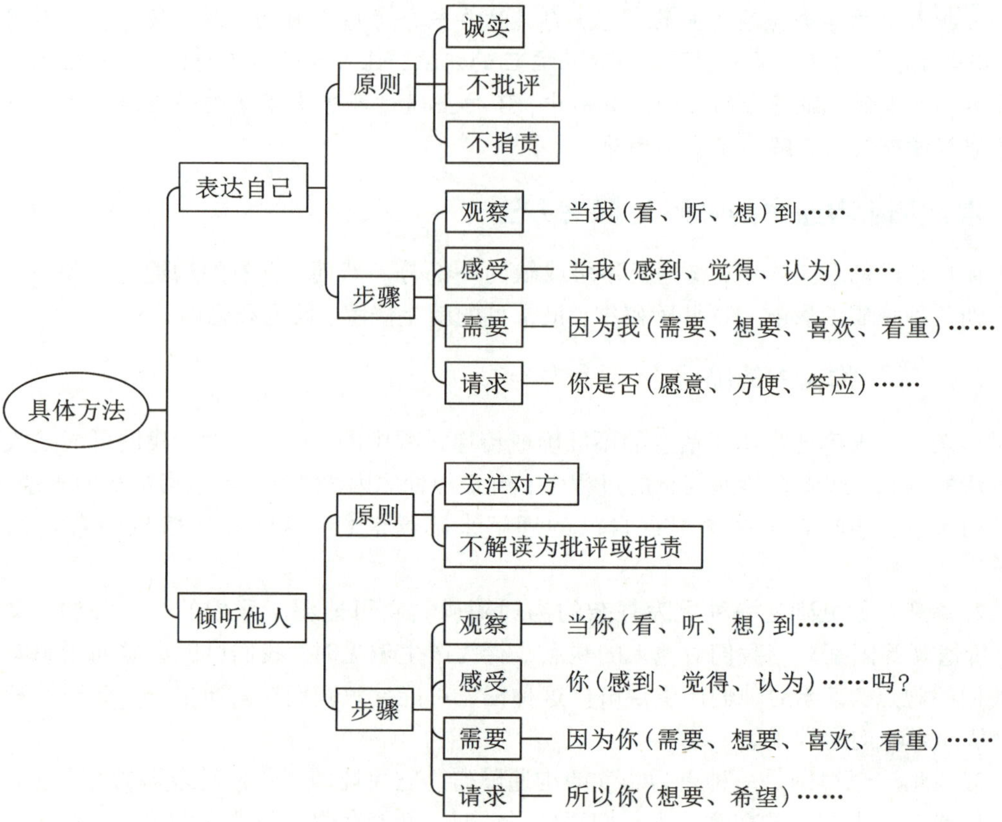

图 8-1　马歇尔·卢森堡（美国）博士发明的非暴力沟通方法

6. 持续学习和实践　人际沟通是一项需要不断学习和实践的技能。我们需要通过不断实践、不断反思来改进自己的沟通方式，以便更好地理解和满足他人的需求。

综上所述，人际沟通在个人和职业发展中具有至关重要的作用。通过提高沟通能力、克服沟通障碍，我们可以更好地与他人建立良好关系，实现个人和组织的共同发展。因此，我们应该持续改进和提高自己的沟通能力，以适应不断变化的社会环境和工作需求。

第三节　护理工作中的人际关系

护理工作是一种经常与人打交道的职业。护理人员在工作中主要与患者及社会有关人群交往，为其提供健康服务，也就是在这个过程中形成了人际关系。护士人际关系的范畴主要涉及护理工作中的各种人际关系：护士与医生、患者及其家属、其他群体发生的人际关系。护理工作中的人际关系是非常重要的。通过建立和维护良好的人际关系，护士可以更好地为患者提供优

护考考点：患者角色类型

质的护理服务，同时也可以提高自己的职业素养和工作能力。

【知识链接】

了解患者角色类型　促进护患关系和谐

患者角色又称患者身份，是一种特殊的社会角色，指个体处于患病状态中同时有求医的要求和医疗行为的社会角色。当个体从其他社会角色转化为患者角色以及在承受患者角色的过程中，有角色适应和适应不良两种类型。患者角色适应不良是指患者由于种种因素不能顺利地完成角色转变，出现一些适应不良的情况，从而影响疾病状态向健康转化。角色适应不良时会引起一系列的负性心理反应，包括恐惧、焦虑、易激惹、自责、抑郁等，甚至绝望的行为表现。常见的患者角色适应不良包括：

(1)角色行为缺如：即虽然医生诊断为患病，但患者本人否认自己患病，不愿意承认自己是患者。

(2)角色行为冲突：一个人常常承担着多种社会角色。当患者需要从其他角色转化为患者角色时，患者一时难以适应患者角色。

(3)角色行为减退：已进入角色的患者，由于更强烈的其他需要，而放弃患者角色，重新承担起其他角色。

(4)角色行为强化：由于依赖性加强和自信心减弱，患者对自己的能力表示怀疑，对承担原来的社会角色恐慌不安，安心于已适应的患者角色，即小病大养。

【护考真题链接】2023 年 A2 型题

患者，男性，52 岁。医生告知患者患有糖尿病并且让其接受药物治疗，但该患者并不相信自己患病，未听从医生的医嘱服药而是继续上班，该患者的角色行为类型属于(　　)

A. 角色行为转化　　B. 角色行为缺如　　C. 角色行为强化　　D. 角色行为异常

E. 角色行为冲突

答案：B

分析：角色行为缺如，即否认自己有病，未能进入角色。虽然医生诊断为患病，但患者本人否认自己患病，否认或意识不到自己是患者。

一、护士与患者的关系

(一)护患关系的概念与基本内容

护患关系是在特定条件下，通过医疗、护理等活动与服务对象建立起来的一种特殊人际关系。广义的护患关系是指围绕服务对象的治疗和护理所形成的各种人际关系，包括护士与服务对象、家属、陪护、监护人之间的关系。狭义的护患关系则是指护士与服务对象在特定环境及时间段内所形成的一种特殊的人际关系。护理工作中护患关系与护理效果密切相关，因此，构建和谐、平等、信任的护患关系是护理工作者的重要职责。

在护理工作中因受多种因素影响会形成不同内容的护患关系，基本内容主要包括技术性关系和非技术性关系。

1. 技术性关系　技术性关系是护患双方在一系列护理活动过程中所建立起来的，以护士拥有相关的护理知识及技术为前提的一种帮助关系。技术性关系是护患关系的基础，是维系护患关系的纽带。

2. 非技术性关系　非技术性关系是指护患双方由于受社会、心理、经济等多种因素的影响，在实施护理技术的过程中形成的道德、利益、价值、法律等多种内容的关系。

(1)道德关系：是非技术关系中最重要的内容。护患双方在护理活动中会产生各种矛盾，为了协调矛盾应按照一定的道德原则和规范来约束自身的行为，双方都应尊重对方的生命价值、人格和权利，从而形成一种新型的道德关系。

(2)法律关系：是指护患双方在护理活动中各自的行动和权益都受到法律的约束和保护，在法律范围内行使各自的权利与义务，调整护患之间的关系。

(3)价值关系：是指以护理活动为中介体现护患双方各自社会价值的关系。

(4)利益关系：是指护患双方在相互作用的基础上发生的物质和精神方面的利益关系。护患双方的利益关系是在公正条件下的一种平等互助的人际关系。救死扶伤、治病救人是医护工作者的职业道德，这决定了护患之间的利益关系不能等同于一般商品的等价交换，必须在维护患者健康利益的前提下进行。

(二)护患关系的性质与特点

护患关系是护士与服务对象之间在工作中建立的一种信任和治疗关系，其实质就是满足患者的健康需要。护患关系除了具有一般人际关系的性质与特点外，还具有专业性人际关系的性质与特点。

> 护考考点：护患关系的性质与特点

1. 帮助与被帮助的关系　是指在医疗护理服务过程中，护士与患者通过提供帮助和寻求帮助而形成的一种特殊人际关系。这种关系不仅仅是帮助者与被帮助者之间个人的关系，也是两个系统之间的关系。帮助系统包括医生、护士、辅诊人员以及医院的行政管理人员；被帮助系统包括患者、患者家属、患者亲友和同事等。帮助系统的作用是为患者提供服务，履行帮助职责，代表医院组织的社会形象。这种帮助关系不同于普通的社交关系。普通的社交关系强调关系中的双方互利互惠；而护患关系中，护士是患者的健康帮助者，是一种单向的帮助性关系。

2. 治疗性工作关系　治疗性关系是护患关系职业行为的表现，是一种有目标、需要认真促成和谨慎执行的关系，带有一定的强制性。

3. 专业性互动关系　护患关系不是护患之间简单的相遇关系，而是护患之间相互影响、相互作用的专业互动关系。这种互动不仅体现在护士与患者之间，也表现在护士与患者家属、朋友和同事等社会支持系统之间，是一种多元化互动关系。护患之间要达成健康行为的共识，专业性的互动过程必不可少。

4. 指导性服务关系　患者的治疗康复需要专业性的指导和治疗护理，这种需要构成了护患双方关系的基础并贯穿于患者就医全过程，包括从门诊、入院、住院及出院等环节。过去认为，一旦患者出院这种人际关系就结束了。现在，护理服务已得到延续，许多患者出院后，仍可能与护士保持联系，寻求帮助和指导，因此，新时期的护患关系，是没有终点的。

5. 满足需要的关系　护患关系的实质是满足患者的需要。护士通过提供护理服务来满足患者的护理需要，这正是护患关系与其他人际关系的不同点。患者因疾病入院接受治疗护理，护士具备帮助患者恢复健康的知识和技能，履行职责，对患者提供帮助。正是患者的这种需要和护士准备满足这种需要，构成了双方治疗性的人际关系。

（三）护患关系的发展过程

护考考点：护患关系的发展过程

1. 初始期　亦称熟悉期，是护士与患者的初识阶段，也是护患之间开始建立信任关系的时期。此期的工作重点是建立信任关系，确认患者的需要。例如：患者，女性，62 岁。因肠梗阻入院治疗。责任护士来到其床边询问病史，此时他们的关系就处于护患关系的初始期。

2. 工作期　是护士为患者实施治疗护理的阶段，也是护士完成各项护理任务、患者接受治疗和护理的主要时期，是护患之间相互获得信任关系的时期。

3. 结束期　经过治疗和护理，患者病情好转或基本康复，已达到预期目标，可以出院休养，护患关系即转入结束期。此期工作重点是与患者共同评价护理目标的完成情况，并根据尚存的问题或可能出现的问题制订相应的对策。

（四）护患关系的基本模式和影响因素

1. 护患关系的基本模式　护患关系模式是医学模式在护理人际关系中的具体体现。根据护患双方在共同建立及发展护患关系中发挥的作用、各自具有的心理方位、主动性及感受等的不同，将护患关系归纳为以下三种基本模式（表 8-1）。

表 8-1　护患关系的三种基本模式

模式	特点	适用患者	模式关系的原型
主动-被动型	“护士为患者做什么”	无自主能力患者	母亲与婴儿
指导-合作型	“护士告诉患者做什么和怎么做”	急性病、手术恢复期患者	母亲与儿童
共同参与型	“护士和患者共同商量”	有一定文化知识的慢性疾病患者	成人与成人

（1）主动-被动型模式：也称支配服从型，是传统的护患关系模式。此模式的特点是“护士为患者做治疗”，模式关系的原型为母亲与婴儿的关系。在此模式中，护士常以“保护者”的形象出现，处于专业知识的优势地位和治疗护理的主动地位，而患者则处于服从护士处置和安排的被动地位。在临床护理工作中，此模式主要适用于不能表达主观意愿、不能与护士进行沟通交流的患者，如神志不清、休克、痴呆以及某些精神病患者。使用此模式时应注意，即便是面对危重或精神病患者，护士为其做某些操作如使用约束具时，也需要与家属沟通，取得知情同意。

护考考点：护患关系的基本模式

【护考真题链接】2019 年 A2 型题

患者，男性，30 岁。半小时前因被汽车撞伤头部入院，入院时已昏迷。对于此患者应采取的护患关系模式是( )

A. 主动-主动型　B. 被动-被动型　C. 主动-被动型　D. 指导-合作型
E. 共同参与型

答案：C

分析：主动-被动型护患关系模式主要适用于不能表达主观意愿、无法与护士进行沟通交流的患者，如神志不清、休克、痴呆以及某些精神病患者。该题中患者因头部外伤处于昏迷状态，适用于主动-被动型护患关系模式。

(2)指导-合作型模式：这是一种微弱单向性、以“生物-心理-社会医学模式”及“疾病护理为中心”的护患关系模式。此模式的特点是“护士告诉患者应该做什么和怎么做”，模式关系的原型为母亲与儿童的关系。在此模式中，护士常以“指导者”的形象出现，根据患者病情决定护理方案和措施，对患者进行健康教育和指导；患者处于“满足护士需要”的被动配合地位，根据自己对护士的信任程度有选择地接受护士的指导并与其合作。在临床护理工作中，此模式主要适用于急性病患者和外科手术后恢复期患者。

(3)共同参与型模式：这是一种双向性的、以“生物-心理-社会医学模式”及“健康为中心”的护患关系模式，此模式的特点是“护士积极协助患者进行自我护理”，模式关系的原型为成人与成人的关系。在此模式中，护士常以“同盟者”的形象出现，为患者提供合理的建议和方案；患者主动配合治疗护理，积极参与护理活动，双方共同分担风险，共享护理成果。在临床护理工作中，此模式主要适用于具有一定文化知识的慢性疾病。

以上三种护患模式不是固定不变的，即使在同一位患者身上，随着病情的变化或护理项目的不同，也可从一种模式转向另一种模式。在实际护理活动中，护士应注意区分不同情况下的护理对象，采用恰当的护理模式。选择建立哪一种关系模式，不仅取决于疾病的性质和严重程度，而且需考虑患者的人格特征。

2. 影响护患关系的因素

(1)信任危机：信任感是建立良好护患关系的前提和基础，而护士良好的服务态度、认真负责的工作精神、扎实的专业知识和娴熟的操作技术是赢得患者信任的重要保证。在工作中，如果护士态度冷漠或护理操作出现失误、差错，都会失去患者的信任，进而影响护患关系。

(2)角色模糊：是指个体(护士或患者)由于对自己充当的角色不明确或缺乏真正的理解而呈现的状态。在护患关系中，如果护患双方中任何一方对自己所承担的角色功能不明确，如护士不能积极主动地为患者提供帮助，或患者不积极参与康复护理，不服从护士的管理等，均可能导致护患沟通障碍、护患关系紧张。

(3)责任不明：护患双方往往由于对自己的角色功能认识不清，不了解自己所应负的责任和应尽的义务，因此发生护患关系冲突。护患责任不明主要表现在两个方面：一是，患者的健康问题，应由谁来承担责任；二是，改善患者的健康状况，谁来承担责任。

(4)权益影响：寻求安全、优质的健康服务是患者的正当权益。大多数患者缺乏专业知识和对疾病的认识，导致丧失部分或全部自我护理的能力，被迫依赖医护人员的帮助来维护自己的权益。而护士则处于护患关系的主动地位，在处理护患双方权益争议时，容易倾向于自身利益和医院的利益，忽视患者的利益。

（5）理解差异：由于护患双方在年龄、职业、教育程度、生活环境等方面的不同，在交流沟通过程中容易产生差异，从而影响护患关系。

【护考真题链接】2021 年 A2 型题

患者，男性，72 岁。来自偏远山区。因次日要行胃大部切除术，护士告诉患者，“您明天要手术，从现在开始，不要喝水，不要吃饭。”患者答应。第 2 天术前护士询问患者时，患者回答说：“我按你说的没有喝水，也没吃饭，就喝了两袋牛奶。”影响护患沟通的因素为（　　）

A. 经济收入　　B. 疾病程度　　C. 个人经历　　D. 理解差异　　E. 情绪状态

答案：D

分析：由于护患双方在年龄、职业、教育程度、生活环境等方面的不同，在“术前禁食禁饮”这个问题的交流沟通过程中产生了理解差异，从而影响护患关系。

（五）护士建立和促进和谐护患关系的策略和方法

1. 明确护士的角色功能　护士应全面认识、准确定位自身的角色功能，认真履行角色责任和工作职责，使自己的言行符合患者对护士角色的期待。

2. 帮助患者认识角色特征　护士应根据患者的病情、年龄、文化程度、职业、个性等特点，了解患者对“新角色”的认识，努力帮助患者尽快适应患者角色。

3. 主动维护患者的合法权益　在护理工作中护士应明确自身职责，加强护患沟通，建立良好的护患关系，维护患者权益。

4. 减轻或消除护患之间的理解分歧　护士在与患者沟通时，应注意沟通内容的准确性、针对性和通俗性；根据患者的特点，选择适宜的沟通方式和语言。

二、护士与患者家属的关系

在护理工作涉及的众多关系中，最容易被忽视的是护士与患者亲属的关系。患者亲属是沟通和联络患者感情、调整护患关系的纽带，护士与患者亲属的关系是护患关系的组成部分。在护理实践中，护士与患者亲属之间的良好关系在提高护理效果和促进患者康复中起着非常重要的积极作用。

（一）影响护士与患者家属关系的因素

1. 角色期望冲突　患者家属往往因患者的病情而承受不同程度的心理压力，因此对医护人员期望值过高。要求护士有求必应、随叫随到、操作无懈可击等。然而，护理工作的繁重、护理人员的紧缺等临床护理现状难以完全满足患者家属的需要，加之个别护士的不良态度及工作方式，往往引发护士与患者家属关系的冲突。

> 护考考点：影响护士与患者家属关系的主要因素

2. 角色责任模糊　在护理患者的过程中，家属和护士应密切配合，共同为患者提供心理支持，照顾患者生活。然而部分家属将全部责任，包括一切生活照顾推给护士，自己只扮演旁观者和监督者的角色；个别护士也将本应自己完成的工作交给家属，从而严重影响护理质量，甚至出现护理差错、事故，最终引发护士与患者家属之间的矛盾。

3. 经济压力过重　部分患者就医时没有医疗保险来支付费用，患者家庭的经济压力较大，当患者家属花费了高额的医疗费用，却未见明显的治疗效果时，往往产生不满情绪，从而引发护士与患者家属间的冲突。

（二）护士在促进护士与患者家属关系中的作用

1. 充分尊重，热情接待　护士要尊重患者家属并主动热情地接待，向其介绍医院环境和有关规章制度，并嘱咐探视中的注意事项；主动向患者家属介绍患者的病情、治疗护理措施、预后等内容。

2. 倾听意见，耐心解答　患者家属最关心患者的病情变化，会经常向护士询问，护士应理解患者家属的心情，耐心倾听患者家属提出的问题和反映的情况，并给予相应的解释，对他们的困难提供有效的帮助。

3. 加强沟通，提供帮助　护士通过与患者家属的沟通，了解患者生病后的家庭情况，评估其存在的问题。针对患者家庭面临的困难，与患者家属共同商讨解决问题的办法，并提供必要的帮助，这对于护士与患者家属建立良好的关系是十分必要的。

4. 给予患者家属心理支持　护士应耐心、细心地做好家属的思想工作，减轻患者家属的心理负担，共同稳定患者情绪，使其能配合医护工作。

三、护士与医生的关系

（一）影响医护关系的主要因素

1. 角色心理差位　由于长期以来受传统的主动-被动型医护关系模式的影响，部分护士对医生产生依赖、服从的心理，在医生面前感到自卑、低人一等。此外，也有部分高学历的年轻护士或年资高、经验丰富的老护士与年轻医生不能密切配合，均可影响医护关系的建立与发展。

2. 角色压力过重　一些医院存在医护人员比例严重失调、岗位设置不合理、医护待遇悬殊等因素，导致护士心理失衡、角色压力过重，心理和情感变得脆弱、紧张和易怒，进而导致医护关系紧张。

> 护考考点：影响医护关系的主要因素

3. 角色理解欠缺　医护双方对彼此专业、工作模式、特点和要求缺乏必要的了解，导致工作中相互埋怨、指责，从而影响医护关系的和谐。

4. 角色权利争议　医护根据分工，各自在自己职责范围内承担责任，同时也享有相应的自主权。但在某些情况下，医护常常会觉得对方侵犯了自己的自主权，从而引发矛盾冲突。

（二）护士在促进医护关系中的作用

护士与医生是临床医疗护理生命战场的同盟军，处理好医护关系是保证医疗工作高效率运转及提高医疗服务水平的重要保障。

1. 主动宣传 为增加医生对护理专业的理解和支持，护士应主动宣传。护理学是一门独立的一级学科，根据护理的专业特征和内容，护士在日常工作交往中，也应随时与其他医务人员进行沟通，解释优质护理内涵及具体方法，争取医生的理解和支持。

2. 相互尊重 在医疗护理活动中，医护之间的沟通要以患者为中心开展，要相互尊重、相互学习、取长补短。由于受专业的限制，医疗和护理知识的范围、重点和深度是不同的。作为护士，不仅要掌握本专业的理论知识和技能，还应虚心向医生求教，从更深的理论角度把握疾病的诊疗过程。护士与患者接触频繁，对病情了解较多，在诊断和治疗方面，应加强与医生的交流，帮助医生获取更多信息。

3. 精诚合作 医护之间的相互尊重、相互信任、精诚合作是医疗护理工作顺利进行的基础。护士要认真主动地配合其他医务人员的工作，同时应经常与医生联系沟通，把自己对患者的观察和处理意见、建议及时反馈给医生，这样才能取得医生的支持和配合。近年来，许多大型医院在探索“医护一体化”的工作模式，医护同组查房，医-护-患三方密切沟通，对提高医疗护理质量，改善医患关系起到了促进作用。

4. 相互理解 在为患者提供健康服务的过程中，医生和护士要理解彼此的专业特点，体谅彼此的工作辛劳，主动相互配合。护士应从患者利益出发，主动了解医疗专业特点，尊重医生，尊重他们的专业自主权，尊重医疗方案的技术权威，并积极主动配合，共同出色完成医疗护理工作。

四、护士与护士的关系

（一）影响护理管理者与护士之间关系的主要因素

1. 工作因素 护理工作不仅任务繁重、压力较大，同时突变情况多、随机性大，加之长期轮班制、休息质量不佳，护士易出现紧张、易怒等负性心理和情感，从而彼此之间容易产生误解、矛盾。

2. 性别因素 护士大多为女性，而女性一般易受暗示，情绪反应快，体验细腻，对事物变化及人际关系的变化感受敏锐。在生理上，内分泌变化和轮班工作造成的自身节律紊乱易导致护士情绪波动、情绪调节能力下降，从而影响护际关系。

3. 管理因素 护理管理者与护士之间期望值往往存在较大差异。管理者多希望护士以集体利益为重，妥善处理好家庭、生活与工作的关系，服从管理并全身心地投入工作；护士则希望管理者具有较强的业务和管理能力，事事以身作则、率先垂范，同时关爱下属、公平公正对待每一位护士。一旦管理者或护士认为对方角色功能不到位或缺失，即可产生矛盾。

4. 年资因素 新老护士之间往往因为年龄、身体状况、学历、工作经历、思维模式等方面的差异，容易产生误解或矛盾。

（二）建立良好护际关系的策略

护际关系是反映护士素质及工作状态的重要标志。护理团体内部的沟通是以相互理解、尊重、友爱、帮助、协作为基础，创造民主和谐、团结协作的良好人际氛围。

1. 相互理解，互帮互学 护士之间要加强相互交流与信息传递。护士之间要相互关心、爱护、尊重，不同资历护士之间要互帮互学、教学相长，年轻护士要多向老护士请教，年长护士对新护士要做好传、帮、带，以形成民主和谐的人际氛围。

2. 换位思考，团结协作　护理工作任务的完成，不仅有赖于护士个人良好的综合素质，而且需要护士之间团结和协调运转。护士应有主动协作精神，换位思考，为他人的工作创造条件。在工作及生活上相互尊重、相互帮助、互相关心，共同成长、共同发展。

总之，护士在处理工作中各种人际关系时，不仅要讲究促进人际关系的策略，还要遵循人际沟通原则，这是一种为人处世的艺术。护士应在处理人际关系实践中，不断提高自己的能力和水平。

第四节　护士的语言沟通

一、护士的语言修养

语言是人类进行沟通交流的重要工具，它在护理工作中具有不可替代的重要作用。护士在收集患者资料、进行护理诊断、书写护理病历、评价效果、卫生宣教、心理干预等过程中都要应用语言。护士在医疗活动中，如能恰到好处地运用语言，可以使护患间的关系更加和谐亲密。反之，护士不注意语言沟通技巧，在交流中不懂得去关心患者、尊重患者、体贴患者，就容易产生护患矛盾。因此，护士在工作中要讲究语言沟通技巧，提高语言修养，才能提高护理质量。

【知识链接】

医院护患沟通现状

有调查资料显示，临床上65%的护患纠纷是由沟通不畅或沟通障碍导致的；30%的护士不知道或不完全知道如何根据患者不同的情绪采用不同的沟通技巧；83.3%的护士对沟通方式基本不了解；33.3%的护士认为对患者及其家属提出的不合理要求应不加理睬。因此，临床工作中应加强护士语言沟通能力的培养。

（一）护士人际关系中的语言沟通原则

护士的语言修养可以很好地体现护士的文化素养和精神风貌，是护士综合素质的外在表现。一位具有良好语言修养的护士能够有效运用语言沟通了解患者真实情况，获得患者和家属的信任感。护士在护理人际沟通中，应遵循一些普遍的、指导性的语言沟通原则。

1. 尊重性　尊重沟通对象是人际交往的首要原则。作为一名护士尤其应注意，除了尊重患者享有的基本权益外，还应尊重患者的隐私权、职业、个性特征、行为习惯、价值观念等，多使用鼓励、夸赞、商量的语言。称呼患者要用尊称，如“刘大爷”“王老师”等，而不能以床号代替称呼患者。

护考考点：确保沟通顺利进行的首要原则是尊重

2. 目标性　护患沟通是一种有意识、有目的的沟通活动，护士通过与患者语言沟通，可以达到收集资料、获得配合、指导干预的目的。

3. 规范性　护士运用语言沟通首先应该遵循语法规则要求，尽量使用普通话，做到清晰简洁、发音纯正，要有系统性和逻辑性，避免语言不规范，导致沟通双方理解不一致，影响沟通效果。

4. 治疗性　俗话说“良言一句三冬暖，恶语伤人六月寒”，良好的语言具有治疗作用，可以给患者明确的指导和积极的心理暗示，刺激性的语言能扰乱患者的情绪，甚至引起病情恶化。护士与患者交谈时如果使用愉快和鼓励的语言，能为患者创造一个有利于接受治疗的良好心理环境，使患者感到心情舒畅，可促进患者的康复。

5. 真诚性　在护患的沟通过程中，护士应以真心诚意的态度，从爱心出发，加强与患者的情感交流，努力做到态度谦和、语言文雅、语音温柔，使患者感到亲切。

6. 艺术性　语言的艺术魅力，是对语言的最高要求。艺术性的语言沟通不仅可以拉近医护人员与患者及其家属的距离，还可以化解医患、护患之间的矛盾。护士针对不同的患者采取不同的沟通方式，可以体现出护士的语言修养。

（二）护士应具备的语言修养

1. 一般语言修养　护士与患者交谈时，要语言清晰明确，语音响亮坚定，使用礼貌用语，内容具有系统性和逻辑性，有效使用非语言行为配合语言行为，保持与患者的目光接触，面带微笑、态度谦和。

2. 专业性语言修养　护士语言的科学性、原则性、严谨性等内容是护士专业性语言修养的体现。

（1）科学性：护士应不断学习专业知识，提高个人科学素养，与患者交谈尤其是进行指导性交谈时，应实事求是，不能违背医学原理和科学性原则。

（2）原则性：护士与患者谈话的内容与方式要遵循以患者为中心、以目标为导向的原则；尊重的原则；因人而异的灵活原则；亲切友好的原则；真诚的原则；保密的原则等。

【知识链接】

护患口头沟通常用的语言

1. 安慰性语言　是护士对患者的安慰，可稳定患者不安或烦躁的情绪，有利于治疗疾病。例，“留得青山在，不怕没柴烧。”“既来之，则安之，病会慢慢好起来的。”

2. 鼓励性语言　是护士对患者的鼓励，是对患者的心理支持，可以增强患者战胜疾病的信心。例，“你年轻体壮，坚持加强功能锻炼，恢复起来会很快的！”

3. 劝说性语言　碰到患者不愿意配合治疗护理时，需要护士运用劝说性语言进行说服，以取得配合。例，“您不用害怕，这个手术不会影响夫妻性生活的，请您放心接受手术。”

4. 积极的暗示性语言　可以使患者在心理活动中受到良好刺激。例：“其他和您一样病情的患者吃了这种药后，效果都很好。”

5. 指令性语言　要求患者必须严格遵照执行治疗护理常规时，就可运用指令性语言。例，“不能随意调节滴数。”“禁止吸烟！”“一定要无盐饮食。”

(3)严谨性：向患者说明情况、解答患者疑问时，说话要严谨、慎重，避免失言和夸大。需要向患者说明和交代的情况，必须交代清楚，例如，手术和治疗前、会诊和转诊时必须让患者充分知情，自主选择。

(4)情感性：精练得当的语言还要配合真心诚意的态度、积极的倾听技巧，要具有同理心，给人温暖的感觉。

(三)护士语言交流中的禁忌

1. 过多或不规范使用专业术语　过多使用专业术语或者在谈话过程中对同一事物前后使用不同术语，会导致患者理解困难。

2. 说话含糊其词　有些护士对患者的询问闪烁其词，语义不准确，使用“大概”“差不多”等词语，不给患者以明确的答复，这会影响信息的准确性，甚至增加患者的思想负担。

3. 语调冷漠　与患者沟通缺乏必要的解释和说明，语调冷漠，态度冷淡，会使患者失去沟通的兴趣和信心，或者处于拘谨状态。

4. 语速不适当　语速太快，影响语言的清晰度，患者听不清、记不住；语速太慢，患者怀疑病情被隐瞒，增加心理负担。

5. 方式欠灵活　护士交谈应因人而异，不能采用千人一律的方式，否则可能导致交谈效果不理想。沟通过程中要根据不同对象和情景灵活选择沟通方式、内容、合适的语气、语调、语速、时间、环境，以获得最佳效果。

6. 态度不坦诚　护士对患者不讲真话，不讲诚信，其结果是破坏了护患间的信任关系，影响了相互合作。

案例导入

遭到质疑的急诊护士

情绪不佳的护士小刘晚上在急诊室值班时，遇见一位由十几个家属送来的中年醉酒男人。该患者频繁呕吐、胡言乱语，所有家属叽叽喳喳、七嘴八舌，此时急诊室的环境必然影响护士的情绪和操作，于是她大吼了一句：“吵！吵！吵什么吵？患者吐得满身都是，搞得人晚上不得安宁！烦死了！”在进行静脉穿刺操作时，小刘护士左一针右一针就是不能成功，家属对此意见很大，纷纷指责她工作不得力，技术太差，甚至有些家属还要动手打她。

思考

1. 请问该值班护士的行为是否妥当？谈谈你的看法。
2. 影响此次护患沟通的因素有哪些？
3. 如果你是值班护士，你会如何与患者及其家属进行有效的沟通？

二、护士语言沟通的主要类型、过程及注意事项

交谈是护理工作中最主要的语言沟通方式。护士在护理活动中为解决患者的健康问题需要与患者交谈，护士还需要与医生、检验师、营养师、患者亲友等进行交谈以完成护理任务。在日常生活中，护士还需要很好地利用交谈这一沟通方式来进行社交活动，丰富生活、获得友谊。

(一)护理交谈的类型

1. 个别交谈与小组交谈　根据参与交谈人员的数量，可将交谈分为小组交谈和个别交谈。个别交谈是指在特定环境中两个人之间进行的以口头语言为载体的信息交流，如夫妻交谈、父子交谈、护患交谈。小组交谈是指3人或3人以上的交谈。为了保证交谈的效果，小组交谈最好有组织者，参与人数最好控制在3~7人，最多不超过20人。

护考考点：小组交谈的人数要求

2. 面对面交谈与非面对面交谈　面对面交谈可以借助表情、手势等肢体语言帮助表达观点和意见，使双方的信息表达和接受更加准确。护患双方多采用这种交谈方式。非面对面的交谈，双方可以不受空间或地域的限制，也可以避免面对面交谈发生的尴尬场面，使双方心情更加轻松、话题更加自由。

3. 一般性交谈与治疗性交谈　一般性交谈用于解决一些个人或家庭的问题，不涉及健康与疾病；治疗性交谈指医护人员为帮助患者认识自己病情，解决心理问题，改善行为方式，寻求较好治疗效果所进行的交谈。护患之间的交谈多为治疗性交谈。

(二)护理专业性交谈的过程

1. 准备阶段　正式的护理专业性交谈是一种有明确目的的交谈。为了达到预期目的，使交谈获得成功，护士在交谈前应做好充分的准备。

(1)内容的准备：在交谈之前护士首先要明确交谈的目的、任务和主要内容，预计可能出现的问题，预先考虑对策，估计交谈所需要的时间。必要时，列一份交谈提纲，使整个护患交谈都围绕主题进行，但要避免有先入为主的观念或对交谈的结果抱有不切实际的期望。

(2)护士的准备：交谈前护士要做好形象与心理上的准备。护士要衣着得体、举止端庄，使患者产生信任感。收集必要的有关该患者的信息，如通过阅读病历了解患者的现病史、既往史、治疗经过等，也可以向其他医务人员或患者家属了解一些情况，有利于护士建立交谈的信心。同时，护士应妥善安排自己的工作、谢绝会客，避免与患者谈话中断。

(3)患者的准备：事先与患者预约并简要说明交谈目的，有利于患者做好思想准备。交谈时间的长短要考虑到患者的身体状况，避开治疗与护理的时间，满足患者的生理需要，如口渴、上厕所、休息等。

(4)环境的准备：在进行有目的地互通信息性交谈、指导性交谈与治疗性交谈时，要准备私密、安静的环境，收音机与电视等音响要关掉，手机要调成静音，关好门或用屏风遮蔽，以免患者有顾虑或分散患者的注意力。

实践活动

“破冰”活动　助力沟通

活动组织：分小组活动，每小组6~8人。每人根据自己的亲身经历，列举在和陌生人沟通过程中所遭遇的开场障碍，分享当时的切身感受，分析原因。归纳小组讨论结果，选择一名同学进行汇报。

教师启发引导：护士应积极主动和自信地与患者进行沟通，克服自身的心理障碍，建立良好的护患关系。

2. 启动阶段　启动阶段是交谈的开始，最初获得的信息及形成的“第一印象”最为鲜明、强烈，这就是心理学所说的“首因效应”。顺利启动交谈，应掌握以下原则：①用真诚和尊重的态度创建良好的谈话氛围；②树立自信心，克服胆怯、害羞心理；③使用日常生活的“家常话”，是启动交谈的最常用方法；④寻找对方关注的话题，调动对方谈话的积极性。

启动阶段护士首先应有礼貌地称呼对方，如果是第一次与患者交谈，还应做自我介绍。启动阶段的“家常话”，可以是对方的兴趣、职业、爱好；日常生活琐事，如天气、时装、孩子、家务；人们普遍关心的问题，如国际国内重大新闻、体育比赛、某地灾情、当地趣事；或者是赞美对方的语言。只有先用这类话把交谈“发动”起来，然后才能转入正题。例如“好久不见了，你好吗？”“这套衣服款式真好，你穿上真漂亮”等。这类话大家都很熟悉，无须多考虑，也不会因此而引起误会，是一种比较安全、轻松的交谈启动。

3. 转入正题　启动交谈的“家常话”不宜太多，应尽早在适当时候将谈话转入正题。此阶段的交谈主要涉及疾病、健康、环境、护理等实质性内容，护士要有效地运用各种沟通技巧，达到互通信息或者解决患者问题的目的。

4. 结束交谈　本阶段需要提醒对方交谈已接近尾声，应抓紧讨论剩下的问题，例如用看手表的方式；对交谈内容、效果做简要的评价小结；必要时约定下一次交谈的目标、内容、时间和地点等。一个巧妙适宜的结尾给人留下的将是美好的回忆和深入的思考。正式的专业性交谈（特别是治疗性交谈）要有记录，如护士询问病史和治疗性交谈等，在结束后应补做记录。如果需要在交谈中边谈边记，则应事先作出必要的解释，征得对方的同意，以免引起患者不必要的紧张和顾虑，记录要注意保护患者隐私。

（三）护理交谈的注意事项

为了取得良好的效果、建立良好的护患关系，护士特别要注意交谈的态度。

1. 有利于交谈的态度

> 护考考点：护士交谈的注意事项

（1）充满兴趣、真诚友善：要以真诚、友善、专注的态度与患者进行交流，对交谈的对象、话题等自始至终表示出浓厚的兴趣，积极交流，促进交谈向纵深拓展。

（2）轻松自然、面带微笑：成功的谈话需要冷静和轻松自然的情绪。微笑是一种极具魅力的人际沟通力量，在交谈中应养成面带微笑的习惯，以健康、真诚、谦和、自然的微笑，获得满意的交谈效果。

（3）谦虚多礼、虚心戒骄：护士无论做自我介绍或与他人交谈，都要做到语言谦和，言辞委婉，使用敬语，遵守礼仪，多用请教、商讨的语气。

（4）慎思多虑、灵活应变：交谈者要随机应变，如果交谈中遇到敏感的交谈话题，要进行周密思考，认真分析，在深思熟虑的基础上灵活自如地应对，尽量避免因考虑不周伤害对方而谈话失败。

2. 不利于交谈的态度

(1)武断专横、妄下结论：说话的语气不可武断专横，情况不了解或不肯定时不可轻易下结论。避免使用“所有的、就是如此”之类的字眼，在没有充分把握时最好不说，换为“有些、有时、许多、不多见”之类的词语比较稳妥。

(2)自以为是、傲慢自大：若交谈的一方认为自己本事大、关系硬或处于支配性地位，以盛气凌人的态度，对交谈的对象傲慢无礼、缺乏尊重，通常不仅会使交谈无法进行，还会影响良好护患关系的建立。

(3)争强好胜、不容他人：在交谈中，固执己见，好与他人争执，甚至表现出伤人感情的态度和做法，都会破坏交谈，既无法达到求同存异的目的，又丧失了今后再谈的感情基础。

(4)态度生冷、情感淡漠：交谈时若采取冷淡漠然、漫不经心或虚情假意的态度和行为，会损害交谈对象的感情，导致交谈的效果无法得到保障。

三、护士语言沟通的技巧

(一)提升护士语言修养的方法

1. 严在平时　由于护理服务对象的特殊性，使护理工作兼具技术性和服务性的特点。因此，护士要时刻牢记自己的职责，严格以职业规范要求自己，养成谨言慎行、三思而言的习惯。同时，在日常工作中主动学习沟通知识，注意语言的规范性和得体性。

2. 重在积累　语言修养不仅在于“修”(学习)，更在于“养”(养成)，所以护士要注意语言的点滴积累和及时总结。护理工作的特点决定了护士语言的学习不是一蹴而就的，而是要经历一个漫长的不断学习过程，护士只有在工作实践中不断加强学习、积累和训练，才能真正提升语言修养。

3. 贵在用心　人们常说“语为人镜，言为心声”，语言是思想情感的反映，语言就像一面镜子，是内心世界的体现。所以护士在提高语言沟通技巧的同时，更要注重自身精神修养，真正理解语言修养对工作、生活等的重要性，由意识带动行为，知行合一，切实提升自身的语言修养。

(二)学会交谈技巧

交谈成功与否，除取决于交谈双方是否具有良好的关系外，还取决于交谈者能否恰当地运用各种交谈的技巧，引导交谈围绕主题深入展开。常用的交谈技巧有倾听、核实、提问、阐释、共情、沉默、鼓励等。

1. 倾听　倾听是指全神贯注地接受和感受交谈对象发出的全部信息(包括语言信息和非语言信息)，并作出全面的理解。在护患交谈过程中，护士应特别注意以下几点。

(1)目的明确：在与患者交谈时，护士应善于寻找患者传递的信息价值。

(2)控制干扰：护士应做好充分准备，尽量降低外界的干扰，如关闭手机。

(3)目光接触：护士应与患者保持良好的目光接触，用30%~60%的时间注视患者的面部，并面带微笑。

> 护考考点：护士语言沟通技巧之学会倾听

【护考真题链接】2021 年 A2 型题

患儿，男，5 岁。病毒性脑炎。住院几天后病情仍未好转，家属责问护士，并发生争吵，护士长前去解决，此时最恰当的做法是(　　)

A. 沉默　　B. 倾听　　C. 微笑　　D. 解释　　E. 抚摸

答案：B

分析：患儿住院几天后病情仍未好转，家属责问护士，并发生争吵，说明此时家属的心情较为激动，可能伴有焦虑、不安等不良情绪，若此时护士长直接解释或安抚，可能加剧家属的不满情绪。而倾听是一种积极的沟通技巧，可以让对方感受到尊重和关心，有助于缓解其不良情绪，为后续的处理和沟通打下良好的基础。

(4)姿势投入：护士应面向患者，保持合适的距离和姿势，即身体稍微向患者方向倾斜，表情不要过于丰富，手势不要太多，动作不要太大。

(5)及时反馈：护士可通过微笑、点头、轻声应答“嗯”“哦”“是的”等，表示自己正在倾听。

(6)判断慎重：在倾听时，护士不要急于作出判断，应让患者充分诉说，以全面完整地了解情况。

(7)耐心倾听：患者诉说时，护士不要随意插话或打断患者的话题，一定要待患者诉说完后再阐述自己的观点。

(8)综合信息：护士应综合信息的全部内容寻找患者谈话的主题，以及患者主要的非语言行为，了解其真实想法。

2. 核实　核实是指在交谈过程中，为了验证自己对内容的理解是否准确所采用的沟通策略，是一种反馈机制。护士可通过重述、澄清两种方式进行核实。

(1)重述：包括患者重述和护士重述两种情况。一方面，护士将患者的话重复一遍，待患者确认后再继续交谈；另一方面，护士可以请求患者将说过的话重述一遍，待护士确认自己没有听错后再继续交谈。

(2)澄清：护士根据自己的理解，将患者一些模棱两可、含糊不清或不完整的陈述描述清楚，与患者进行核实，从而确保信息的准确性。如需要护士进一步澄清的患者陈述有，“我每天抽 1 包烟，已经 20 年了。”“我每天喝 2 两酒。”“我每天只吃一两米饭。”“我痰中有血丝已经半个月了。”

3. 提问　提问是收集信息和核对信息的重要方式，也是确保交谈围绕主题持续进行的基本方法。

(1)开放式提问：即所问问题的回答没有范围限制，患者可根据自己的感受、观点自由回答，护士可从中了解患者的真实想法和感受。其优点是护士可获得更多、更真实的资料；其缺点是需要的时间较长。如属于开放式提问的是“您明天要做手术了，您还有什么需求和帮助吗?”等。

护考考点：护士语言沟通技巧之学会提问

【护考真题链接】2022 年 A2 型题

患者，男，45 岁，反复胃部不适 1 年余，诊断为“慢性胃炎”入院。护士询问患者时，下列属于开放式提问的一项是(　　)

A. 您的父母有高血压病史吗？　　B. 您一般每天睡几个小时？

C. 您每天解几次大便？　　D. 您的右上腹是否疼痛？

E. 您为什么不做胃镜呢？

答案：E

分析：开放式提问是指提出比较概括、广泛、范围较大的问题，对回答的内容限制不严格，给对方以自由发挥的余地。我们来看选项 E 是一个开放式问题，因为它没有限定患者的回答内容。患者可以自由选择是否回答，以及如何回答。他们可能会提到各种原因，比如害怕、时间不合适、经济原因等。

(2)封闭式提问：是将问题限制在特定的范围内，患者回答问题的选择性很小，可以通过简单的“是”“不是”“有”“无”等回答。其优点是护士可以在短时间内获得需要的信息；其缺点是患者没有机会解释自己的想法。如“你服药后感觉好多了吧?”“您用过青霉素吗?”等。

4. 阐释　即阐述并解释。阐释的基本原则包括：

(1)尽可能全面地了解患者的基本情况。

(2)将需要解释的内容以通俗易懂的语言向患者阐述。

(3)使用委婉的语气向患者阐释自己的观点和看法，使患者可以选择接受、部分感受或拒绝。

> 护考考点：护士语言沟通技巧之学会共情

5. 共情　又叫移情，即感情进入的过程。共情是从他人的角度感受、理解他人的感情，是分享他人的感情，而不是表达自我感情，也不是同情、怜悯他人。

【护考真题链接】2019 年 A1 型题

在护患交谈中，护士共情是指(　　)

A. 怜悯患者　　B. 理解患者感情　　C. 表达自我感情　　D. 鼓励患者

E. 同情患者

答案：B

分析：共情又叫移情，是每年的必考题。移情就是生活中所说的将心比心、换位思考。在回答关于移情方面考题时只需要站在患者角度，想象如果我是患者处于那种处境下有什么感想，所以护士首先要理解患者的感情。

6. 沉默　沉默是一种交谈技巧。在倾听过程中，护士可通过沉默起到以下四方面的作用。

> 护考考点：护士语言沟通技巧之学会运用沉默

(1)表达自己对患者的同情和支持。

(2)给患者提供思考和回忆的时间，诉说和宣泄的机会。

(3)缓解患者过激的情绪和行为。

(4)给自己提供思考、冷静和观察的时间。

【护考真题链接】2022年A2型题

患者，女性，28岁，因确诊为乳腺癌而伤心哭泣，此时护士采取的合理的沟通方式是(　　)

A. 暂离开，让患者情绪稳定　　B. 安慰患者，阻止其悲伤

C. 鼓励患者尽快说出其原因　　D. 陪伴患者，沉默片刻

E. 目光注视患者

答案：D

分析：患者青年女性，乳腺癌诊断明确，因对病情担忧而伤心哭泣，表明患者处于悲伤期，此时护士采取的合理的沟通方式应该是陪伴患者，沉默片刻，让患者充分表达自己的情感，缓解患者的不良情绪。

7. *鼓励*　在与患者的交谈过程中，护士适时对患者进行鼓励，这对患者是一种心理支持，可增强交谈的影响力，有利于问题的解决，有助于提高患者面对疾病的决心和战胜疾病的信心。

第五节　护士的非语言沟通

一、非语言沟通的概述

(一)非语言沟通的概念

非语言沟通是指借助非语言符号，如人的姿势、动作、表情、身体接触、人际距离、服饰等为载体所进行的信息交流。非语言沟通常伴随语言沟通而自然表露，在人际沟通中具有不可替代的作用。

护考考点：非语言沟通的概念

【知识链接】

护士的仪容、仪表、服饰、精神状态等，都会给患者建立良好的第一印象，也对护患沟通起到至关重要的作用。在护理过程中，护理人员不仅需要正确运用非语言沟通技巧，而且要通过患者的表情、动作等非语言行为，真正理解患者所表达的内容，体会患者的真实感受。

(二)非语言沟通的特点

相比较语言沟通，非语言沟通具有真实性、共享性、持续性和情境性等特点。

1. *真实性*　非语言沟通往往比语言沟通更能够表露、传递信息的真实含义。人在运用语言沟通时，语言所传达的信息大多经过大脑加工后，属于理性层面，可以有意识控制和掩饰，因而语言有时

护考考点：非语言沟通的特点

并不一定表露一个人的真实意向。相反，非语言行为往往发自内心深处，比较难以压抑和掩盖，尤其是那些由生理本能所产生的非语言行为，除经过特殊训练的人以外，一般人常常不能有意识地控制，如害羞时满脸通红、害怕时脸色苍白、手脚发抖等。所以人际沟通时，人们都知道不仅仅要“听其言”，还要“观其色，察其行”，因为后者更具有真实性。

2. 广泛性　非语言沟通运用极为广泛，具有很强的共享性。尽管人们生活在不同国家、不同民族，语言差异性很大的环境中，但仍然可以通过非语言信息来了解对方的想法和感受，实现交流的目的。有研究表明，人的面部表情有较一致的表达方式，因而被人们视为是一种“世界语”，它也是最常被人们使用的非语言沟通。例如，婴儿在不会说话以前，就可以通过脸上的表情、肢体的活动来表达自己的情感和需要。如今，国际社会为了便于交流而广泛使用一些约定俗成的非语言符号，例如，红灯表示“禁止通行”；红色的“十”字代表医疗卫生机构。

3. 持续性　非语言沟通行为是一个连续的过程。在一个互动的环境中，自始至终都有非语言载体在自觉或不自觉地传递信息。

4. 情境性　在人们的沟通行为中，一个人的表情、眼神、动作、姿态往往因沟通情境的不同而具有多义性。在不同的沟通情境中，相同的非语言符号可以表达不同的含义，如一个挥手的动作，可以表示“再见”，也可以表示“你好”或者“不，这不行”。同一种非语言符号可以表达不同的情感和信息，而不同的沟通者对同一种非语言符号的含义也有不同的领会与解读。

二、护士非语言沟通的主要形式及作用

（一）护理工作中的非语言沟通形式

1. 表情　人的表情主要是指面部表情，表情是一种可完成精细信息沟通的非语言形式，是非语言沟通中最丰富的信息源泉。在人际沟通中，表情常常清楚地表达人的情绪感受，并容易为人们所察觉，不仅能给人以直观印象，而且能感染人。人的面部表情一般是随意的，但经过训练，人也能有意识地控制自己的面部表情肌，因而面部表情表达的情感有可能与实际内心情况不一致。在人际沟通中，从面部表情辨别的基本情绪有六种，即愤怒、恐惧、厌恶、悲伤、惊讶、快乐。不同国家、不同文化的人们其面部表情所表达的感受和态度是相似的。在人们的各种面部表情中，护士最需要掌握的是微笑和目光。

（1）微笑：微笑是人际交往中最有吸引力、最有价值的面部表情，是礼貌与关怀的象征。发自内心的微笑应该具备以下几个特点：

1）真诚：微笑首先应该是内心情感的真实流露，真诚、温暖的微笑表达对对方的接纳和友好，并能打动对方。

> 护考考点：护士微笑的艺术

2）自然：发自内心的微笑应该是心情、语言、神情与笑容的和谐统一，“皮笑肉不笑”不仅不能带给对方感动，反而可能引起对方的厌烦，而职业性的做作、刻板、僵硬的微笑同样不能打动人心。

3）适度：微笑应该适度，并根据不同的交往情境、交往对象和交往目的而恰当使用。

4）适宜：尽管微笑是社交场合中最通用的交际工具，但这并不是说任何时候、任何场合都可以用微笑应对。如果患者正处于病痛发作期，承受极大的身心痛苦，护士就不适宜

微笑；或者当护理操作出现差错时，护士更不能一笑了之。

(2)目光：目光是人际沟通中的一个重要载体，人的一切情绪和态度都能从眼睛中表现出来。人们常说，眼睛是心灵的窗口。人们可以有意识地控制自己的语言，但往往很难控制自己的目光。护士在与患者沟通时，要学会使用目光表达不同的信息、情感和态度。在目光沟通时，要注意注视的角度、时间和部位。

护考考点：护士注视患者的角度

1)注视的角度：护士应该平视患者，以表达对患者的尊重和平等。

2)注视的时间：护士和患者在沟通时，注视患者的时间应不少于全部谈话时间的30%，但也不要超过全部谈话时间的60%。如果对方是异性，则每次目光对视的时间不要超过10秒钟。要注意，长时间目不转睛地盯着对方是一种不礼貌的表现。

3)注视的部位：护士应该把目光停留在对方两眼到唇心一个倒三角形区域，这是人们在社交场合常用的凝视区域。

护考考点：护士注视患者的时间和部位

2. 手势　手势是指人的双手及手臂所做的动作，是各国人民在漫长的历史过程中形成和发展起来的特殊交往方式，被认为是人类最初的语言。现代心理学研究发现，人类的感情信息有一半以上是凭借人体的外部动作来传递的，手势无疑是其中的主要动作。在语言不通的情况下，手势可以传递很多信息，如两手合掌、把头倚在手背上、紧闭双眼，表示"我累了要休息"；用手轻拍胃部然后伸出大拇指表示"我吃饱了""谢谢款待"等。因此，一名高素质的护士必须学会理解并运用基本手势，以促进护理工作中的人际沟通。手势语的种类如下：

(1)情感手势：通常指用于表达强烈的情感，如喜悦、愤怒、悲伤或惊讶等，可增强语言感染力的手势。如招手表示致意，挥手表示告别，拍手表示称赞，摆手表示拒绝，甩手表示遗憾，垂手表示服从，挥拳表示义愤，捶胸表示悲痛等。

(2)指示手势：用于指向或指示方向的手势，可以增强语言的明确性，使沟通对象感觉更加明晰。需要注明的是，指示手势只适用于在谈话双方视野可及的范围，如在向患者或家属介绍医院环境时，可辅以指示手势向患者说明与患者诊疗相关的区域。但是应避免用手指点他人，这不仅不礼貌，还会引起误会。

(3)象征手势：通常用于表示抽象概念或想法的手势，往往根据不同文化背景而含义不同。如大家熟知的"O"形手势在英语国家等同于"OK"，表示"高兴""赞扬""顺利""了不起"等意思；然而，在法国，这个手势却代表"零"或"没有"，在日本和韩国又代表"金钱"的意思，而在巴西竟然指代"肛门"。因此，护士应根据不同情况具体对待，避免引起误会，影响护患沟通。

(4)模仿手势：用于模仿或描绘某个物体或行为的手势。例如，当人们想要模仿一个动物或物品的形状时，他们可能会用手部动作来描绘它；当他们想要描述某个行为时，他们可能会用手部动作来模拟它。

(5)礼仪手势：通常用于社交场合，如问候、致意或告别。例如，当人们想要表示问候时，他们可能会举起手臂或手掌；当他们想要表示感谢时，他们可能会握紧拳头或举起手臂。

总之，手势语是一种非常重要的非语言沟通方式，可以帮助人们更好地传达情感和信息。不同的手势语种类具有不同的功能和用途，可以在不同的场合和情境中发挥重要的作用。

3. 体态　体态是指个体运用身体或肢体的姿态来表达情感及态度的体语，也是人类进行非语言沟通的重要方式。在日常工作、生活中，人体的姿势不断变换，从某种程度讲，也反映出一个人的身心状况、情绪状态等信息。比如，跟上级说话的时候，人会因为紧张而“正襟危坐”；护士在倾听患者说话时，为表示对对方的尊重，身体会略向前倾。在人际沟通中，常见的身体姿势及所表达的意义往往是有迹可循的，可以说，体态不仅仅是衡量一个人美丑的重要标准，更是一种无声的语言，以一种特殊的方式向人们传递着种种讯息。因此，在实际工作中，护士应该掌握并保持规范优雅的体态，以促进护患沟通。

【知识链接】

常见身体动作及含义

摆手——表示制止或否定
双手外摊——表示无可奈何
双臂外展——表示阻挡
搔头或搔颈——表示困惑
搓手——表示紧张
拍头——表示自责
耸肩——表示不以为然或无可奈何

4. 体触　体触是人体各部位之间或人与人之间通过接触抚摸的动作来表达情感和传递信息的一种特殊沟通方式。有关专家研究发现，人在触摸和身体接触时情感体验最为深刻。体触不同的形式，能传递不同的意义和情感，也能表达某些强烈的情感。常见的体触形式包括抚摸、握手、偎依、搀扶、拥抱等。需要注意的是，体触受家庭、性别、年龄、文化等多方面因素的影响，不同的人对体触的理解、适应和运用是有差异的。因此在人际交往中需谨慎使用。体触有以下作用：

(1)利于儿童生长发育：临床研究表明，经常进行亲子教育的婴儿其生长发育相对较快，睡眠质量高，正常情况下很少哭闹，而且抗病能力较强。与此相对，如果婴儿缺少与母亲的身体接触，婴儿就会食欲不振、容易哭闹、发育迟缓、抵抗力下降，稍大后会表现出孤僻、攻击性强等异常行为。

(2)利于改善人际关系：研究发现，对于适当的体触，人们不仅会感到愉悦，同时也会对体触对象产生情感依赖。专家指出，有的家长与孩子显得不太亲密，就在于家长在孩子幼年时忽略了亲子教育，即孩子缺少与父母的身体接触。在成人世界里，一些非常复杂、微妙的事情往往用一个手势、一个拥抱就可以达到“一切尽在不言中”的效果，可见身体触摸对于人际关系的改善非常重要。

(3)利于传递各种信息：体触传递的信息有时是其他沟通形式不能取代的，如多年未见的好友邂逅时的亲密拥抱，传递的是相互思念与欣喜的情感信息；护士用手触摸高热患者的额头，传递的是护士对患者关心和对工作负责的态度信息。

护考考点：非语言沟通-体触

【护考真题链接】2023 年 A2 型题

初产妇，正常阴道分娩，在第二产程时宫缩频繁、疼痛难忍、痛苦呻吟。此时护士最恰当的沟通方式是(　　)

A. 劝其忍耐　　B. 默默陪伴　　C. 抚摸腹部　　D. 握紧产妇的手

E. 投以关切的目光

答案：D

分析：对于初产妇在第二产程时宫缩频繁、疼痛难忍的情况，护士最恰当的沟通方式是“握紧产妇的手”。通过这种方式，护士不仅能够提供情感支持，还能让产妇感受到被关心和被理解。这种身体上的接触和情感上的支持，对于缓解产妇的紧张和疼痛，增强其信心和勇气，具有非常重要的意义。

除了以上作用，在护理过程中，体触对于患者病情的缓解和恢复具有促进作用，具体说来有以下几方面：

(1)评估和诊断健康问题：在临床护理工作中，护士常采用体触这一非语言形式对患者的健康状况进行评估。例如，患者主诉腹胀疼痛时，护士可通过触摸患者腹部来了解其是否有压痛、反跳痛和肌紧张等。

(2)给予心理支持：在护患交往中，体触是一种无声的安慰和重要的心理支持，可以表达护士对患者的关心、理解和照护。例如，当患者感到焦虑害怕时，护士可以根据患者的具体情况采用恰当体触方式来表达“我在你身边”“我在帮助你”“你不用害怕”等信息，以有效减轻患者的恐惧，稳定患者的情绪。

(3)辅助治疗：在临床实践中，体触所具有的治疗作用逐渐被人们认识且重视，并发展出较成熟的辅助治疗手段——抚触疗法。研究发现体触能激发人体的免疫系统，使人的精神兴奋，减轻由焦虑、紧张而引起的疼痛。随着今后研究的不断深入和成熟，这一新兴疗法将在未来得到有效运用，为广大患者带来福音。

护士对患者进行体触疗法，其目的在于减轻或缓解患者的生理及精神痛苦，引起患者的良好反应，从而促进护患沟通，使患者早日康复。但受文化背景、个体差异、教育水平等因素的影响，人们对体触的理解、适应和反应程度不可避免地存在差异。因此护士在选择体触方式时，要选择恰当的体触形式，尤其要注意以下几点：

(1)依据沟通环境：只有与具体的沟通场合相协调的体触才能起到良好的沟通效果。例如，在安慰悲痛欲绝的患者时可适当使用体触，而在处理医患纠纷时，尤其是患者情绪激动时不适合使用体触。

(2)依据沟通对象：在中国传统的文化习俗中，同性之间比较容易接受体触的方式，而异性之间，则要谨慎使用。护士在工作中对于儿童或老年患者，可通过体触的方式表达关注和照顾，而对于年轻的异性患者，则应保持谨慎的态度，以免引起不必要的误解。

(3)依据双方关系：通常在人际交往中，只有当交往双方的关系达到一定程度后才会情不自禁地采用体触方式。只有所选择的体触方式和双方相互间的关系相适应时，体触沟通才是有效的。而当体触的形式与相互关系不匹配、不和谐时，人们会产生不舒服、被侵犯的感觉。

(4)依据文化背景：在不同的文化背景下，人们对体触的理解和接受是不一样的。如在东南亚一带，不论大人或小孩，都不允许别人随便触摸自己的头部，因为他们认为这会给对方带来晦气；在西方，男女之间常用拥抱的方式表示友好；而在我国，异性之间主要通过握手的方式表示友好。

5. 人际距离　心理学家研究发现，在人际交往过程中，任何人都需要一个自己能够把握的空间范围，这个空间也就是人际距离，又称人际空间、界域语、空间效应等，也是非语言沟通的重要方式之一。美国人类学家爱德华·霍尔根据自己的研究，划分了四种区域或距离。

> 护考考点：护理工作中如何正确运用人际距离

(1) 亲密距离：是指交流双方距离很小(50 cm 以内)，而且允许身体接触的人际距离。此距离可感受到对方的气味、呼吸，甚至体温，只有在夫妻、伴侣或极亲密的知己之间才会产生。护士如工作需要进入此区域，需要向患者解释说明后方可。

(2) 个人距离(朋友距离)：通常为 0.5~1.2 m，一般是指人们与亲朋好友、熟人等相处时的距离，也是一种比较亲密的沟通距离。在护理工作中，护士通常可采用这一距离向患者解释相关情况或向患者了解相关事宜，既能充分体现护士对患者的关心与热情，又能保证患者的个人空间不被侵犯，还便于双方都能听懂说清，是护士与患者之间较为理想的人际距离。

(3) 社交距离：通常为 1.3~3 m，在这种距离内交往，表明双方的关系不是私人性的，而是一种公开性的。此距离主要用于个人的社会交谈或商务谈判。在护理工作中，对敏感患者或者异性患者，可采用这种距离，避免让对方产生不适，达到良好的效果。

(4) 公众距离：3 m 以上，这种交往距离多适于群体交往(如演讲)的公众场合。一般情况下，公共距离不适合个人交谈，也不适用护理人员的工作需要。

在现实生活中，以上距离范围并不是固定的，要根据交往对象、交际场合、交际内容、相互关系来进行调节。尤其是个人距离的使用，要考虑双方的文化背景、亲密度、社会地位和性别差异等。

(二) 其他非语言符号系统

1. 服饰　服饰语是指在人际交往中，人的着装、饰品等外在装饰性符号。在人际沟通中，服饰语往往能以一种直观的方式明显地传达出一个人的内在文化素养和审美情趣以及身份地位、经济实力等信息，也能表现一个人的心理特征、社会特征和对沟通对象的态度。在护理工作中，护士得体的服饰既能为患者带来视觉上的美感，也能为患者带来心理上的安全感，并能体现护士对患者的尊重与重视。

2. 颜色　在人际交往中，衣着及景物环境的色调将直接影响人们的交际心理。由于色彩所具有的独特视觉效果，人们在观看各种色彩时，往往会产生不同的情绪和情感反应，因此色彩具有表情性。例如，红、橙、黄等暖色系颜色，能引起人们温暖的感觉；而蓝、绿、青、紫等冷色系颜色，会使人感到宁静。有些医院的产科、儿科护士身穿粉红护士服，令人感到温馨和柔和；急诊室、手术室护士则身穿绿色护士服，体现生命的活力和希望。

3. 气味　在人际沟通中，气味对于双方的心理感受也有一定影响。不同的气味可以引起人们不同的情绪反应，并产生联想或想象。

4. 时间　在人际互动中，人们处理时间的方式往往有意无意透露很多信息。在一个重视时间的文化中，等待可能代表着某种地位或态度。研究显示一个人与同伴相处的时间量暗示了对方在这个人心中的分量。工作中，护理人员应尽量花时间照护患者，耐心倾听，并及时回应患者的呼叫，让患者对护理服务有好的体验。

(三)非语言沟通的作用

非语言符号可用来传递信息、沟通思想、交流感情。一方面，在表情达意时，非语言符号的信息载量大于语言符号系统；另一方面，非语言符号往往可以表达语言所不能表达的思想感情，即所谓“一切尽在不言中”。在人际交往中，非语言符号可起到特有的作用。

1. 情感表达　据统计，在信息传递和交流的总效应中，词语占7%，音调占38%，面部表情占55%。非语言沟通通常是心理活动和内在气质的真实表露，往往比语言信息具有更强的表现力和吸引力，也更富有感染力。

2. 调节互动　非语言沟通可调节人们相互间信息传递的互动过程，以维持和促进沟通的进行。调节的动作，如通过点头、对视、皱眉、降低声音、改变体位、靠近对方或离开对方等动作，沟通者可以向他人暗示是否要谈、什么时候谈、他们是否想听、他们想听多长时间以及谈话该什么时候结束。

> 护考考点：非语言沟通在护理工作中的作用

【护考真题链接】2023 年 A2 型题

患者，女性，46 岁，因月经不调入院治疗。该患者是少数民族，不会普通话，只有她的儿子能听懂她的话。护士进行下列护理操作中，使用的非语言沟通表达不合适的地方是(　　)

A. 为患者抽血，轻轻抚摸手背　　B. 为患者测量体温，微笑送上体温计

C. 和患者沟通时目光与患者平视　　D. 口腔护理时轻轻拭去患者嘴角液体

E. 铺床时将患者衣物塞于床下

答案：E

分析：不合适的非语言沟通表达方式是选项 E。铺床时将患者衣物塞于床下。这个行为看似是一种整理，但如果没有事先征得患者的同意，可能会让她感到被忽视或不被尊重。特别是在患者语言不通的情况下，更容易产生误解和沟通障碍。为患者提供护理服务时，护士应当充分考虑到患者的文化背景和个人感受，确保其非语言沟通方式既专业又尊重患者。

3. 验证信息　验证信息指非语言符号可以起到验证和确认人际互动中的语言信息作用。当语言和个人表达的情感相匹配、相一致时，沟通是有效的。如果一个患者说“我感觉很好”，但表情却显得烦躁和愤怒，那么此时的非语言内容和语言内容传递的意思就不一致，这时，护士往往根据非语言沟通传递的信息来验证患者的语言信息，以作出判断。

4. 补充和替代　非语言沟通可以填补、增加、充实语言符号在传递信息时的某些不足和缺失，在言语沟通词不达意或词难尽意时，可帮助人们更准确地表达沟通意图。如在给人指路时，一边用语言表述，一边用手指着某一个方向，此时手指的体态语就补充了言语的不足，使言语交流更加明确和直观。

5. 显示关系　非语言沟通可以帮助人们确定在人际交流中的相互关系，如相互握手

表示良好人际关系的建立，而挥拳相向则代表了人际关系的紧张敌对。但要注意的是，单个特殊的非语言行为不一定能表达某个特殊的关系，需对多个非语言行为进行综合观察，才能正确判断关系特征。

第六节 护理工作中的沟通艺术

护士是一门充满压力和挑战的职业，他们需要运用一些恰当的沟通技巧，这些技巧对润泽护理人际关系、缓解人际矛盾、解决实际问题以及促进沟通的顺利展开起着极其重要的作用。

一、实现有效护患沟通的途径

(一) 护患全面互动，实现有效沟通

把握护患沟通要领，恰当地使用沟通技巧，有助于实现护患有效沟通。护士与患者沟通时，要学会用“眼”观察，用“耳”倾听，用“心”共情，充分使用语言和非语言沟通技巧，积极与患者互动，正确解读患者所传递出的全部信息，从而实现有效沟通。

1. 用“眼”观察　护士会观察，不仅是病情观察的要求，也是护患沟通的要求。沟通时，护士既要观察整体，如患者外貌、着装、姿势和表情等非语言信息，大致判断患者的性格、身份和经济状况等，也要注意局部细节，观察患者的表情、体势语等，以便在沟通过程中及时调整沟通的内容和进度。

2. 用“耳”倾听　伏尔泰说：“耳朵是通向心灵的道路。”护士通过耐心、细致地倾听，可以全面、真实地了解患者生理和心理情况，让患者感受到关爱和尊重，推开走向患者内心世界的门，为实现有效沟通打下坚实的基础。

3. 用“心”共情　护士恰当的共情能让患者卸下心中的防备，拉近彼此心理上的距离，最终实现有效沟通。

(二) 突破沟通障碍，实现有效沟通

沟通障碍是指沟通时由各种原因导致信息传递不准确或无法传递，从而影响沟通的效果和目的。这些原因可能包括语言差异、误解、沟通渠道不畅、情绪影响、文化差异等。在现实生活中，沟通障碍普遍存在。在护患沟通中，沟通障碍也时有发生。因此，为达到有效沟通，护士要积极采取措施以突破各种沟通障碍。

1. 识别患者防卫心理　交谈时有部分人会在心理上呈现出一种防卫状态，直接表现为不愿意进一步交谈、答非所问、态度冷漠等，致使沟通陷入僵局。患者之所以在沟通中呈现防卫状态，多是因为交谈的信息很可能已经触及到患者的面子、隐私等，此时护士要适时地给患者“台阶”下。

2. 预防沟通偏离主题　为预防沟通偏离主题，护士需围绕沟通目的展开谈话，若患者依然改变了话题，护士可从当前患者说话内容中寻找到切入点，使谈话内容回归到预定的范围。

3. 避免机械说教　说教式沟通会让患者认为护士有一种优越感，从而不愿意和护士进行深层次的沟通，因此，护士在护患沟通时应保持沉稳的心态。

4. 营造正向沟通气氛　沟通气氛指的是沟通关系中的情绪氛围，是人们在完成活动过程中的如何感觉和对待彼此。只要开始沟通，周围的气氛就会随之变化。如果双方发出的信息是肯定的，正向的气氛就会逐渐形成；反之，就会出现负向气氛，沟通关系就会变得尴尬、沉闷、冷酷等。护患沟通出现负性沟通气氛时，护士要多采用肯定的信息来促进正向沟通气氛的形成，如"你这几天表现不错"；同时，少用否定的信息，如"你这样做不行"，以防止沟通进一步恶化。

二、护士人际交往中常用的沟通技巧

(一) 称赞技巧

心理学家威廉·詹姆斯说："人类本性中最深刻的渴求就是受到赞赏。"选择恰当的时机和适当的方式赞许可以增进彼此情感。在称赞时，要注意以下策略：

1. 赞扬要恰如其分　在称赞别人时，心要诚、话要真，做到赞扬恰如其分。

2. 赞扬要有具体内容　赞扬要依据具体的事实评价，除了用广泛的用语如"你很棒！""你表现得很好！""你不错！"之外，最好加上具体事实的评价。

3. 赞扬要及时　当时的赞扬与事后的夸赞相比，对人心理的触动更大，更能满足人对成就感的需求。

4. 在逆境时给予赞扬　与顺境中的赞扬相比，人们更希望在逆境中得到支持。与其在对方取得成绩、备受瞩目时送上"锦上添花"的赞赏，不如当对方身处逆境、一蹶不振时，给予"雪中送炭"的支持和肯定，这样不仅可以点燃他希望的火花，还能给予他重振旗鼓的动力。

5. 在背后给予赞扬　研究表明，当事人不在场时的赞扬，有时比当面赞扬更能增强赞扬的效果。

6. 在适宜场合给予赞扬　在众人面前赞扬，对被赞扬者而言，受到的鼓励是最大的。但是采用这种方式要注意，被赞扬的人和事最好是公众一致认可的，否则易引起公愤，适得其反。

7. 间接赞扬　所谓间接赞扬就是借第三者的话来赞扬对方，这样有时比直接赞扬对方的效果还好。

(二) 批评技巧

如果说赞扬是抚慰人灵魂的阳光，那么批评就是照耀人灵魂的明镜，能让人更加真实地认识自己。在进行批评时，有如下策略：

1. 先称赞，再批评　称赞和感谢是对人自我价值的肯定，人一旦有价值感，心情就会愉悦，对批评的接受能力会明显增强。批评是一件容易让人痛苦的事，无论怎样注意方式和态度，要别人承认自己的错误和不足都意味着要忍受某种程度上的自我否定。而赞扬就像麻醉药，先赞扬后批评，犹如术前先麻醉再开刀，容易让人忍受和接受。

2. 先责己，再说人　被批评者在批评面前常会有一种错觉，似乎批评者是在用批评显示自己的优越。如果批评者先提到自己的不足，可以明显弱化人们的这种意识，使人们更容易接受批评。

3. 间接批，易接受　人们不能轻易承认错误的根本原因，是对自我遭到否定的恐惧。如果不直接批评，而是间接的暗示，则可以使人避免自我否定的恐惧，从而顺利接受批评。

4. 巧归因，保面子　人们遭受挫折时，其自我价值也会受到冲击。如果能够为挫折找到更合理的理由，或强调失败并不等同于无能，这不仅可以缓解挫折感而且可使别人既承认失败又保住面子。

5. 私下谈，效果好　赞扬要在众人面前，而批评则要尽量避免当众进行，否则会使对方感到难堪，无地自容，自尊心受损，因此应尽量采取私下面对面谈心的方法。

6. 只批事，不对人　批评要有针对性，做到就事论事，对事不对人。

7. 批评后，再鼓励　在批评后给予信任的语言，比如最后可以对被批评者说"我相信你一定不会再出这样的错了"等有激励作用的话。

8. 择时机，巧批评　对他人批评也要选好时机，一般情况下要及时批评，让对方及时改正错误。特殊情况下也可进行"冷处理"，择时再予以批评指正。

（三）拒绝技巧

在沟通中说"不"往往比说"是"更难。当面对他人不合理的请求时，必要的拒绝是对自我的保护，更是对他人权利的尊重。拒绝的方法包括以下几种：

1. 直接拒绝　自信的方式和实事求是的态度拒绝对方，而不是采用模棱两可的方式。拒绝不合理的请求是对自己和他人最好的尊重。

2. 转移拒绝　对于不好正面拒绝的可以采取迂回战术，转移话题，并利用语气的转折，温和而坚决地表达拒绝，避免冒犯对方。

3. 沉默拒绝　开口拒绝不是件容易的事，当面对不合理的请求时，往往无法启齿拒绝。此时，沉默并辅以体态语言就可以成为其拒绝方式。

4. 幽默拒绝　运用诙谐幽默的语言，从侧面拒绝别人的要求，能最大限度地减少对方因被拒绝而带来的不悦。

5. 拖延拒绝　对不合理的请求可暂不给予答复，或表示要进一步研究或考虑。

6. 补偿拒绝　在拒绝对方时，如果能够提供有效补偿或帮助，多能获得对方的谅解。

（四）道歉技巧

1. 抓住有利的道歉时机　应该道歉的时候，就马上道歉，越耽搁就越难启齿，有时甚至追悔莫及。

2. 选择恰当的道歉角度　道歉可以用角色对角色，或个人对个人的方式进行，看哪种状况比较容易。例如一位护士与患者在语言上发生了冲突，可以站在职位角色的立场向对方表达："我是护士，更应该要设身处地为患者着想，理解和体谅患者的心情，我很抱歉先前讲话过于简单急躁。"这么一来，即使对方仍然余怒未消，但对立气氛已经开始缓和。

3. 使用适当的共情技巧　从理解对方的角度进行道歉，往往容易被接受。道歉时，每次谈话都应该以"你经历这些事情，我真的很难过"开头，显示出理解对方的痛苦。

4. 提供足够的相关信息　通常受道歉者会希望医院能诚实、清楚地解释为何出了差错，以尊重其知情权。医院如果闪烁其词逃避责任会造成反效果。

5. 把握适宜的道歉分寸　要想道歉能真正发挥效用，把握其程度非常重要。要慎重考虑道歉的内容以表达诚心，但也要注意保护自我，当责任不在医护人员时，不要把责任全部揽在身上，以免承担不必要的法律责任。常用道歉语有“请原谅”“对不起”“真不好意思让您受累了”“真抱歉给您添这么多麻烦”等。

6. 作出必要的改进承诺　当人们遭遇问题后，都希望相同的事情不会再发生。因此，医护人员在给患者道歉时作出将会改进的承诺，可让患者感觉他们的负面经历也具有一些正面意义，从而取得一定安抚的效果。

7. 采取一定的弥补行为　除了承认和改进不足之处，医院也要承诺尽力弥补错误，对于无法补救的部分，给予合理赔偿。这类沟通的重点在于，让情况恢复至问题发生前，而不是让患者觉得，医院只想用钱搪塞。

（五）说服技巧

1. 建立信任　信任是展开说服工作的前提和基础，以相互信任为基础，有助于创造良好的说服气氛，调节双方的情绪，增强说服的效果。

2. 了解患者　通过交谈，了解患者对问题的看法、不遵从医嘱的原因及其需要。

3. 商讨方法　通常一个问题都有多种解决方法，医护人员应该与患者及其家属一起，就疾病提出多种依托现有医学技术可以解决的方法，并结合医院特点，为患者提出切实可行的最佳治疗方案。如果是双方共同商定的解决办法，对方通常易于接受，不需要医护人员费劲去说服。

4. 晓之以理　将说服者要表达的观念，用丰富的事例和严密的科学逻辑推理，深入浅出系统地向被说服者阐明，并启发其思考，最终使其产生认同感，达到说服的效果。

5. 动之以情　人非草木，孰能无情。要说服对方，先以情动人，引起情感的共鸣，增强说服的效果。可以通过了解并理解患者的感受及需要，持亲切友好的态度，并辅以一定的言语技巧。

6. 引之以利　趋利避害是人类的本性。在说服过程中说服者要注重阐明带给对方的利益，应注意在说服时要以事实为依据，不可将前景描述得百利而无一害，这只会让人产生不真实、不可信的感觉。

【本章小结】

- 护士人际关系修养
  - 人际关系
    - 人际关系概述
    - 人际关系的基本伦理
    - 人际交往的原则与策略
  - 人际沟通
    - 沟通与人际沟通
    - 人际沟通的基本原则
    - 人际沟通的类型
    - 人际沟通在护理工作中的作用
    - 人际沟通的影响因素
    - 人际沟通中的障碍与解决方法
  - 护理工作中的人际关系
    - 护士与患者的关系
    - 护士与患者家属的关系
    - 护士与医生的关系
    - 护士与护士的关系
  - 护士的语言沟通
    - 护士的语言修养
    - 护士语言沟通的主要类型、过程及注意事项
    - 护士语言沟通的技巧
  - 护士的非语言沟通
    - 非语言沟通的概述
    - 护士非语言沟通的主要形式及作用
  - 护理工作中的沟通艺术
    - 实现有效护患沟通的途径
    - 护士人际交往中常用的沟通技巧

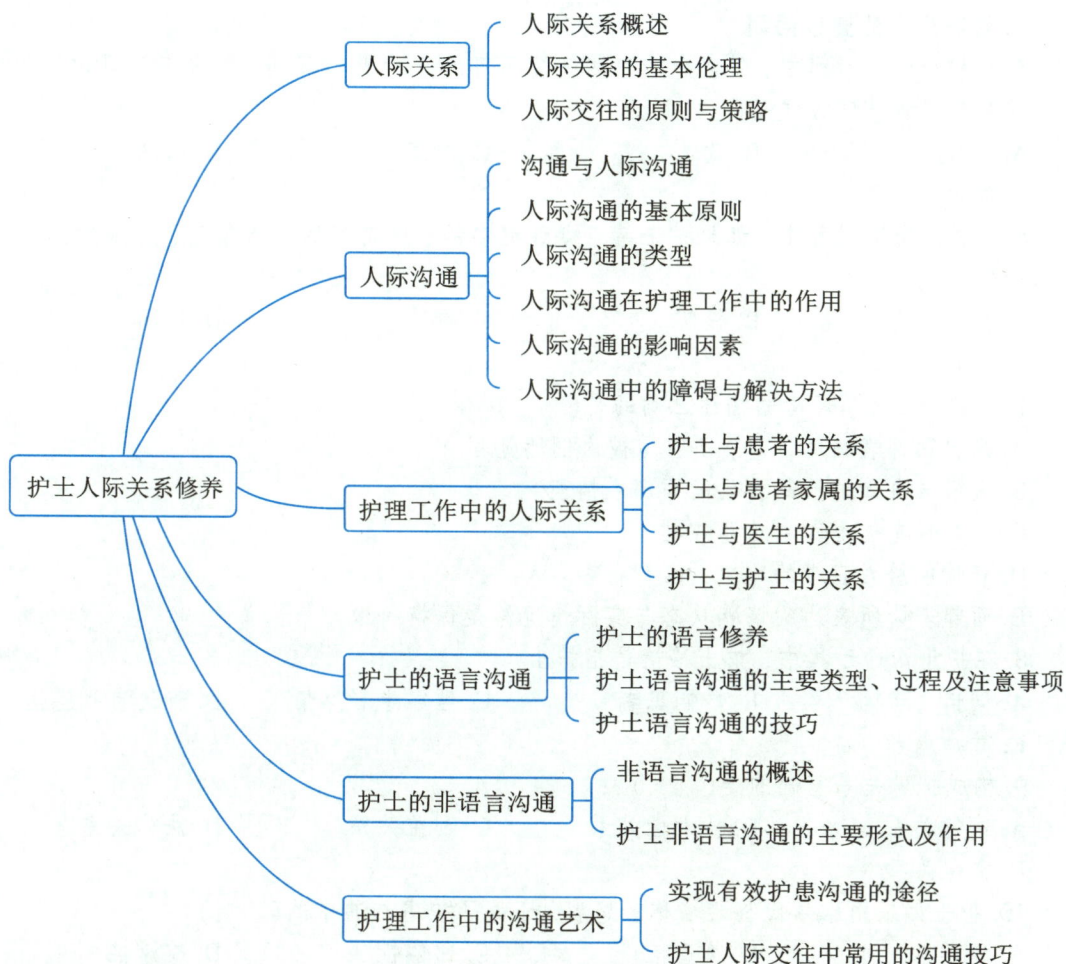

【自 测 题】

一、选择题(A1 型题)

1. 建立良好医护关系的原则是双方应相互(　　)

A. 依存　　B. 独立　　C. 监督　　D. 尊重

E. 补充

2. 护士与患者进行小组交谈时，患者数量最好控制在(　　)

A. 1~2 人　　B. 3~7 人　　C. 8~10 人　　D. 12~15 人

E. 16~20 人

3. 非语言沟通不包括(　　)

A. 身体姿态　　B. 沉默　　C. 倾诉　　D. 专业性皮肤接触

E. 面部表情

4. 在建立护患关系的初期，护患关系发展的主要任务是(　　)
A. 收集患者资料　　B. 明确患者的健康问题
C. 为患者制定护理计划　　D. 与患者建立信任关系
E. 解决患者的健康问题

5. 在护患沟通过程中，针对患者一些模棱两可的陈述提出疑问，以求得更具体、更明确的信息。这种核实方式是(　　)
A. 复述　　B. 改述　　C. 澄清　　D. 归纳
E. 总结

6. 在护患交谈过程中，如果护士希望得到更多的、更真实的患者信息，可采用的最佳技巧为(　　)
A. 倾听　　B. 核实　　C. 重述　　D. 提问
E. 鼓励

7. 下面对目光、表情的描述正确的是(　　)
A. 来自面部表情的信息，不容易被人们所觉察
B. 人很难自如地控制自己的面部表情肌
C. 人对目光很难做到随意控制
D. 表情能给人直观的印象，但不能感染人
E. 面部表情所表达的情感状态与实际情况总是保持一致

8. 在护患沟通过程中，护士移情是指护士(　　)
A. 同情患者　　B. 怜悯患者　　C. 理解患者感情　　D. 表达自我感情
E. 鼓励患者

9. 构成护患关系基础的是(　　)
A. 道德关系　　B. 技术性关系　　C. 利益关系　　D. 法律关系
E. 文化关系

10. 护士如果用床号代替姓名称呼患者，违反了护患沟通中的(　　)
A. 科学性　　B. 尊重性　　C. 通俗性　　D. 委婉性
E. 严肃性

11. 使用呼吸机的患者常常用手势和表情与护士传递交流信息，此时的非语言行为对语言具有(　　)
A. 补充作用　　B. 替代作用　　C. 驳斥作用　　D. 调整作用
E. 修饰作用

12. 儿科护士在与患儿沟通时，经常采用半蹲姿势，此种做法主要是应用了沟通技巧的(　　)
A. 倾听　　B. 触摸　　C. 沉默　　D. 目光沟通
E. 语言沟通

13. 影响医护关系的主要因素不包括(　　)
A. 角色心理差位　　B. 角色期望冲突　　C. 角色压力过重　　D. 角色权利争议
E. 角色理解欠缺

14. 护士在为康复出院患者行出院指导时，应采用的沟通距离是(　　)

A. 0~0.5 m　B. 0.5~1 m　C. 1.1~4 m　D. 3.5~5 m
E. 5 m

15. 在为患儿做治疗时，护士采取何种语言最容易被患儿接受。(　　)
A. 指导式语言　B. 关心式语言　C. 夸赞式语言　D. 安慰式语言
E. 解释式语言

二、选择题(A2 型题)

1. 患者，男性，30 岁。半小时前因汽车撞伤头部入院，入院时已昏迷。对于此患者应采取的护患关系模式是(　　)
A. 主动-主动型　B. 被动-被动型　C. 主动-被动型　D. 指导-合作型
E. 共同参与型

2. 患者，女，62 岁，小学文化，乳腺癌术后第一天。护士在早上查房时准备对患者进行健康教育。患者感到伤口阵阵疼痛，心情烦躁，对健康教育内容毫无兴趣，护士最终不得不终止。导致此次护患沟通失败的因素是(　　)
A. 患者伤口疼痛　B. 患者文化程度低　C. 有其他人员在场　D. 教育内容不合适
E. 患者年龄较大

3. 患儿，女，2 个月，因肺炎、高热急诊入院。护士为其进行静脉输液时，2 次穿刺失败。患儿父亲非常气愤，甚至谩骂护士。导致此事件发生的主要因素是(　　)
A. 角色责任模糊　B. 角色期望冲突　C. 角色心理差位　D. 角色权利争议
E. 经济压力过重
E. 情绪状态

4. 护士小陈与护士小张同在一个病房工作，两人性格各异。小张觉得小陈做事风风火火、不够稳重，小陈觉得小张做事慢条斯理、拖拖拉拉，所以两人经常产生一些矛盾。造成护际关系紧张的主要因素是(　　)
A. 职位因素　B. 年龄因素　C. 学历因素　D. 收入因素
E. 心理因素

5. 患者，女性，62 岁，癌症晚期，晨起空腹采血检查，护士第一次静脉穿刺失败，患者问："是看我要死了就拿我练手了，是吗?"此时，护士恰当的做法是(　　)
A. 向患者道歉，并争取谅解
B. 暂时离开患者，请其他护士前来处理
C. 向患者解释穿刺失败是患者自身原因造成的
D. 请患者给第二次机会，并保证这次穿刺一定成功
E. 不做解释，先执行其他患者的治疗

6. 患者，男性，67 岁。患高血压 15 年，本次因血压控制不好入院治疗。适用于该患者的护患关系模式为(　　)
A. 指导型　B. 被动型　C. 共同参与型　D. 指导-合作型
E. 主动-被动型

7. 患者，女，62 岁，由于遗失检查结果，非常担心，询问护士。护士小刘说："阿姨，我理解您的心情，换成是我也会着急。"护士小刘所采用的沟通技巧是(　　)
A. 安慰　B. 共情　C. 阐释　D. 倾听

E. 说服

8. 患者，男性，72岁。来自偏远山区。因次日要行胃部切除术，护士告诉患者："您明天要手术，从现在开始，不要喝水，不要吃饭。"患者答应。第2天术前护士询问患者时，患者回答说："我按你说的没有喝水，也没吃饭，就喝了两袋牛奶。"影响护患沟通的因素为(　　)

A. 经济收入　　B. 疾病程度　　C. 个人经历　　D. 理解差异

E. 情绪状态

9. 患者，女性，40岁。因"近日肝区疼痛，尤以进食油腻食物后疼痛加剧，大便呈陶土色"入院。患者自觉病情轻，要求白天请假回家治疗，对医生护士的嘱咐依从性较差。这种患者属于(　　)

A. 角色行为冲突　　B. 角色行为模糊　　C. 角色行为缺如　　D. 角色行为强化

E. 角色行为消退

10. 患者，女，50岁。确诊为乳腺癌早期，患者知情后忍不住失声痛哭，随后经常以泪洗面。护士小王应怎样与患者开始交谈最合适(　　)

A. 您为什么这几天不开心呀

B. 哭是解决不了问题的，我们谈谈好吗

C. 别哭了，我们医务人员都在尽力想办法呢

D. 您看起来有心事，能和我说说吗

E. 您想知道手术的过程吗

三、简答题

1. 人际沟通的影响因素有哪些？

2. 在临床工作中，护士该如何做到有效沟通？

（王莉　薛慧慧）

第九章

护士科学思维修养

学习目标

【知识目标】

1. 能说出思维、临床思维、评判性思维、创新性思维的概念及特点。

2. 能简述科学思维对健康及护理工作的影响。

3. 能描述护理工作中影响创新性思维的因素。

【能力目标】

1. 能将评判性思维贯穿于护理程序的各个环节，并能作出正确的临床决策。

2. 能运用创新性思维进行护理理论创新、护理实践创新。

3. 能运用正确的临床思维方法，解决临床实际工作中的问题。

【素质目标】

1. 具有良好的职业素质，能密切结合临床护理实践，在护理工作中合理运用各种思维。

2. 具有良好的临床思维习惯。

3. 具有高尚、灵活、开放的思维态度和严谨、科学的工作态度。

第一节　科学思维

案例导入

在我国的医学领域，肝脏外科技术的突破源于吴孟超教授的创新性思维和敢于打破陈规的精神。

20 世纪 50 年代，吴孟超参与救治一位肝癌患者。当时，手术由医院特聘的权威专家主刀。然而，手术过程中患者肝脏不断渗血，两天后因失血过多去世了。这次经历给吴孟超很大的震动，他认识到了当时治疗方法的局限性。他想，要减少手术失误率，必须有所突破。

当时，国内对肝脏解剖的认识比较肤浅，仅限于把肝脏分为左右两叶以及肝脏内部的四种管道系统结构。因此，吴孟超教授决定打破陈规。他和同事们一起经过深入的探讨和反复的论证，决定向肝胆外科扩展。这才有了后来肝脏解剖开创性的发展，从而大大提高了对肝病患者的救治成功率。

思考

1. 医学技术为什么总是不断进步？

2. 吴孟超等人对肝脏外科技术的突破反映了哪些思维方式？

一、思维概述

（一）思维的概念

思维是指在表象和概念的基础上进行分析、综合、判断、推理等认识活动的过程。思维是人类特有的一种精神活动，是对客观事物的概括和间接的反映过程，是从社会实践中产生的。思维以感知为基础又超越感知的界限，它探索并发现事物的内部本质联系和规律性，是认识过程的高级阶段。

思维反映了客观事物的本质特征及事物之间的规律联系。例如，护士巡视病房，发现患者面色苍白、呼吸急促、四肢湿冷、脉搏细速，判断患者可能发生休克。虽然此时她并没有测血压，但她运用已有的知识经验（休克患者的典型表现），对感知到的现象（面色、呼吸、脉搏、皮温）在头脑中进行了加工、处理，提出假设，检验假设，推断出患者可能处于休克状态，这个过程就是思维。

思维具有间接性和概括性两个主要特点。

1. 间接性　指人们通过已有经验或借助一定的媒介对客观事物进行间接的认识。例如，医护人员对疾病的诊断是通过患者的临床表现、化验、检查结果，通过分析、比较等思维过程，间接地对肉眼观察不到的患者内部器官的疾病作出诊断。如根据患者主诉“转移性右下腹痛”，间接推测患者患有阑尾炎；根据心电图描记的 ST 段下移和 T 波倒置来间接地诊断患者存在心肌缺血。

2. 概括性　指人们对同一类事物的本质和规律的认识，可表现为两个方面：一是，反映一类事物共同本质的属性；二是，反映事物的内部联系和规律。例如，严重腹腔内出血的患者能抽到血性腹水，这是医生在积累丰富的临床经验后，通过思维找到的事物之间的本质联系；护士通过对同种疾病多个患者的护理，概括总结出某种疾病的最佳护理措施等。

（二）思维的分类

1. 根据思维的凭借物（思维的内容）分为直观动作思维、具体现象思维、抽象逻辑思维

（1）直观动作思维：指在思维过程中以具体实际动作作为支柱而进行的思维，这种思维所要解决的任务目标一般是直观具体的。如在幼儿园时期做数学题的时候，是通过掰手指进行算术，这就体现了是以具体的实际动作作为支柱而进行的思维。

（2）具体形象思维：指在思维过程中借助表象而进行的思维，表象是这类思维的支柱。如现在小学课本里都是五颜六色的，就是因为这种方法可以帮助学生能更好地借助表象进行学习，并和实际进行联系。学生在进行数学运算的时候，如 3+4=7 的表象就是在脑子

里呈现出 3 个苹果加 4 个苹果等于 7 个苹果。

(3) 抽象逻辑思维：指在思维过程中以概念、判断、推理的形式来反映事物本质属性和内在规律的思维，概念是这类思维的支柱。如初中和高中的数学代数运算、物理公式的运用等。

2. 根据思维的逻辑性分为直觉思维和分析思维

(1) 直觉思维：是未经逐步分析就迅速对问题答案作出合理的猜测、设想或突然领悟的思维。如常讲的第六感和艺术家在创作时的灵感等，就是直觉思维；上课过程中，学生没有经过逐步思考的抢答也属于直觉思维。

(2) 分析思维：是经过逐步分析后，对问题解决作出明确结论的思维。如警察判案的过程，就是经过分析思维进行推论并得出结论。

3. 根据思维的指向性分为聚合思维和发散思维

(1) 聚合思维：又称集中思维、求同思维，即把问题提供的各种信息聚合起来得出一个正确答案的思维。例如，20 世纪 60 年代研究人员用发霉的花生喂养大白鼠、鱼、雪貂等动物，结果被喂养的动物大都患癌症死了，聚合这些信息得出结论：不同地区、不同种类的动物喂养发霉的花生后都易患癌症，因此发霉的花生是致癌物。经过进一步研究发现：发霉的花生内含有黄曲霉毒素，而黄曲霉毒素正是致癌物质。这就是聚合思维法的运用。

(2) 发散思维：又称求异思维、逆向思维，是根据已有的信息向不同方向扩散，去探索符合条件的多样性答案。例如，一题多解的过程就用到发散思维。对复杂病例讨论时，提出的可能性越多，对病例的认识就越全面。发散思维的能力强弱是衡量一个人创造力高低的重要标志之一。

4. 根据思维的创新性程度分为常规思维和创造性思维

(1) 常规思维：也称再造性思维，是人们运用已获得的知识经验，按现成的方案和程序，用惯用的方法或固定的模式来解决问题的思维方式。

(2) 创造性思维：是一种具有开创意义的思维活动，即开拓人类认识新领域、开创人类认识新成果的思维活动。创造性思维是以感知、记忆、思考、联想、理解等能力为基础，以综合性、探索性和求新性为特征的高级心理活动，需要人们付出艰苦的脑力劳动。一项创造性思维成果往往要经过长期的探索、刻苦的钻研，甚至多次的挫折方能取得，而创造性思维能力也要经过长期的知识积累和素质磨砺才能具备。

(三) 思维的基本要素

思维的基本要素包括：

1. 表象　客观事物直接作用于感官而在头脑中产生的对事物整体的认识（即知觉），在此基础上形成的事物的具体形象，即表象。属于感性认识，是对事物的表面现象及外部联系的反映，具有一定的概括性，但不够精确，也被称为前概念或低级概念，是从具体感知发展到抽象概念的中间环节。

2. 概念　是反映事物本质属性的观念性思维要素。对感性材料进行反复地比较、分析和综合等思维加工，抽象概括出一般的和本质的属性，并用词语表示，就形成概念。概念系统就是知识结构，不同的知识结构可以形成不同的学科。

3. 范畴　是对客观事物的普遍本质的联系或关系的概括和反映。各门学科都有自己的范畴和范畴的组合序列，例如：数学中的“数”；化学中的“元素”“反应类型”“有机化合物”“无机化合物”等；物理中的“力”；生物学中的“物种”等。范畴是比“概念”更深刻、更稳定，是更高一层的思维要素。

4. 规律　可反映事物发展过程中的本质联系及必然趋势，具有客观性、必然性、重复性、有序性等。只要具备一定条件，反映事物的本质特征和内在联系的现象就会重复出现，规律性就发生作用。如果将概念视为“细胞”，那么范畴就是“骨骼”，规律就是“人体的运动机制”。规律可以分为自然规律、社会规律、思维（认识）规律等。

5. 假说　根据已经掌握的知识和事实，运用想象力，通过数学的或逻辑的推理，对所认识的客观对象和过程，提出一些假定性的看法和解释，推测事物发展的可能性、规律性和必然性等，可作为进一步研究或验证的出发点。科学假说要经过决定性实验或关键性科学事实检验和支持后，才能称为科学理论，例如相对论、引力波、地心说、日心说、燃素说等。

（四）护士具备科学思维的重要性

知识会随着记忆消退而被遗忘，但科学思维一旦形成却不会轻易消失，它教会我们如何主动获得新知识，并为每一次实践提供科学指导。护理学科要紧跟医学科学技术的飞速发展，护士要摆脱“医生动口，护士动手”的传统形象，必须在立足于护理学科的基础上，建立自己独特的见解，重视科学思维能力的培养。

1. 有利于护理学科的发展　护理学是一门不断适应人民的健康需求而发展完善的学科。护理模式在科学思维的指导下逐渐演变，并在实践中不断改进。例如，分级护理制度就是护理前辈黎秀芳、张开秀创立的，一直沿用到现在，并成为护理核心制度之一。这一制度的创立，使护理人力利用趋向合理、工作秩序趋向条理、护理质量得到提高，不仅很快在国内推广，而且得到国外护理界的认可。近年来，护理人员又运用科学的方法，对患者分类系统、护理工时测定等进行了探索，在此基础上推出了《护理分级标准》（WS/T 431—2023），使分级护理进一步完善和规范。当代护士应具备科学思维修养，跟上现代医学和护理学发展的步伐，才能更好地促进护理学科的发展。

2. 有利于护理质量的提高　在临床护理实践中，护士应用科学的思维方式解决临床护理问题，对问题进行评估、诊断、计划、实施、评价，因而产生了护理程序。护理程序为护士解决护理问题提供了科学方法，为护士的工作思维提供了结构框架。科学思维有助于护理工作者在护理程序各个步骤作出更加合理有效的决策，为服务对象提供高质量的护理服务。如循证护理的实质就是在运用可信的科学研究结果的基础上开展护理工作，是一种注重证据的科学思维方法。独立思考、观察，能更好解决患者的问题，提高护理水平和质量。

3. 有利于护士自身素质的培养　护士的科学思维是提高护士自身素质的必然要求和必经之路，护士科学思维能力越强，其洞察事物、解决问题的能力就越强，从而更好地发挥积极能动性。如现代护理不断提出各种新概念，如动态护理、量化护理等，均是护理工作者运用科学思维于护理实践中萌发的产物。

二、科学思维概述

科学思维，也叫科学逻辑，是通过系统的实验获取可靠的证据，建构科学概念，运用科学概念和科学知识按照逻辑定律进行判断和推理的过程。它是真理在认识的统一过程中，对各种科学的思维方法的有机整合，也是人类实践活动的产物。

（一）科学思维的原则

在科学认识活动中，科学思维必须遵守三个基本原则：在逻辑上要求严密的逻辑性，达到归纳和演绎的统一；在方法上要求辩证地分析和综合两种思维方法；在体系上实现逻辑与历史的一致，达到理论与实践的具体的历史的统一。

1. 逻辑性原则　逻辑性原则就是遵循逻辑法则，达到归纳和演绎的统一。科学认识活动的逻辑规则，既包括以归纳推理为主要内容的归纳逻辑，也包括以演绎推理为主要内容的演绎逻辑。科学认识是一个由个别到一般，又由一般到个别的反复过程，它是归纳和演绎的统一。

2. 方法论原则　所谓方法论原则就是掌握方法准则，实行分析与综合的结合。分析与综合是抽象思维的基本方法。分析是把事物的整体或过程分解为各个要素，分别加以研究的思维方法和思维过程。只有对各要素首先作出周密的分析，才可能从整体上进行正确的综合，从而真正地认识事物。综合就是把分解开来的各个要素结合起来，组成一个整体的思维方法和思维过程。只有对事物各种要素从内在联系上加以综合，才能正确地认识整个客观对象。

3. 历史性原则　就是科学思维要符合历史观点，实现逻辑与历史的一致。逻辑与历史的统一，是科学思维的又一个重要原则。历史是指事物发展的历史和认识发展的历史，逻辑是指人的思维对客观事物发展规律的概括反映，即历史的东西在理性思维中的再现。历史是第一性的，是逻辑的客观基础；逻辑是第二性的，是对历史的抽象概括。历史的东西决定逻辑的东西，逻辑的东西是从历史中派生出来的。逻辑和历史统一的原则，在科学思维中，特别是在科学理论体系的建立中，有着重要意义。

（二）科学思维的基本过程

科学思维的基本过程可分为分析与综合、分类与比较、抽象与概括、归纳与演绎等过程。

1. 分析与综合　分析是把客观事物的整体分解为各个要素、各个部分、各个属性，然后逐个分别加以考察，从而认识研究对象各部分、各方面本质的思维方法。例如，认识一台汞柱式血压计，可将其分解为水银测压计、输气球、袖带、阀门等各个部分分别进行认识。一般来说，分析总是把一个大而难的问题分成若干小而易的问题，体现由浅入深、由易到难、由表及里的过程。

综合是把客观事物的各个要素、各个部分分别考察后的认识联结起来，然后从整体上加以考察的思维方法。综合比分析更高一个层次，综合是在分析的基础上进行科学的概括，把对于简单要素的认识统一为对于事物整体的认识，从整体上把握本质和规律。例如，学习人体的各个系统后，再将其结合起来，理解各系统间的相互关系，形成对人体的整体认识。

分析与综合是同一思维过程的两个方面，任何学科都是分析综合而成的体系。没有分析就不可能有正确的结论，没有综合就只能感知事物的各个部分。例如，急性炎症就综合了红、肿、热、痛、功能障碍等5个共同特征。

2. 分类与比较　分类是根据研究对象的共性和特性将若干现象区分为不同种类的思维方法。分类的方法可以按照表面现象分类，例如，对护理不良事件按用药错误、身份错误等现象进行分类；也可以按照事物的本质分类，例如，门捷列夫发现元素周期律。

比较是认识对象间的相同点或相异点的逻辑方法。要区分事物，就要进行比较。通过比较鉴别可以找出事物的独有特征。例如，稽留热和弛张热是两种高热类型，前者温差一日之内不超过1 ℃，后者则在1 ℃以上。

分类与比较是两种基本的逻辑思维方法。分类是比较的前提，比较是分类的依据。例如，临床发热类型有很多种，通常将其分为稽留热、弛张热、间歇热、回归热、不规则热等类型，然后再比较它们各自的特点，以利于针对性地开展护理。

【故事导读】

“医圣”张仲景

“医圣”张仲景就是敢于在继承前人的基础上进行创新的代表人物，并通过进行分类比较提高了医术水平。一次，有两个同时患感冒的人找他看病，经过切脉后，张仲景给他们开了同样配方、同样剂量的发汗解热药。可是，第二天，一个患者反映头痛得更厉害了；另一个却好了一大半。这是为什么？张仲景觉得很奇怪，为什么同样的病，用相同的药，疗效却不一样呢？前辈可没教过遇到这种情况怎么处理，医书上也没有说明同样疾病的患者吃同样的药为什么会有不同疗效。面对未愈的患者，张仲景没有放弃。他仔细回忆前一天诊治的情景，猛然想起给第一个患者切脉时，患者手腕上有汗，脉象也较弱；而第二个手腕上无汗。本来就有汗，再服下发汗药，不就更虚弱了吗？找到问题后，他立即改变治疗方法，辨证施治，结果两个患者的病很快就好了。

3. 抽象与概括　抽象是抽出事物的一般的、共同的、本质的属性与特征，舍弃非本质特征的思维过程。例如，苹果、香蕉、梨、葡萄等，它们共同的特性是带有甜味的植物果实，我们将这一类果实称为水果。得出水果概念的过程，就是一个抽象的过程。要抽象，就必须进行比较，没有比较就无法找到共同的部分。

概括是把同类事物的本质特征加以综合并推广到同类其他事物上，使之普遍化的过程。例如，护士通过护理实践得出“长期卧床患者容易发生压疮、肺炎、泌尿系感染、营养不良等并发症”的结论，并把这个结论推广到昏迷、截瘫等各类长期卧床患者护理中去的思维过程就是概括。

抽象和概括的过程是一个裁剪的过程，不同的、非本质性的特征全部被裁剪掉了。抽象与概括的结果形成了概念和理论，实现了认识过程的飞跃。例如，局限性红肿硬结是炎症的本质属性，而部位则是炎症的非本质属性，通过概括本质属性而形成炎症诊断的依据。

4. 归纳与演绎　归纳是从个别事实中推演出一般原理，获得带规律性的本质认识的逻辑思维方法。归纳法可帮助整理护理现象和事实，从中概括出一般护理原理，也可以在概括护理经验的基础上形成护理研究的假设，还可以通过归纳法进行逻辑论证，获得新的研究成果。例如，护士通过调查统计重症颅脑创伤患者早期的摄食情况，归纳出“重症颅脑创伤患者早期营养供应不足”的结论，提出了营养支持方案。

演绎是从一般到个别的推理方法。与归纳法相反，演绎是从已知的某些一般原理、定理或科学概念出发，推断出个别或特殊结论的一种逻辑推理方法。例如，已有研究和资料表明，对新生儿进行抚触可促进消化功能，解除新生儿便秘，而解除便秘有助于改善新生儿黄疸。护士由此演绎出结论：对新生儿抚触可降低新生儿黄疸，并据此结论做了有关临床试验，获得了成功。

三、问题解决的思维

(一)什么是问题解决

人们经常会遇到问题需要去解决，例如，解数学题、实验假设的检验与修正、机器故障的检修、刑事案件的侦破等，都是需要解决的问题。问题解决的过程根据问题的复杂程度，要经过反复的思考和实践的检验。在每次行动之前，都要在思考中寻求解决问题的途径，然后在行动中检验解决的情况和程度，直到问题得到解决。

所谓问题解决，是一个由特定情境引起的，有确定目的，需要运用各种认知活动、技能等解决问题的过程。思维过程体现在解决问题的过程中，问题解决是思维活动的动力。这里要阐述的就是问题解决中的思维规律。

(二)问题解决的思维过程

在护理工作实践中，需要运用问题解决的思维来处理许多问题，护理程序的实施过程就是以问题解决的思维过程为基础的。问题解决的思维过程，一般说来分为四个环节：发现问题、分析问题、提出假设、检验假设。

1. 发现问题　思维自问题开始，问题就是矛盾，矛盾时刻都有，问题也就无时不在。但若真正引起人们的积极思维，大多是“为什么”和“怎么样”一类的问题。发现问题的过程，就是发现矛盾的过程。这一环节的主要任务就是抓住主要矛盾，找出问题的本质，抓住矛盾的主要方面，找出问题的核心。例如，患者一入院，护士就要对其进行入院评估，就是为了发现患者现存和潜在的健康问题，从而进一步制订护理计划和措施。

爱因斯坦说过：“提一个问题往往比解决及问题更重要。”因为后者仅仅是方法和实验的过程，而提出问题则要找到问题的关键及要害。在人类社会生活的各个领域中存在着种种问题，但并不是每个人都能发现问题，尤其是发现和提出有重要价值的问题。要做到这一点依赖于下列条件：

(1)社会的需要：社会的需要是发现问题和明确问题的催化剂。随着人类社会的发展，会出现各种各样亟待解决的问题，它是人们思维的压力和动力。原始社会中人类狭小的生活空间尚无可靠保证的情况下，不会有人提出和明确发明宇宙飞船征服太空的问题；在人们钻木取火不知电为何物的时代，不会有人提出制造电灯、电视等电器的问题和设想。有一位名人说过，社会的需要比一百所大学更能造就人才。

(2)个体活动的积极性：社会的需要转化为个人的思维任务之后，一般说来，个体活动的态度越积极、活动量越大、范围越广，越能发现问题和提出问题。只有具有强烈的社会责任心和高度的活动热情及主动的态度，才能发现常人不注意的问题。

(3)个体的求知欲：求知欲是人追求某种现象或弄清某个问题的内在动力。求知欲望强烈的人总是能在别人不认为有问题的地方发现问题，总是能在被公认的解释中提出疑问。他们往往“异想天开”或产生一些常人看来荒诞不经的想法，想要寻根问底，并穷追不舍，直到问题水落石出。

(4)个体的知识水平：知识贫乏可以使人对一切感到新鲜，进而提出一些不了解的问题，但往往缺乏深度，让人感到肤浅可笑。一般而言，知识越是丰富，钻研越是深刻，提出问题就会越多、越重要。我国著名桥梁力学专家茅以升考核研究生的一种重要方式就是，让学生对读过的书籍提问题并根据所提问题的数量和质量给每个人评定成绩。这对我们是一个启发。

2. 分析问题　即寻找问题的主要矛盾，分析问题的原因和性质，找出问题的关键，其依赖的基础是搜集和熟悉与问题有关的大量材料。问题总是在具体事实上表现出来的，因此，没有大量与问题有关的有价值的信息，要顺利解决问题是不可能的。中国古代诗人李贺有“诗袋”，孔子“韦编三绝”，马克思为创作《资本论》研读了1500本以上的著作，以上均说明掌握大量有关信息的重要性。

【故事导读】

李贺的“诗袋”

唐代诗人李贺，为了把诗写好，每天起得很早，背上饭兜、锦囊，骑上一匹瘦马，沿着一条小溪漫游。一路上，他细心观察和了解自然风物，即景吟诗，每逢想出佳句就写在纸条上，放入锦囊之中。就这样从早到晚坚持积累生活素材，勤奋地进行诗歌创作。李贺的母亲看着儿子那装满记有诗句纸条的诗囊，十分心疼地说：“唉呀！孩子啊，早晚得把你的心呕出来才罢休吗？”正因为李贺不辞辛劳，精雕细琢，才使得他的诗篇千年传颂。

3. 提出假设　解决问题的关键在于提出有效的解决方案，即解决问题的原则、途径、方法。但这些方案不是简单地能够立刻找到和确定下来的，而是先以假设的方式出现。所谓假设，是指关于引起一定结果的原因的推测。提出的假设越合理，问题解决得越快。合理假设的提出，取决于两个因素，一是对问题的明确程度，二是主体已有的知识和经验。对问题越明确，知识和经验越丰富，提出假设就越有针对性和广阔性。例如，对新入院患者，护士作出“有不适应新环境可能”的假设，针对这一假设，护士采取热情接待、自我介绍与环境介绍、同室病友情况的介绍等措施来帮助患者尽快适应新环境，从而解决这一问题。

4. 检验假设　检验假设，就是指通过一定的方法来确定所提出的假设是否符合客观规律。检验假设有两种方法，一是实际行动，即按照假设去具体解决问题；二是智力活动，即进行推论，这种方法用在检验不能用实际行动检验的假设上，如军事行动的方案，重大工程的方案等。但检验假设最终的方法仍是实践，实践是检验真理的唯一标准。

(三)影响问题解决的因素

同样的问题，有的人发现了，有的人发现不了；发现同样的问题，有的人能解决，有的人不能解决。这除了能力外，还受许多因素的影响。

1. 心理定势　是心理活动的一种准备状态，指个体在过去经验的影响下，对解决相似的新问题时的心理活动倾向性，容易习惯地运用和以前同样的方式进行处理。

心理定势最早是德国心理学家缪勒发现。他曾经通过大量的实验来证明心理定势的存在。比如当一个人连续 10~15 次手里拿着两个质量不相等的球，然后再让他拿两个质量完全相等的球，他也会感知为不相等。心理学上一般把心理定势解释为“是过去的感知影响当前的感知”，思维定势也可以解释为“是过去思维影响现在的思维”。定势对问题的解决有正面影响，也有负面影响。在学校里，老师经常会鼓励同学准确而迅速地形成学习上的思维定势。

定势对人的心理活动的影响既有积极方面，有助于认知思维活动迅速、敏捷而有效地进行；也有消极方面，使创造性思维活动受到限制，难以突破常规，或使思维僵化缺乏灵活性。了解这一特点后，我们可利用定势的积极作用，克服其消极作用，这样有助于我们对新事物和新特征的认知，启发创造性思维。

2. 功能固着　指个体在解决问题时，容易看到某个物体的通常功能和用途，而难以看出此物体的其他新功能和用途，从而影响问题的解决。功能固着影响人的思维，不利于新假设的提出和问题解决。例如，铅笔主要功能是书写、绘画，但是我们还可以利用它来做武器、玩具等；电吹风一般人认为它只是吹头发用的，其实它还可以用作烘干器；砖的主要功能是用来建筑，然而我们还可以用它来当武器、凳子等。在护理工作中也需要克服功能固着的影响，例如，在野外急救的时候，护士可以把木板当担架用，把树枝当骨折固定的夹板用，把衣服或被单撕成一条条当绷带用，等等。

3. 迁移　指已获得的知识、经验、技术对学习新知识、新技能和解决新问题的影响。如起到积极作用且有利于问题的解决，称为正迁移；起到消极作用且不利于问题的解决，称为负迁移。例如，毛笔字写得好的人，钢笔字往往也会写得不错。一般来说，新旧情境间共同的因素越多，越易于促使问题解决，产生正迁移；相反，知识经验片面、概括水平低或使用不当，会妨碍问题的解决，导致负迁移。护士在工作与学习时，要注意利用正迁移的积极作用，例如，学习数学会促进临床药物使用中计算技能的应用；语言学习中掌握丰富的词汇知识将促进工作中阅读技能的提高，而阅读技能的提高又可以获得更多的词汇知识。

4. 动机强度　动机是问题解决的内部动力，动机强度与问题解决的效率有关。心理学家耶基斯和多德森的研究证实，动机强度与工作效率之间并不是线性关系，而是倒 U 形的曲线关系。耶基斯 · 多德森定律表明，在一定范围内，动机增强，解决问题的效率也随之增加，但当动机过度强烈时，会对个体造成很大的心理压力，使个体处于过度焦虑和紧张的心理状态，干扰记忆、思维等心理过程的正常活动，反而影响解决问题的成效；而成就动机强度过低时，缺乏参与活动的积极性，工作效率不可能提高。所以，适中的动机强度最有利于问题的解决。在护理职业生涯中，如果能将自己的成就动机调整至适宜强度，就会提高工作积极性，取得较好的工作成效。

5. 个性特征　问题解决的效率也受个性特征的影响。个性品质中的自信力、灵活性、意志力、情绪稳定、毅力等积极特征，都能提高解决问题的效率；反之，缺乏这些特征则妨碍问题解决。在为苹果公司创始人、首席执行官史蒂夫 · 乔布斯发布的悼词中，时任美国总统奥巴马说道："乔布斯是美国最伟大的创新领袖之一，他拥有非凡的勇气去创造与众不同的事物，并以大无畏的精神改变着这个世界，同时，他的卓越天赋也让他成为这个能够改变世界的人。"乔布斯被认为是计算机业界与娱乐业界的标志性人物，他取得的成就与其个性品质中的众多因素有关。

第二节 护士的临床思维

一、临床思维概述

(一)临床思维的概念

临床思维是医务工作者在临床诊疗护理时的思维活动，是医务工作者根据已知的科学知识和原理，结合患者的临床信息，应用科学且合乎逻辑的思辨方法和程序进行临床推理，作出临床决策的过程。在护理领域，临床思维是指护士在充分收集与疾病相关的资料的基础上，运用各种思维方式与方法，在对所获取的资料进行分析判断，概括推理，验证补充，修改完善，对患者的健康问题进行评估、诊断、护理、预防的思维过程及活动。

(二)临床思维的特点

临床护理工作的主要服务对象是具有生物属性和社会属性的患者，患者所患的疾病具有复杂性、个体差异性以及动态变化等特点，患者的一切行为不可避免地与周围的人发生各种各样的社会关系，因此护士的临床思维也必须顺应这些因素，才能满足护理工作的需求。临床思维具有以下特点：

1. 时限性　与常规思维相比，临床思维的重要特点是时限性强。虽然疾病是一个自然历程，但是在很多情况下，临床决策不能等待疾病的全过程充分表现以及所有检查的逐项实施，为了及时抢救患者的生命，临床思维决策需要在短时间内完成。在对一些急重症患者的救治过程中，护士需要协同医生争分夺秒地对患者的病情作出正确的判断，迅速敏捷地配合医生给予患者有效的治疗与护理。在这些情况下，简短的问诊、有针对性的检查、扎实的专业知识、丰富的临床经验及过硬的护理操作技能是作出准确临床判断、救治患者的关键。

2. 动态性　临床思维活动本身是一种动态过程，这一动态过程最终目的是实现将思维从认识事物到改变事物的扩展。在对患者的护理过程中，护士需要准确分析导致护理问题发生的原因，制定有效的护理方案，并采取有针对性的护理措施。然而疾病的发生、发展、变化也是一个动态的过程，有些疾病的某些症状并不在整个病程中都有表现，只是在疾病发展的某一阶段才出现；有的疾病因为不同的因果关系，或累及和损害多种组织，可能出现多种发展的可能性。例如，对于一位直肠癌术后的患者，在术后的2~3天，恢复胃肠功能是患者的主要护理问题，随着时间的推移，患者胃肠功能已逐渐恢复，但患者又可能出现其他诸如排便后造瘘口袋更换、饮食调配等护理问题。因此，护士在患者疾病的发展过程中须结合患者病情变化和治疗效果反复修正护理方案。因此，临床思维不是一蹴而就的，而是一个持续观察、不断思考、反复验证的动态过程。

3. 差异性　在临床实践中，尽管每种疾病都有其共同特点和规律，但由于患者的免疫力、年龄、性别、家庭状况、社会心理支持等差异，使得疾病的临床表现、患者对疾病的认识和反应有所不同。护士在临床护理工作中应充分认识疾病的共性特点体现在具有差异的个体表现之中，将每位患者都视为独特的个体，从患者的实际出发实施护理。例如，在混合痔的患者中，很多年轻、工作忙的患者特别关注手术治疗后对肛门功能影响及住院时间长短问题；而一些年龄大、无固定工作的患者则较多关注手术治疗后的复发及治疗费用问题。因此，护士应该在全面评估患者健康需求的基础上，除了进行常规的健康教育外，针对不同患者的关注点不同，健康教育内容也应有所侧重。

4. 复杂性　护士在临床实践中面对的是一个个具体的人。人体是世界上最复杂的有机体，而人类的疾病同样也是复杂多样的。近几十年来新发现的疾病就在上万种之多，临床症状超过 10 万种，就常见病和多发病来说，也有数百种。在临床上，我们大多都是专科护士，往往只对本科室相关疾病的护理工作掌握全面，但是大多数患者不只罹患一种疾病，而是同时患有两种或多种疾病，或出现并发症，因而出现症状交错和叠加，使某一疾病的主要症状和特异症状都可变得模糊不清。因此就要求护理人员善于观察，勤于思考，在复杂的症状和患者的临床表现中及时发现问题并给予有效的护理。

5. 全面性　护士在护理工作中，为了准确了解患者的病情，实施有效的护理，首先需要获取与疾病相关的资料。这些资料是护士临床思维的基础，如果缺乏这些资料，即使掌握正确的思维方法，也难以开展工作。由于任何一种疾病都可能有复杂的病因，生理、心理、社会等方面的因素都可能参与其中，因此护士除了认真观察患者的病情外，还要从各方面获取与治疗护理相关的资料。例如，腰椎骨折术后的患者，需要长期卧床休息，但如果其损伤影响相关肢体活动，那就要早期开展相关肢体功能锻炼，促进康复。然而何时开始功能锻炼以及选择哪种功能锻炼方式，就需要医护人员对患者进行全面的评估。评估的内容不仅仅局限于局部组织的恢复情况及手术部位的活动范围，还包括患者的生命体征、全身的肌力、疼痛以及自我效能等心理行为状况。

6. 交互性　从临床思维的表面上看，医护人员是临床思维的主体，患者是思维的客体，但是由于患者是具有主观能动性的个体，其对主诉内容的选择、对治疗效果的感受以及对诊疗护理的设想等都具有主体性，这就使病史及临床症状这一客观内容加入了患者的主观因素，而这些内容都是临床思维的主要素材。如果患者的主观因素是正确的，则有利于临床判断；反之，则会干扰医护人员的思维。例如，某些患者主诉便血时不能准确阐述便血的时间、颜色、血量；一些患者由于情绪紧张或无法面对疾病，在叙述疾病的症状时掺杂了主观情感，夸大或隐瞒病情，这些都容易导致护士出现思维偏差和判断失误。因此，临床护士在临床思维和诊断过程中，既要充分发挥患者的主观能动性，又要排除患者过多主观因素对临床思维和诊断的干扰。在治疗护理过程中，患者的主体性更为突出，患者不仅是被治疗、被护理的对象，也是参与自我治疗，自我护理的主体。因此发挥患者的主观能动性，调动患者参与治疗与护理的积极性，促进患者早日康复。

【故事导读】

屠呦呦与青蒿素

第二次世界大战结束后，引发疟疾的疟原虫产生了抗药性，科学家们开始寻找新药。在漫长的探索中，中国政府也启动了“523 项目”，屠呦呦开创性地发现了青蒿素，开创了疟疾治疗新方法。屠呦呦从系统整理历代医籍入手，她查阅经典医书、地方药志，四处走访老中医，做了2000多张资料卡片，最后整理出包含600多种(包括青蒿在内)草药的《抗疟单验方集》。“我们祖先早有用青蒿治疗疟疾的经验。我们为什么就做不出来呢?”屠呦呦再次翻阅古代文献寻找答案。《肘后备急方》中的几句话引起了她的注意:“青蒿一握，以水二升渍，绞取汁，尽服之。”屠呦呦想到结合现代科学技术，首次采用乙醚低温提取，如愿获得抗疟效果明显的青蒿提取物。屠呦呦大学时学的是西医，毕业后进入中医研究院(现中国中医科学院)，接受过两年半的“西医学中医”教育。她专心做科研，耐得住寂寞与枯燥，勇于面对质疑，不为世俗所动，不图“短平快”，终于站在科学的巅峰，受到全世界的瞩目。

(三)临床思维的过程和方法

思维是发生在人脑的一种物质运动形式，是对所获得的信息进行比较、分析、抽象、判断、推理的认识活动，它在运行过程中经历一定的过程，从而获得认识结果。临床思维作为思维的一种具体形态，在对临床思维对象的认识时同样需要经历一个完整的过程。

1. *收集临床资料，进行护理评估*　收集资料是临床思维的第一步，也是非常关键的阶段。临床思维的核心是认识患者存在的健康问题，而疾病本身都具有现象和本质两个方面。现象主要是指患者的病史资料、症状、体征及辅助检查资料等，本质主要是个体病因、病变。本质通过临床现象表现出来，为了透过现象分析本质，就要全面获取资料，以明确患者的护理问题及护理需求。收集资料是一个动态的、循环的过程，贯穿于临床实践的全阶段，在此过程中要注意资料来源的真实性、资料获取的完整性以及全面性，这是确保临床思维的准确，并为患者提供有效治疗与护理的基础。

2. *分析汇总资料，提出计划方案*　该过程是临床思维的主体阶段。护士在具体临床实践中将掌握的大量与患者健康问题相关的资料进行组合、比较、抽象、概括和综合分析，从中找出关键环节，进而确定其健康问题及引起健康问题的原因，建立对患者健康问题的初步判断。初步诊断提出后，通过多种思维方式进一步评价和检验临床决策，完善护理计划和方案。例如，某慢性心力衰竭患者，在行阑尾炎手术后安装了止痛泵。回到病房后患者出现轻度恶心，此时护士并没有简单地认为是止痛泵药物引发的胃肠道反应，而是考虑到可能是心力衰竭加重或是某些药物的不良反应所致，该护士综合分析引发其恶心的因素，并及时报告医生，给予有效处置，从根本上解决了患者的问题。

3. *动态实施修正，完善护理措施*　由于疾病本身的复杂性、患者体质的个体差异性以及现有资料的局限性，在诊断初期往往只是获得疾病全过程中的某一阶段的一个片段资料。在初步确定诊疗护理方案后，需要在临床实践中实施护理方案。例如，一位老年骨折患者，因长期卧床发生肺部感染，其痰液黏稠，排痰困难，此时应采用雾化吸入稀释痰液的护理措施。因此，疾病是一个处在不断变化之中的动态过程，需要用发展的观点进行分析、观察护理效果，及时修正护理诊断和措施，使之更符合患者的实际要求。当该患者并发心力衰竭、呼吸衰竭，即便痰液稀释也无力咳出时，就要使用吸痰的方法，否则容易加重感染，甚至导致窒息。

4. 总结经验教训，提高思维水平　医学是实践科学，也是经验科学，而经验的取得一方面来自书本上学到的知识，另一方面是临床实践的不断积累。例如，在 2003 年初“非典”暴发初期，很多医疗机构对这场突如其来的疾病缺乏科学的认识，将“非典”当成普通感冒治疗，医护人员没有采取严格防护措施，造成了大量医护人员感染。在该事件发生后党中央国务院针对我国公共卫生薄弱的状况，总结经验，作出了一系列重大决策，加强了公共卫生体系建设和应急体系建设，而这次卫生事件所总结出来的经验对日后其他突发传染病的防控起到了至关重要的作用。可见，运用临床思维总结工作中的成功经验及失败教训，从中找出规律性，通过直接或间接的学习，可以使知识转化为思维能力。

二、护士临床思维的培养

（一）护士应具有的临床思维品质

护士的临床思维是其个人认识与临床实践活动长期积累的结果，是思维能力的反映，代表着护士临床思维发展的程度和水平。护士应具备的临床思维品质有其特殊性，包含以下特点：

1. 系统性　人体是一个由细胞、组织、器官组成的整体，各部分的形态结构、代谢过程和生理功能虽然各不相同，但并非彼此孤立，而是处于相互关联、相互影响、相互制约之中。在病理状态下，某一器官或系统的病变又会影响或波及另一器官，甚至影响全身功能状态。护士临床思维的系统性是将认识对象的整体性作为思维起点，通过了解人体与环境、生理与心理、局部与整体、结构与功能之间的关系，才能综合分析疾病发生发展规律。

2. 灵敏性　临床思维的灵敏性是指在思维目标的选择、思维方式的转换、思维方法的使用等方面具有灵活性和变换敏捷的特点。在临床实践过程中，患者的病情瞬息万变，护士需要有足够迅速的应变能力，分秒必争，当机立断，才能在很短的时间内作出正确的判断和决策。正确的思维只有在一定的时间内施行方可取得良好的效果。例如，晚班及夜班护士在交接班查房时，发现某术后患者不能叫醒，四肢肌力减弱，瞳孔对光反射减弱，立即判断该患者可能发生脑血管意外，应边通知医生边施行抢救，使患者得到及时救治。

3. 深广性　临床思维深广性的原理来自辩证唯物主义普遍联系的观点，主要指临床思维具有深度和广度，能顾全大局，不被事物的表面现象所迷惑，思维过程中能够上下通达，左右顾及，抓住事物本质，全面应对问题。例如某全麻术后患者留置了尿管，术后第 2 天，医嘱指示拔出尿管，但此期间并未指导患者进行排尿训练。责任护士经过检查与思考，认为此时不应拔出尿管，故指导患者进行排尿训练后再予以拔除尿管，从而降低了再次尿潴留的风险。

4. 评判性　临床思维的评判性是指护士在临床思维过程中，能够严格且客观地对思维内容和思维过程进行检查和评价，对现有的思维成果进行反省、反思和验证，及时发现问题，不人云亦云，同时善于虚心地接受他人的意见及放弃错误的想法和行为。在临床工作中，虽然护士应严格执行医嘱，但是当护士发现医嘱违反法律法规、规章或者诊疗技术规范规定时，应当及时向开具医嘱的医生提出。例如，护士在执行医嘱过程中，发现医生给头孢类药物过敏患者开了头孢美唑皮试，护士没有机械地执行该医嘱，而是先提醒医生患者有过敏史，以确保患者的用药安全。护士的这种表现，就体现了临床思维的评判性。

5. 预见性　护士临床思维的预见性是护士在对认识对象充分调查了解的基础上，结合对事物发展规律性的认识，对其今后可能的发展状况、发展方向以及发展结果，预先作出的判断和估计。由于临床预见是遵循事物发展的规律，客观而实事求是地分析事物发展的趋势，且具有科学性和前瞻性，因此根据预见的方向制订治疗和护理计划，可以提高工作效率，有效应对突发情况，使患者获得最佳的治疗护理效果。例如，对于重度贫血的患者，护士考虑到其血容量不足，可能导致意外跌倒，故提早告知患者起床等变换体位时要缓慢进行，防止意外跌倒的发生。

（二）培养护士临床思维能力的方法

临床思维能力涵盖的范围广泛，涉及临床实践的各个层面，是护士必须具备的基本素质。因此掌握正确的临床思维方法，养成良好的临床思维习惯至关重要。临床思维作为思维的一种具体形态，虽然与一般思维品质的养成有共同的途径与环节，但也有其特有的模式和方法。

1. 学好专业理论，奠定临床思维的基础　提高临床思维能力，需要坚实的医学理论知识作为基础。用正确的理论指导护理实践，只有这样，才能透过患者细微的病情变化早期发现和处理其现存的和潜在的健康问题，否则即使疾病的临床特点很明显，如果护理人员不认识这些现象，也会视而不见。如一些便血患者，护士应该指导其避免口服抗凝药物，如果此类患者合并有尿毒症，当其行血透治疗时一定要用无肝素疗法，避免加重出血，甚至造成严重后果，不但增加了患者的负担，还降低了患者的生活质量。

2. 不断更新知识技能，拓宽临床思维的视野　临床工作前的在校理论学习，只是护理工作的基础，现代医学技术飞速发展，各种新技术新观念层出不穷，仅靠既往的学习无法满足护士临床工作的需要。如在 2017 年之前，对于结直肠癌手术患者的术后指导是 1 周后允许患者进流质饮食，而近几年的研究和临床实践证明，大部分患者术后 3 天左右就可以进流质饮食，适量饮食有助于胃肠功能恢复。早期进食不仅能提高患者术后的康复速度，还可以有效避免长时间禁食引起的胃部不适。因此，护士不应盲目地依从既往学过的知识和掌握的经验，在护理实践过程中仍需不懈地学习和摸索，不断地更新知识和理念，拓宽临床思维的视野。

3. 学习哲学思辨方法，提升临床思维的水平　要对患者作出正确的护理判断和决策，护士需要学习运用哲学思辨的方法，用客观的、发展的、全面的眼光看问题，在思维过程中不以偏概全，不被疾病的表面现象所迷惑，把握现象与本质的关系，局部与整体的关系，主要矛盾与次要矛盾的关系。如护士在护理消化道出血的患者时只注意查找出血原因、观察出血的量而忽略大量出血可导致休克的护理措施，这些危险因素就很容易引发休克等更加严重的健康问题。因此养成良好的临床思维习惯，就能从纷繁复杂的临床表现中发现问题的关键点。

4. 加强临床护理实践，培养临床思维的品质　护理工作具有很强的实践性，临床思维能力的培养来自护理实践，护士良好临床思维也服务于护理实践。在护理实践中，护士缜密的思维、科学的判断、不断的创新，能够实现临床思维能力和护理质量的提升。如护士观察到一些肢体活动障碍的患者在解大便时，常常无法正常蹲便，而且很容易跌倒而发生意外伤害。因此护士便考虑提供便携式坐便器，使患者能够安全地、方便地排便。总之，护士临床思维能力的培养，是由诸多因素促成的，只有整体的协调发展才能使临床思维能力得到完善和提高。

第三节　护士的评判性思维

一、评判性思维的概念

评判性思维又称为批判性思维，是指个体在复杂情景中，能全面地、能动地应用已有的知识和经验对问题的解决方法进行选择，在反思的基础上加以分析、推理，作出合理的判断和决定。美国著名作家理查德·保罗被认为是批判性思维运动最有影响力的传播者之一，他认为批判性思维是运用更高层次的认知技能（概念化、分析、评估）和深思熟虑的倾向来作出合乎逻辑的行动，是对现有知识、技能、信息进行综合考虑和科学分析，进而判断出自己相信什么，做什么，是一种有根据的怀疑和对事物进行研究的态度，而不是主观臆断的盲目反对或者随意“挑刺”。大量研究表明，批判性思维能力与知识的获取、职业价值观和临床判断的发展有很大的关系。

二、评判性思维的意义

1. *医学科学特殊性的要求*　医学是一门严谨的生命科学，其研究对象是具有高度临床疾病异质性的个体。临床工作中随时出现的问题是没有固定的准确答案的，需要医生通过系统的病史分析、体格检查、辅助检查等内容得出较合理的诊断，作出最优的医疗护理决策。分析问题的能力实质上是一种融合多种专业知识、技能形成的能力，批判性思维正是科学分析和理性决策的基础，而且护理人员在批判性思维活动中的整体表现与他们的临床判断和管理患者能力显著相关。

2. *能够有效突破固有的知识范围*　随着医学研究和创新技术的不断发展，人类的预期寿命不断延长。肿瘤和心血管疾病取代了流行病和营养不良成为严重威胁人类生命的疾病。这种多因素相互作用的疾病使临床问题变得更加复杂。此外，在医学院校学到的知识和概念也在不断更新。医生甚至还不能及时感知到自己的知识范围达不到临床的需要。因此，教会学生批判性地思考他们在学校学到的东西，与扩大他们的知识储备同样重要。

3. *能提高临床确定诊断的能力*　据报道，75%的诊断错误可归因于临床诊疗思维的错误。当识别诊断错误时，必须了解作出临床决策的过程，确定临床推理中错误发生的位置和方式；但是临床推理的步骤通常发生很快，很少有文件记录，甚至作出诊断时都难以察觉，使得认知错误很难被检测出来。诊断错误很大程度上是由认知偏差引起的，医学教育者明确将认知偏差作为批判性思维的组成部分，强调培养批判性思维有助于减少诊断错误，从而提高诊断的准确性。批判性思维不仅倾向帮助减少个人价值观对诊断准确性的影响，而且在医疗保健费用飞涨的时代，批判性思维也可以限制诊断测试并适当管理有限的资源。

4. 改变学生被动学习的惯性　传统的教学模式侧重于课堂教学，以教师为中心，强调教学大纲和概念的传递。教师讲解理论知识，学生聆听和记笔记，被动地接受知识，缺乏自主思考的过程。而医学教育许多基础内容是枯燥无味的，这会使学生的学习兴趣下降，失去了学习的动力。此外，课程与临床工作结合不够紧密，无法培养学生的临床思维，严重地阻碍了学生批判性思维能力的培养。

三、评判性思维的构成因素

评判性思维主要包括智力因素、认知技能因素和情感态度因素。

（一）智力因素

智力因素指的是评判性思维过程中所涉及的专业知识及专业相关性知识。如很多脑卒中合并有糖尿病的患者，缺乏对糖尿病饮食相关知识的掌握，护士除了予以常规的药物治疗外，还应重视饮食宣教。若护士不走进患者心里，了解患者内心的真实需求，而是常规进行降糖药物治疗，反而不如通过有效的健康宣教满足患者。如为患者制定个性化的糖尿病饮食菜谱，从饮食上指导患者降糖效果更好。可见，护士与患者接触的时间越多，各方面的知识掌握越多，越有助于我们正确认识和判断患者的健康需求，并给予人性化护理。

（二）认知技能因素

认知技能是指能够帮助个体认识问题、解决问题的一些技巧和方法，这些认知技能有助于护士综合以往的知识和护理经验，对思维对象作出合理的判断。评判性思维包括 7 种重要的认知技能，其核心认知技能因素主要包括：

1. 识别　在临床工作中，由于患者的病情复杂多变，这就要求我们必须具备敏锐的观察能力，在各种问题中找出异同点，进而确定主次问题的先后排序以及相应的护理对策。例如，一位高热患者的心电监护结果显示血压突然升高，可能有的护士就会认为是病情变化引起。事实上，经过仔细观察后发现，是由患者用力排便未果引起的，予以开塞露处理后患者血压平稳，表情自然。经过这样分析后你会发现血压高可能就是一个无效的信息，干扰了你的正确判断，而最重要的信息是便秘。

2. 分析　是指在思维过程中全面剖析认识对象的本质、功能和事物之间关系。在护理实践中，护士每天都会遇到很多复杂的问题，面对复杂的问题就需要学会评判性分析，要把复杂的问题分解，然后把与问题相关的细节加以剖析，找出各个细节问题的本质和联系，最后获得对该问题的全面解释。在护理程序的五大步骤中，护理诊断是一个关键的步骤，分析常用于此阶段。例如你值夜班时发现一位入睡困难的患者，那你就应该去分析，他睡不着是什么原因。到底是生理方面的原因，还是病理方面的原因，或是情绪方面的原因呢？

3. 推理　在认知过程中，分析和推理往往是相关的，推理是对信息进行归纳和演绎，根据所得的信息推导出结论的过程。评判性思维以客观证据作为判断的依据，护士通过对收集的资料进行证实和合理推理，根据患者的实际情况选择最佳的方案。例如临床带教过程中考查学生的推理能力，常常指定一个病例，描述这位患者目前有什么症状，让学生就现场判断患者是什么问题，该怎么处理。

4. 预测　通俗地说就是预见性。预测可以指导护士下一步的护理，这也是评判性思维过程中不可或缺的能力。因而，在护理实践中，有经验的护士常常会根据个人的知识和临床经验来预测患者可能会发生的并发症，预想可能产生的后果，并假设一个护理计划和预想可能达到的效果。因此，护士在护理过程中，不仅要善于发现患者现存的健康问题，还要预测其潜在的问题，予以有效的干预措施。就像护理帕金森卧床患者，护士除了定时为患者翻身以预防压疮发生外，还要预测到患者有发生呼吸道感染等常见的并发症的可能，及时予以海绵床垫或气垫床及进食指导，防患于未然。

5. 评价　根据所建立的个人、专业和伦理原则等标准作出判断，对感知、经验、情景、判断、信念、意见、论证的可信性进行评价。护理专业中的评价包括评估护理措施、评价证据得出的合理性、评价结论的正确与否等。

6. 说明　陈述分析推理的结果，以使人信服的论证形式呈现推理。在解释过程中，护士通过运用一定的科学论据来论证推理的结果。

7. 自我调控　是有意识地监控自我的认知行为，进行及时的自我调整。简单地说就是通过不断自我反思、自我检查达到自我修正的目的。自我调控技能在评判性思维中占有重要地位，可以有效减少个人评判性思维过程中产生的偏见和主观影响，尽力做到思想的客观、公正。护士只有不断地获取和更新病情变化信息，才能作出正确的判断和临床决策。

（三）情感态度因素

情感态度因素也称评判精神，是指在评判性思维过程中个体所应具备的个性特征、态度和倾向。主要包括自信心、责任心、客观性、灵活性、创造性、主动求知、解放思想、直觉等。

1. 自信心　自信心主要体现在护理评判性思维者在综合专业知识、一定实践经验的前提下，经过缜密思考加工信息，相信自己能作出正确的判断和抉择。

2. 责任心　责任心则要求护士在护理实践中积极运用评判性思维来实施护理干预和作出正确的护理决策。例如护士在抢救危重患者时，应迅速、机智地辨明情况，当机立断，作出决定，敢于承担责任，采取果断行动。优柔寡断，瞻前顾后，有时就会错过宝贵的抢救时机。

3. 客观性　“评判”评价不只是针对他人，还包括挑战自己。在运用评判性思维质疑和验证他人观点时，也要用同样严格的检验标准来质疑和验证自己的观点，以相同的方式对待双方，客观正确评估自身观点。此外，护士还应坚持正确性或合法性标准，而不是根据个人或群体的偏见作出判断。在对问题进行讨论时，护士应集思广益，注意思考多方观点，在拒绝或接受新观点前要努力全面地理解新观点。

4. 灵活性　评判性思维要求护士在护理实践中不能过于刻板，应具有灵活性，有敏锐的观察力，考虑问题应结合各方面的背景、环境，及时调整自己的思想和行为。例如，刚入院的患者生命垂危，我们要解决的问题不是常规的入院介绍，而是处理直接威胁他生命的关键问题；待病情稳定以后，主要的工作便是常规进行病情观察；最后，患者出院时，主要的护理问题又变成了健康宣教。护理问题不同，护理措施也要相应调整。

5. 创造性　评判性思维过程的本身便具有创造性。创新的精髓就是要敢于质疑和超越，创造性能促使我们在某个焦点问题上产生与众不同的看法，并且能对该问题进行深入的分析，甚至可以实现质的飞跃。护士在临床实践过程中应具有一双发现问题的眼睛，具备一双解决问题的巧手。如护士在护理实践中发现固定尿管方面存在缺陷，动手对固定胶布进行了改进，使其更适用于临床实际，不仅提高了患者满意度，还促进了护理质量的持续改进。

6. 主动求知　护士在工作中常常会面临问题时感到自己缺乏相应的知识，首先我们必须要有主动的态度，如果没有求知的欲望，就不可能发现新问题。由于护理实践问题的复杂性，护士常需进行深入的思索和研究。这种求知欲使护士能够坚持努力，通过不断地寻求新知识、新理论、新技术，直到成功解决问题。

7. 解放思想　是指护士在思考问题过程中能够广泛听取并综合多方面的不同意见，在拒绝或是接受新的观点时不是机械地去听取，而是要看他人的观点有没有依据，做到取其精华，弃其糟粕。同时能时刻意识到自身可能存在的偏倚，客观分析、审视自己的思维结果，得出合理的结论。

8. 直觉　直觉虽然是一种没有经过分析推理而产生的主观感受，但它是一种专业的敏感性，一种洞察力，是基于临床工作经验、知识和本能产生的。在护理实践中我们有时过于注重情境化和护理经验，在许多情况下，通过有限的信息我们很难准确作出判断，但直觉能帮助我们作出迅速、直接、本能的简单判断，为我们的进一步思考提供启发。

四、评判性思维的层次

评判性思维一般可分为基础层次、复杂层次和尽职层次三个层次。

（一）基础层次

评判性思维的基础层次建立在一系列规则之上，是一种具体思维。在基础层次思维阶段，思维者相信专家对每个问题都有正确答案，且坚信所有问题只有一个答案。在对患者进行护理操作时，处于此思维层次的护士会参照该操作的规范程序手册，严格遵循操作流程，不随意调整流程以满足患者的独特需要。

（二）复杂层次

处于该层次的思维者开始走向权威，对问题会依据具体的情况而定，独立地分析和检验选择方案，其思维能力得到一定的提高，主动性增强，认识到问题可以有不同的解决方法，而且相信每种方法各有利弊。

（三）尽职层次

此期思维者开始在专业信念的指导下，以维护服务对象利益为基础，进行专业决策，并为此承担相应的责任。此阶段不仅要求护士对解决各种复杂临床问题的备选方案进行思考，还要根据方案的可行性来选择护理行为方式，并以专业要求的原则来执行方案。有时护士甚至会按照专业经验和知识选择延迟行动或不采取行动，但必须在专业所允许的范围内，充分考虑后果后再作出决策。

【知识链接】

加利福尼亚评判性思维倾向问卷(CCTDI-CV)

2004年香港理工大学护理学院彭美慈等汇聚了国内的护理教育者，修订了CCTDI的中文版，编制出适合中国本土化的评判性思维能力(中文版)测量表(CTD1-CV)，量表保留了CCTDI的7个维度，每个维度包含10个条目，共70条目，其中正性条目30个，负性条目40个，采用Likert6级计分。CTDI-CV总分为70~420分，70~210分为负性评判性思维倾向，211~279分为评判性思维倾向中等水平，280~420分为正性评判性思维倾向，350~420分为评判性思维倾向强。本土化的CTDI-CV具有较高的内部一致性和较好的信效度。该量表已在国内护理教育、临床护理等领域中广泛应用。

五、护理实践中评判性思维的应用

案例导入

患者张××，男，60岁，吸烟40年，既往有糖尿病史5年，春节与家人聚餐时，因情绪激动突然跌倒，出现意识丧失，呼吸变深成鼾音，颈软无抵抗，左侧肢体瘫痪，肌张力低下，急诊拟“急性脑血管病”收入院。

思考

1. 请分析患者目前的首优问题是什么？
2. 根据首优问题，可以提供哪些护理措施？
3. 从评判性思维的角度出发，谈谈你对以上案例的经验分享？

随着人们对健康需求的不断提高，护士将承担更多的责任，由从前以医嘱执行者和生活照顾者为主的角色逐渐转向集护理、科研、管理、教育于一体的“护理专家”。评判性思维作为护理专业教育的核心能力，具有广阔的应用价值。

(一)评判性思维在临床护理实践中的应用

在临床工作中，护理程序是系统性解决护理问题的工作方法，将评判性思维贯穿于护理程序的各个环节，有助于护士进行深刻缜密的思考，作出正确的临床决策。如在护理评估阶段，用评判性思维思考临床资料的收集是否全面、真实、客观；在护理诊断阶段，思考对护理问题和相关因素的评判是否正确；在制定计划阶段，思考如何合理地排列首优、中优和次优的问题，制定切实可行的护理计划；在实施阶段，应用评判性思维，根据患者的病情变化实施护理操作；在评价阶段，通过分析和反思等思维手段，对患者及护理活动进行整体评价，判断预期目标的实现程度，及时发现和查找护理问题。

(二)评判性思维在其他护理领域中的应用

1. 评判性思维在护理管理中的应用　护理管理是护理质量的保证。护理评判性思维应用于护理管理中，使护理管理者在决策过程中有效地对传统的管理思想、方法进行质疑，对各种复杂现象、事物与人群进行有效分析、判断，作出恰当决策。

2. 评判性思维在护理教学中的应用　教师在护理教学过程中，要加强护教协同工作，强化临床实践教学环节，提高护理人才培养质量。评判性思维应用于护理教学过程中，教师应注意在发挥自身主导作用的同时，充分发挥学生在学习过程中的主体地位，给学生充分的自主权和选择权，使学生明确自己的学习需要，并参与到评价学习过程中。

第四节　护士的创新性思维

一、创新性思维概述

（一）创新性思维的内涵

创新性思维又称为创造性思维，是人们创造性地解决问题与发明创造过程中特有的思维活动，是一切具有崭新内容的思维形式的总和，是能够产生前所未有的思维成果的特定范畴。创新性思维的过程与形式表现复杂，它是最高级形式的人类思维，是人类思维能力高度发展的体现。

（二）创新性思维的特征

创新性思维是个体在先天条件与后天学习、实践活动交互作用的过程中形成的，具有以下特征：

1. 新颖性和独创性　客观事物总是不断显露其新的现象、新的侧面、新的联系，这就要求在创造过程中表现出自觉能动性，充分发挥创造力作用，用来解决人们对客观世界认识过程中产生的已知与未知、旧理论与新现象之间的矛盾。要创新就必须求异求新，使思维具有非显而易见性，与已有的东西相比，不是相似，而是不相同。

2. 关联性　关联性就是在创造过程中把有关问题的各种不同的想法以及零碎分散的信息，在意识中联成一种新的想法，重新形成一个密切协作的、合理的、有意识的思维整体。这一特征说明了思维既要立足于原有的某种感觉、表象、概念、思想等客观基础上，又不限于眼前的事物，它可以超出当前事物的限制，反映那些没有或不能直接作用于感官的东西。

3. 灵活性和可行性　创造性思维的灵活性意味着思维方式不是僵化的、不变的、凝固的，而是发展的、灵活的、变动的。它既要冲破旧有事物的定论、规章、模式、方法以及一般概念和原理，又要承认旧有事物现实的存在，它们不是轻而易举可以推翻的，这就需要灵活性，为了达到创造的目的，可以采取变通的方法。一般创造性的决策是建立在现实可行性基础上的，离开了现实的可行性，就等于空中楼阁，毫无价值。

4. 综合性　在思维过程中，需要调动全部知识和经验，达到思维的综合和交互作用。这种思维的综合包括逻辑方法和非逻辑方法的整合，发散思维和聚合思维的整合，理性和感性的整合等。

二、创新性思维的主要形式

(一) 逆向思维

逆向思维也叫反向思维、倒转思维，是运用反常规性的、反方向性的或者反程序性的思考方式去解决问题的思维过程，也就是我们所说的反其道而行之。逆向思维是反过来思考问题，是用绝大多数人没有想到的思维方式去思考问题。运用逆向思维去思考和处理问题，实际上就是以“出奇”去达到“制胜”。因此，逆向思维的结果常常会令人大吃一惊，喜出望外，别有所得。

案例导入

鲁班发明锯的故事

相传有一年，鲁班接受了一项建筑一座巨大宫殿的任务。这座宫殿需要很多木料，他和徒弟们只好上山用斧头砍木，当时还没有锯子，效率非常低。一次上山的时候，由于他不小心，无意中抓了把山上长的一种野草，却一下子将手划破了。鲁班很奇怪，一根小草为什么这样锋利？于是他摘下了一片叶子来细心观察，发现叶子两边长着许多小细齿，用手轻轻一摸，这些小细齿非常锋利。他明白了，他的手就是被这些小细齿划破的。后来，鲁班又看到一条大蝗虫在一株草上啃吃叶子，两颗大板牙非常锋利，一开一合，很快就吃下一大片。这同样引起了鲁班的好奇心，他抓住一只蝗虫，仔细观察蝗虫牙齿的结构，发现蝗虫的两颗大板牙上同样排列着许多小细齿，蝗虫正是靠这些小细齿来咬断草叶的。这两件事给了鲁班很大启发。于是他就用大毛竹做成一条带有许多小锯齿的竹片，然后到小树上去做试验，结果果然不错，几下子就把树干划出一道深沟，鲁班非常高兴。但是由于竹片比较软，强度比较差，不能长久使用，拉了一会儿，小锯齿就有的断了，有的变钝了，需要更换竹片。鲁班想到了铁片，便请铁匠帮助制作带有小锯齿的铁片。鲁班和徒弟各拉一端，在一棵树上拉了起来，只见他俩一来一往，不一会儿就把树锯断了，又快又省力，锯就这样被发明了。

在鲁班之前，肯定会有不少人碰到手被野莫划破的类似情况，为什么单单只有鲁班从中受到启发，发明了锯，这无疑值得我们思考……

大多数人只是认为这是一件生活小事，不值得大惊小怪，他们往往在治好伤口以后就把这件事忘掉了。而鲁班却有比较强烈的好奇心，很注意对生活当中一些微小事件的观察、思考和钻研，从中找到解决问题的方法和思路，甚至获得创造性发明。

这告诉我们一个道理，留意生活中许多不起眼的小事，勤于思考，会增长许多智慧。鲁班发明锯以后，又发明了许多木工工具，古书对此有很多记载。

思考

从鲁班发明锯的故事，可知创新性思维具有哪些特征？

1. 反方向性　指解决问题时，思维不是沿着原有的方向进行，而是向着相反的方向进行，使得问题解决，即一种反向求解的方法。例如，司马光砸缸，有人落水，面对紧急险情，司马光不是“救人离水”，而是果断地用石头把缸砸破，“让水离人”，救了小伙伴性命。这就是逆向思维。

2. 超常规性　逆向思维打破了思维定式，从表面看来似乎有悖于常规，但从深层角度看却能达到常规性思考所达不到的目的。例如，爱迪生从“声音引起振动”颠倒思考“振动还原为声音”，于是产生了发明留声机的设想，这就是逆向思维带来的成效。

3. 开拓性　在一定的条件下，运用逆向思维可以引出新问题，开拓新领域。例如，袜跟容易破，一破就毁了一双袜子，商家运用逆向思维，试制成功无跟袜，创造了非常好的商机。

(二)发散思维

发散思维又称辐射思维、求异思维，是从一个思考对象出发，沿着各种不同方向寻找两个或更多可能解决问题方案的思维。美国心理学家吉尔福特认为，发散思维是创新思维中最基本、最普遍的方式方法，是人类创新思维的原动力。发散思维有以下 3 个特点：多向性、变通性、新颖性。

1. 多向性　发散思维让我们考虑问题像自行车车轮一样，以车轴为中心沿半径向外辐射，进行“扇形开发”，答案就出现了向多个途径的延伸。例如，回答：“树上原有 10 只鸟，被猎人用枪打下一只后，还剩几只鸟？”这一有趣的问题，你也许会不假思索地回答：“一只也没有了。”但答案也可能是：还剩一只鸟，因为它是这只鸟的妈妈；可能还剩两只鸟，因为那两只鸟怀孕了；可能还剩三只鸟，因为那三只饿得飞不动了；可能还剩九只鸟，因为猎人用的是无声枪；可能……无数的“可能”潜藏的就是发散思维。

2. 变通性　所谓变通，就是在不违法、不违规、不违反总目标的前提下拓宽办事思路，改进办事方法，即在发散中从一个类别转移到另一个类别上去。所以，发散性思维的过程，会表现出思维敏捷、灵活变通，能提出多种方案的特点。在 19 世纪中叶，美国加利福尼亚州涌来了大量的淘金者，金子越来越难淘。当地的气候炎热干燥，水源极缺。一位 17 岁的男孩亚默尔灵机一动，断然放弃淘金的念头，改为卖水。他的这一行动引起了不少人的不解。然而，当许多淘金者空手而归时，亚默尔已成为一个小富翁了。他的成功正是源于他学会了变通，能及时转换思维角度。

3. 新颖性　由于发散思维不受已知的或现成的方式、方法、规则或范畴的约束，在扩散中求得多种不同的解决办法，可以衍生出多种不同的结果，所以具有新颖性。例如，小小的保鲜袋，除了储存、保鲜，还能给你的生活制造许多意外之喜。洗澡的时候喜欢听歌却又怕手机进水，或是去海边玩担心手机进了沙子不好清理，用保鲜袋封住就可以了。保鲜袋还是家居收纳的小帮手，将物品分类放置，放入保鲜袋中再进行封口，贴上标签标注，整理起来方便又节约空间。而现代护理人把保鲜袋用于老年卧床男性接小便，其作用就显得与众不同。在临床工作中，各种原因引起的尿失禁或意识不清的男性患者的排尿问题成为护理工作的难点。长期留置尿管会使患者膀胱的收缩功能丧失，并容易引起泌尿系统感染；而长期使用尿不湿则因为潮湿不透气易导致皮炎、尿疹。于是，采用保鲜袋接尿的方法被越来越广泛地运用于临床护理工作中。

(三)灵感思维

灵感思维是一种特殊的思维现象，是一个人长时间思考某个问题得不到答案，中断了对问题的思考以后，却又会在某个场合突然产生解答这个问题的顿悟。灵感思维有以下3个特点：突发性、跳跃性、闪现性。

1. 突发性　所谓“踏破铁鞋无觅处，得来全不费功夫”，灵感是在人们不注意时，没有去想它的时候突然出现的，完全是由意想不到的偶然事件诱发的，它有一种突如其来之感。

2. 跳跃性　灵感是在思维摆脱了常规的逻辑思维模式束缚后在跳跃性的认识中产生的，整个思维过程不可能是连贯性的，其结果也是一种自发、自然的过程。

3. 闪现性　即产生过程极其短暂，一刹那、一瞬间，以至于思维者只意识到思维的结果，却意识不到其中的过程。灵感的呈现容易转瞬即逝，因此要紧紧把握灵感。

（四）超前思维

超前思维即根据客观事物的发展规律，通过把握其发展趋势而在客观事物尚未出现时产生的一种前瞻性思维。回顾世界科技发展史，牛顿的经典力学、爱因斯坦的相对论、普朗克的量子理论、孟德尔的遗传学说等，都是超前思维的硕果。超前思维有以下3个特点：前瞻性、变革性、动态性。

1. 前瞻性　前瞻性是建立在对客观事物规律敏锐的认识基础之上的，是根据对事物内在本质和发展规律的揭示预见到的事物未来的发展状况，是对未来事物的预先把握，并可以为未来实践提供指导。

2. 变革性　超前思维本质上是一种变革性的思维，而只有当思维的变革走在事物变革之前，才能引导事物的发展变化。超前思维的根本在于变革，在于跟上时代的潮流。

3. 动态性　超前思维是以对未来的把握为目的，但它在把握对象特征之后仍然处在动态之中，即要继续在动态之中把握对象。

（五）联想思维

联想思维就是通过由此及彼、触类旁通、举一反三的思维活动，推出新事物、新特征的思维方法。苏联的心理学家哥洛万斯和斯塔林茨用实验证明，任何两个概念或事物经过四五个阶段都可以联系起来。例如，山羊和煤炭，小麦和足球，在含义上相差甚远，但通过联想可以找到其中的联系。例如，山羊→青草→矿山→煤炭；小麦→田野→体育场→足球。联想思维有以下3个特点：

1. 发散性　联想的过程不是线性的、逻辑的，而是发散性的。作为联想的基础之一的意象，是流动的、变异的，则联想可以是多端的、发散的。

2. 多维性　联想是多维的。联想的形象可以是现实生活中存在的，也可以是观念化或概念化的形态；联想可以由外界刺激引起，也可以由自身产生。

3. 跨越性　联想可以跨越思维的“相关度”，跨越时间和空间，具有极大的自由度和跨越度。例如，由青菜联系到绿色→田野→大地→人→眼睛→看→电视→故事→文学→诗→杜甫→唐朝→唐三彩→陶瓷……此时的思维上下左右，四面八方，无边无际地自由联想，辐射跨度越大，联想的内容就越丰富，创造性就越强。

三、护理工作中的创新性思维

创新是学科发展的动力和源泉。护理专业是一门历史悠久的传统学科，同时它又是一门亟须不断创新发展的学科。新世纪的护理学科与其他学科一样，无论是形式还是内容都发生了深刻的变化。我国的护理要赶上西方发达国家水平，更好地服务于经济建设，运用创新思维刻不容缓。思路决定出路，观念决定发展。护理专业只有打破传统的束缚，掌握创新思维方法，才能使护理学科充满青春活力。

（一）护理工作中创新思维的应用

1. *护理理论创新*　包括提出新的护理理念、学说、概念、模式、职能等多方面的创新。科学发展的事实表明，学科发展只有在理论上有所创新，其学术水平才能相应得到提高。护理学的发展同样离不开理论创新。例如，面对人类疾病谱的改变趋势，美国护理学家奥瑞姆进行了护理理论创新，提出了自护的护理模式，这一理论提高了护士在恢复、维持和促进健康中的地位，丰富了护士的职业内涵。

护理学概念的变化影响着护理工作者理论创新的思维过程。例如，护理心理学理论对于护士认识心理因素的致病和治病机制，创新心身护理方法是非常必要的；护理行为学理论对于护士研究人类正常行为和异常行为，提高遵医和遵护行为也是非常重要的。理论上的创新需要护理工作者运用理论和智力对护理学资料进行科学分析，得出理性结论。

2. *护理实践创新*　包括护理教育实践、护理技术、护理器材、护理管理与服务等的实践创新。

我国的护理教育正摆脱传统教育思想的束缚，进入一个快速发展阶段。大批护理院校探索了适合国情的护理人才培养模式，全面进行了优化护理专业的课程体系和教学内容、教学方法和手段的改革。这些改革包括编写体现护理学科发展和人才培养需求的新型教材；全面开展以问题为中心教学法、建构式互动教学法、兴趣促学法、角色扮演情境教学法等；自行研制出许多CA课件和训练仿真系统；积极探索实施临床导师制等。

护理技术创新包括操作技巧或护理方法改进等。例如，在临床上，气管切开患者的堵管以往常选用消毒后的木塞或橡皮塞等，其大小需要根据患者套管大小不断调整，且容易脱落，此外，在试堵管的过程中需按套管大小的1/2或1/3反复更换塞子，操作烦琐又增加了感染机会。作者本人及团队护士受临床胃管注食物开口侧之启发运用了联想思维，采用在胃管注食侧为气管切开患者堵管，收到了满意的效果。

护理器材创新包括对各种护理设施器具的研制或改良。例如，体位护理是影响神经科患者康复的主要因素之一，床头抬高15°～45°能够促进颅内静脉回流，减轻头部局部充血水肿、减少误吸；有气管切开者床头抬高30°～45°，可减少肺部感染。目前护士往往根据目测和临床积累的经验来判断床头抬高的角度，其随意性大、床头抬高不到位，可能会影响治疗效果。采用自行设计床头抬高角度指示装置，能够快速且准确地指示床头抬高的角度，避免各种影响因素导致的误差，提高了体位摆放的准确性。

护理管理创新包括质量管理、质控方法、布局与流程、规章制度、人力资源管理等。例如，有的护理管理者运用超前思维探索了如何顺利通过ISO9000国际认证，建立有效的质量管理体系，与国际先进水平接轨；有的护理管理者运用“品管圈”活动提高病室环境及护理质量管理；还有的研究了新型护理管理软件如“全面质量管理护理系统”“微机辅助实施护理训练系统”“护理人力资源管理系统”等都有效地提高了护理管理的效能。

护理服务创新包括当前正在实施的优质护理服务示范工程、长期护理服务模式试点项目等。在护理工作中将“以患者为中心”的口号转化为实际行动，如开设急救绿色通道，实施快捷有效的全程服务；为不同病种的患者成立“温馨之家”，提供就医住院指导及出院后的延伸护理；建立患者满意度调查和投诉管理制度；为符合条件的慢性病患者、老年患者、长期护理和康复期患者提供专业的居家护理服务等。

护理实践创新要针对当前护理实践中最困难的问题进行思考，大胆地重新建构组合已有的知识、方法，也可把边缘科学的新方法融汇到护理工作中，使护理实践创新得以实现。如综合护理模式、慢性病管理、以流程为导向的“C-I-CARE”沟通模式、集束化护理等。集束化护理是一组护理干预措施，每个元素都是经临床证实能够提高患者预后，且共同实施比单独执行更能提高患者的预后。

(二)阻碍护理工作中创新性思维的因素

1. 专业及其环境因素　护理工作长期从属于医疗，在既往的功能制护理模式中，护士将病情观察中获得的第一手资料直接反馈给医生，未进行分析与决策，而遵医嘱行事，长久以来，就失去了思维的主动性。护理专业的各种操作常规、规章制度，都需要护士熟记并遵守，工作时需要什么知识就取出什么知识，无须创新也能完成工作任务。这就势必导致护士在思维上形成定式，在行为上循规蹈矩、墨守成规，在思想上僵化、刻板。

2. 教育与知识因素　传统护理教育采取的是接受式、填鸭式的教学模式，以老师讲解知识为主，学生被动学习。在教学内容上，注重知识的系统性、逻辑性，忽视学生对知识的综合应用；在考试上，重概念轻应用，理论考试要符合标准答案，操作考试要遵守操作程序等。这种护理教育模式，易养成护理学生对老师、对书本的依赖性及保守思想，一定程度上限制了学生创造性思维的发展。

3. 心理与个性因素　高创造性的个体应具备有理想、有决心、敢于前进并能有效地自我激励等个性品质。然而长期以来护理专业的教育层次偏低，使得护士心理上容易产生压抑感和自卑感，个性品质中容易胆小、拘谨，缺乏敢于“吃螃蟹”的信心和勇气。

(三)护士创新性思维的培养

思想家爱德华博士说：“良好的思维能力，是可以通过专门的训练来获得的。”创新思维是一门科学，它不仅要求更新观念，树立强烈的创新意识，还要求熟练地掌握和运用科学的思维方法。

1. 基本创新思维的训练　这里尤其重要的是护士应培养思维的独立性。要发展护理学科，提高护理队伍的素质，必须重视独立性思维能力的培养，在不违反医疗原则的情况下，善于结合患者的具体情况进行独立思考和创造性思考，结合护理临床实际，深入分析与解决问题。

2. 多种思维方式的训练　要深刻领会科学思维方法在认识事物的过程中所起到的无比奇妙的作用，并能自觉地把这些科学思维方法运用到平时的学习、生活和各种活动中去。常见的创新思维训练的方法有：

(1)头脑风暴法　头脑风暴法又名智力激励法，是由美国创造工程专家奥斯本发明的一种创新方法。它通过举行轻松的集体讨论会，鼓励团队成员毫无顾忌地提出各种想法，在集思广益的基础上产生思维共振，在短时间内充分发挥团队个体的创造力，从而获得较多的创意设想。例如，为预防临床护理工作中针刺伤的集体讨论会，通过头脑风暴形成针刺伤的危险因素，并提出具体有效的预防方案。

(2)思维导图法　思维导图法是一种运用图文并重的技巧，把各级主题的关系用相互隶属与相关的层级图表现出来的方法。它将主题关键词与图像、颜色等建立记忆链接，从而充分运用左右脑的功能，利用记忆、阅读、思维的规律，开启人类大脑的无限潜能。思维导图简单却又极其有效，是一种革命性的思维工具。

(3)移植演变法　移植演变法指把某一领域的科学原理或方法，移植到别的新领域，即“老柴加新火”，从而产生新的创意，具体方法包括原理移植、方法移植、结构移植和材料移植。移植并非机械的复制，而是侧重于对原理与方法的移植，并且在移植中开展再创造。例如，通过把人本主义心理学家马斯洛的需求理论运用于临床患者的护理工作中，护理工作者能更好地实施整体护理，为患者服务。

(4)和田十二法　又叫“和田创新法则”，即指人们在观察认识一个事物时，可以考虑是否可以的方法，是一种帮助人们打开创造思路，从而进行创造性设想的“思路提示法”。护理领域中的许多发明专利就是运用了和田十二法的思维。例如，将医用棉签和碘伏相加，就得到使用上更便利快捷的碘伏棉签；把注射液体瓶从笨重的玻璃瓶换成轻盈的塑料瓶，不但可以更节省空间人力，还更便于回收处理等。

3. 系统综合能力的训练　创新性思维包括了各种思维形式，是以感知、记忆、思考、联想、理解等能力为基础，以综合性、探索性和求新性为特征的高级心理活动。要全面、辩证、灵活地观察问题、提出问题、分析问题和解决问题，培养自身创新性地掌握和运用所学知识的能力。护士能以变应变，以高效动态思维取代低效静态思维。习惯于认为“以前就是这么做的”“书上就这么说的”的护士，不仅会失去科学技术的创造性，还会在遇到特殊病情不会特殊处理而导致护理差错事故。

4. 努力践行创新思维　这是成功的关键。近年来，护理发明层出不穷，护理新材料、新产品不断问世，解决了临床上的实际护理问题，减轻了患者痛苦，提高了工作效率，使护理创新有了社会价值。护士不再按部就班地工作，而是在工作环节中善于想象、敢于尝试、大胆探索、勇于创新，成为护理质量提高的不竭动力和源泉。在临床护理实践中，通过成立护理创新团队、建立护理创新基金、健全护理创新奖励机制、开发护理创新网络平台等方式，激励护士在实践中不断激发创新思维，促进护理质量的全面提高。

(四)“互联网+”时代的思维变革

1. “互联网+”思维的思考　“互联网+”是创新 2.0 下的互联网发展的新业态，是知识社会创新 2.0 推动下的互联网形态演进及其催生的经济社会发展新形态。通俗地说，“互联网+”就是“互联网+各个传统行业”，但这并不是简单的两者相加，而是利用信息通信技术以及互联网平台让互联网与传统行业进行深度融合，创造新的发展生态。“互联网+”思维不仅是把互联网和其他行业结合起来的一种形式，更是一种以专业为基础，与社会服务相结合的一种开放性、渗透性、综合性的大数据背景下的专业思维，并带来许多新的思维模式，如简约思维、跨界思维、用户思维、大数据思维，等等。

在护理领域引入“互联网+”之后，可以为我们解决当前问题，如慢性病管理、老人照护方面，提供新的思路、技术、方法和手段。“互联网+”护理的研究与应用也逐渐兴起，如临床护理、延续性护理、护理教学、护理科研等传统护理工作，与移动互联网、云计算、大数据、物联网等交叉融合；移动护理查房、可视医护交流、远程护患互动、虚拟仿真教学等应运而生。

2.“互联网+”时代的思维要点　在这样一个信息环境宽松的互联网时代背景下，如何克服不拘小节、随意随性的思维陋习，如何在大量的信息中“独立思考，自主人生”，必然是“互联网+”时代思维领域的重要命题。面对“互联网+”时代带来的思维变革，护理人员应该做到：

(1)明辨是非，避免人云亦云。“互联网+”是一个虚拟的信息宝库，它提供了一个巨大的信息交流平台，通过互联网，我们可以获知大量有用的信息。但也因为网络信息量的无限性及信息真伪的难辨性可能会削弱大家网络参与的理性，形成盲目的跟风或炒作。因此，必须主动辨析，在各种舆论与话题中保持理性的思考，明辨是非，而不是参与盲目的信息传播或舆论斗争。

(2)独立思考，自主理性人生。在“互联网+”时代，只要一上网，信息流就会奔涌而来，其中既包含很多有道理的信息，帮助我们拓宽视野，更好地认识世界，也包括各种各样的精神兴奋剂、心灵迷幻药、思想麻醉剂。如随便服用，不仅会给我们的记忆带来过重的负荷，还会使大脑无法聚精会神地进行独立思考。当思维被绑架时，人生则无自主。护士必须保持高度的自制力和专注力，把握好利用互联网的尺度，避免让自己成为一个丧失独立思考能力的“无头脑的人”，应该学会与自己冷静地对话，知道真实的自己，自主、理性地把握自己的人生，去创造适合于自己、有利于他人的护理事业。

(3)敏锐思考，提高思维效率。互联网时代也是速度的时代，过去传遍世界要几年、几十年的事，今天可能只是一瞬间。护理人员应保持对各类信息的敏锐和敏感，注意通过各种渠道快速收集信息，并提高处理信息的速度。护士应从进入脑际的众多思维素材中迅速筛选出与思维对象直接关联的内容，分出层次或模块，逐级思考，以避免非主导因素对主题思维的干扰，提高思维效率，防止片面认识。

2019 年 1 月 22 日，国家卫生健康委办公厅发布关于开展“互联网+护理服务”试点工作方案的通知。“互联网+护理服务”主要是指医疗机构利用在本机构注册的护士，依托互联网等信息技术，以“线上申请、线下服务”的模式为主，为出院患者或罹患疾病且行动不便的特殊人群提供的护理服务。“互联网+护理服务”要以相关法律法规要求为基础，坚持“线上线下，同质管理”的原则，确保有关服务规范开展，不断满足人民群众多样化、多层次的健康需求。在已经到来的新世纪，护理工作者要认清形势，积极进行护理创新，从而推动护理事业的快速发展和进步。

【本章小结】

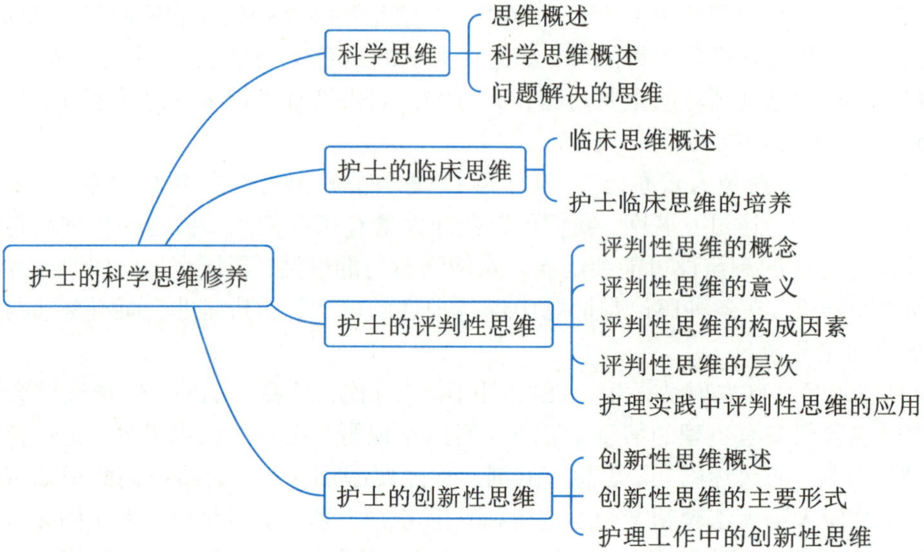

【自 测 题】

一、选择题(A1 型题)

1. 复杂病例讨论属于哪种思维(　　)

A. 聚合思维　　B. 发散思维　　C. 直观动作思维　　D. 常规思维

E. 逆向思维

2. 下面哪个不属于科学思维的原则(　　)

A. 逻辑性原则　　B. 方法论原则　　C. 历史性原则　　D. 辩证性原则

E. 以上都是

3. 护士通过护理实践得出长期卧床患者容易发生压疮的结论，并将其推广到昏迷、截瘫等各类长期卧床患者护理中，这种思维过程是(　　)

A. 概括　　B. 比较　　C. 抽象　　D. 演绎

E. 分类

4. 下面哪个不是问题解决的思维过程(　　)

A. 发现问题　　B. 分析问题　　C. 提出假设　　D. 检验假设

E. 得出结论

5. 搜集和熟悉与问题有关的大量材料是(　　)依赖的基础。

A. 分析问题　　B. 发现问题　　C. 提出假设　　D. 检验假设

E. 得出结论

6. 科学的护理行为要以科学的(　　)作为前提。

A. 行动　　B. 思维　　C. 知识　　D. 理论

E. 实践

7. 不是临床思维特点的是( )

A. 动态性 B. 差异性 C. 时限性 D. 复杂性

E. 跳跃性

8. 临床思维的核心是认识患者存在的( )问题，而疾病本身都具有现象和本质两个方面。

A. 健康 B. 疾病 C. 心理 D. 护理

E. 生理

9. ( )是临床思维的第一步，也是非常关键的阶段。

A. 分析汇总资料 B. 动态实施修正 C. 总结经验教训 D. 收集资料

E. 提出假设

10. 临床思维活动本身是一种动态过程，这一动态过程最终目的是实现将思维从认识事物到改变事物的扩展，此处体现的是临床思维的哪个特点( )

A. 时限性 B. 动态性 C. 差异性 D. 复杂性

E. 全面性

11. 以下选项中属于评判性思维的层次的是( )

A. 基础层次 B. 复合层次 C. 责任层次 D. 智力层次

E. 情感层次

12. 情感态度是个体的一种( )

A. 人格魅力 B. 人格特征 C. 情绪发泄 D. 生理意愿

E. 心理意愿

13. 下列关于评判性思维的概念表述正确的是( )

A. 指的是个体在复杂情景中，自主应用已有知识和经验进行分析

B. 是指个体在复杂情景中，能全面地、能动地应用已有的知识和经验对问题的解决方法进行选择，在反思的基础上加以分析、推理，作出合理的判断和决定

C. 评判性思维不属于批判性思维

D. 评判性思维是针对临床简单的护理问题进行的有目的、有意义的自我调控性的判断、反思、推理及决策过程

E. 评判性思维是反向思维

14. 以下对评判性思维中智力因素的含义理解正确的是( )

A. 是评判性思维过程中所涉及的专业知识及专业相关性知识

B. 是个人智商

C. 包括医学基础、人文知识及医院文化

D. 护士在进行护理评判性思维时不一定要用到专业知识

E. 公共文化知识

15. 以下选项中不属于评判性思维构成因素之认知技能因素的是( )

A. 说明 B. 评价 C. 分析 D. 表达

E. 推理

二、选择题(A2 型题)

1. 在某社区，一位 4 岁儿童与家人玩游戏时从床上失足跌落造成严重骨折，为预防儿

童居家意外伤害，社区居委会召集社区护理人员及家长开展关于预防儿童居家意外伤害的集体讨论会，归纳儿童居家意外伤害的危险因素，并提出具体有效的预防方案。以上采用的是哪种创新思维训练的方法？（　　）

A. 头脑风暴法　　B. 思维导图法　　C. 移植演变法　　D. 和田十二法
E. 关联思维法

2. 护士小王在执行医嘱过程中，发现医生给血糖高的患者开了输注葡萄糖注射液而忘记加胰岛素的时候，护士不是机械地执行医嘱，而是提醒医生，以确保患者的用药安全，该护士的行为体现了临床思维的（　　）

A. 系统性　　B. 深广性　　C. 灵活性　　D. 评判性
E. 预见性

三、简答题

1. 简述影响问题解决的因素有哪些？

2. 简述阻碍护理工作中创新性思维的因素有哪些？

（李建树）

附录

实训项目

实训一　护士美学修养实训

一、实训目的

1. 提升自身审美修养。
2. 学会运用护理美学理论塑造良好的个人和集体护理职业形象。
3. 能运用美学理论开展护理实践，同时也能将美学理论运用于学习、工作和生活中。

二、实训准备

1. 环境准备　光线充足、温度适宜，模拟医院工作场景的带有病床的实训室。
2. 用物准备　桌子、凳子、笔、病历夹等。
3. 学生准备　复习护士美学修养内容，查阅相关资料。

三、实训项目

通过仪表、语言、行为展示护士外在形象美和护士内在美的和谐与统一。

四、实训过程和方法

(一)讲解

1. 教师介绍本次实训目的与要求。
2. 教师介绍实训案例及场景。

(二)案例

患者，陈某，男，70岁，因胸痛、气促入院，查明病因后医护人员对其进行了心脏冠脉造影和冠脉支架置入手术。术后六日晚上八时，责任护士小李来巡视病房时，发现陈某独自一人在走廊上，于是上前轻声询问："陈爷爷，晚上好！您这是要去做什么呢？您的家人呢?”陈某情绪激动地回答:“我要出院回家!他们都很忙,出去了,留我一个人在这实在太无聊了。”护士小李见状立即开始安抚陈爷爷的情绪,并对其进行劝阻,在一番交谈后,陈爷爷的情绪得到了缓和,并在护士小李和小张的陪同下回到病房。在整个过程中,护士面带微笑、动作轻柔大方、语言准确得体、态度和蔼亲切。

1. 学生讨论,按学习小组进行,每个小组成员在小组长的带领下,根据实训案例创设情境,进行角色扮演,学生可根据情境适当自由发挥。

2. 教师根据护理审美评价的标准,给予具体的实施。

3. 教师随机抽取一组学生代表进行情境演练。

五、实训效果评价

1. 护士扮演者对自己在工作中所接触到的事物体现出来的美的感受进行总结。

2. 扮演的患者能说出自己的感受。

3. 其他同学进行补充。

4. 教师对展示结果进行评价,并提出改进方法。

5. 评价内容

(1)护士职业形象美　形象美(着装规范、整洁,修剪指甲、妆容合适等)、语言美(语言亲切、通俗易懂,富有情感)、动作美(站姿、坐姿、行姿、蹲姿等)符合职业要求。

(2)学习态度　是否积极认真地参与并较好地完成了任务。

(3)技能发展　是否能在教师的指导下标准、规范地完成展示护士的职业美。

(4)团队协作　是否积极参与团队活动;团队成员之间是否相互协作配合默契。

(5)创新精神　展示是否有创意;是否能在具体的情境中灵活恰当地运用美学礼仪规范。

(6)职业情感　展示过程中态度是否严谨、认真;行为是否体现了对患者的关爱,能否规范自己的行为举止,保持优雅的仪态,体现护士职业形象美。

6. 谈谈护士职业形象美对护患关系的影响。

(胡茜)

实训二　护士礼仪实训

一、实训目的

1. 掌握微笑、护士职业四种基本体态和社交礼仪之引导等礼仪的基本要求和训练方法。达到规范使用治疗盘、治疗车和病历夹等器具的目的。

2. 有严谨规范的训练态度和职业礼仪素养,具备礼仪知识和规范。

3. 将礼仪规范熟练运用在生活、学习和工作中,展示个人及职业的良好形象。

二、实训准备

1. 环境准备　光线充足、温度适宜,墙壁带有镜子的实训室。

2. 用物准备 一次性筷子、靠背椅、治疗盘、治疗车、病历夹等。
3. 学生准备 护士工作服、护士帽、口罩、胸牌等。

三、实训项目

(一)微笑

1. 微笑的基本要求 要自然真诚，护士微笑应当“发乎情，止乎礼”，蕴涵丰富的情感，传递真诚友善。微笑时脸部统一协调。注意不同场合的适时微笑。

2. 微笑的训练方法

(1)咬筷子练习法：对镜子练习，用牙齿轻轻地咬住木筷，把嘴角对准木筷，两嘴角翘起，连接嘴唇两端的线是否与木筷在同一水平线上，保持这种状态十秒钟后，轻轻抽出木筷，维持原状态。注意脸部肌肉要放松状态。

(2)发音练习法：通过一些能够形成微笑表情的特殊发音，帮助自己找到最美的微笑状态。如汉字“一”“四”“七”“茄子”，英文字母“e”等。

(二)站姿

1. 站姿的基本要求 头正颈直、双目平视、嘴唇微闭、下颌微收、面带微笑，挺胸、收腹、展肩、提臀、立腰，双臂自然放松下垂于体侧。女士可相握(右手在上)放于腹前脐中或脐下两横指位，两脚呈“丁”字步，或两脚稍分开前后错步站立；男士双手可自然贴放于身体两侧，两脚分开但不超过肩宽。

2. 站姿的训练方法

(1)靠墙法：身体背墙站好，使后脑、肩胛部、臀及足跟均紧贴墙壁。

(2)背靠背法：两人背靠背站立，使后脑、肩背部、臀及足跟均能彼此紧贴。

(3)照镜训练：面对镜子，检查站姿及整体形象，发现问题及时纠正。

(三)行姿

1. 行姿的基本要求 轻松、矫健、优美、匀速，做到不慌不忙，稳重大方。在抢救患者、处理急诊、应答患者呼唤时，可合理选择快步行走或者奔跑。

2. 行姿的训练方法

(1)摆臂训练：两臂以躯干为中心，前后自然直摆，前约35°，后约15°。

(2)步幅步位训练：行走时脚尖向前，双脚踩在一条线的两侧，落步轻盈，步幅约一脚之距，步速快捷。注意矫正内外八字步，避免步幅过大或过小。

(3)稳定性训练：将书本放在头顶，保持行走时头正、颈直、目不斜视，练习行走者的稳定性。矫正头颈不直、重心不稳等不良的行姿。

(4)协调性训练：起步时身体稍前倾，重心应从足中移到足的前部，当前脚落地后脚离地时，膝盖伸直、踏下脚时再稍微松弛，并立刻使身体重心落于足的中央，不可偏斜。

(四)坐姿

1. 坐姿的基本要求 头正、肩平、挺胸、肢体放置适当。

2. 坐姿的训练方法

(1)就座：从左侧一方走向自己的座位，背对座位，右脚向后退半步，单手或双手捋平衣裙下摆，保持上半身直立，轻稳地就座，坐于椅面的前 1/2~2/3 位置，动作轻盈，从容自如。

(2)坐姿：女士就座后，保持上半身身体直立，两肩端正放松，两臂自然弯曲放在大腿上，双腿自然并拢，上身与大腿、大腿与小腿、小腿与地面均自然呈 90°，双手搭握轻放在大腿上，可练习正位坐式、双腿斜放式、前伸后屈式等。男士就座后，两膝可略微分开，但一般不超过肩宽，双手放于双腿上。

(3)离座：离座起立时，右腿先向后退半步，然后上身直立站起，收右腿，从左侧还原到入座前的位置。

(五)蹲姿

1. 蹲姿的基本要求　上身直立稍前倾，屈膝蹲下，双腿合力支撑身体，臀部向下。

2. 蹲姿的训练方法

(1)下蹲：在站姿的基础上，一腿稍后退半步，单手或双手从身后腰部向下捋平衣裙下摆，上身保持直立，两腿靠紧下蹲，注意动作协调、自然、优美。单膝点地式下蹲为后腿弯曲，另一条腿跪着。双腿高低式下蹲为双腿一高一低，互为倚靠。

(2)起身：右手拾物或双手拾物站起，靠后站立的脚向前半步，然后再行走，有助行走安全和姿态的优美。

(六)引导礼

1. 引导礼的基本要求　具有正确的引导方法和姿态。指引手势应明确地告诉被引导者正确的方向，提醒对话时多用敬语，并将头部、上身和目光转向对方。手势为四指并拢，拇指微张，掌心向上，以肘为轴，朝所指示方向伸去。

2. 引导礼的训练方法

(1)近距离提示：在站姿基础上，行点头礼或问候礼后，朝所指示方向伸出手臂，伴随说“请坐”。

(2)原地引导：在站姿基础上，行点头礼后，朝指引方向伸出手臂，目光看向被引导者，伴随说“请往这边走”。

(3)伴随引导：引导者应站在被引导者的前方 1~1.5 米处，目光看向被引导者，伴随说“请跟我来”。遇到台阶、转弯时，应及时提醒，例如“请往这边走”“请注意前方有台阶”。

(4)楼梯引导：引导他人下楼梯时，引导者在前面，被引导者在后面。上楼梯时，引导者在后面，被引导者在前面，确保被引导者在安全的位置。引导者应配合被引导者的步伐，距离始终在能保证安全的范围内。

(5)电梯引导：①乘坐轿厢式电梯时，引导者应先到电梯门口，控制电梯开关。保证他人安全进入电梯，按楼层按钮，到达楼层后，引导他人先走出电梯，随即跟出。②乘扶手式自动电梯时，靠右侧站立，上电梯时，引导者居后；下电梯时，引导者在前，确保被引导者的安全。

（七）开关门礼

1. 开关门礼的基本要求　进出病房或办公室时，需遵守开关门礼仪，表示对对方的尊重，同时注意保护对方的隐私。

2. 开关门礼的训练方法

（1）开门：用右手食指或中指弯曲后，轻轻敲门，连敲三下，一重两轻，一长两短，间隔为0.3~0.5秒，待对方允许后方可推门进入，向室内人员点头致意，说“您好”，再轻轻地把门关上。

（2）关门：打开门，正面退出房间，向室内人员点头致意或挥手致意，说“再见”，再轻轻地把门关上。

（八）端治疗盘

1. 端治疗盘的基本要求　身体挺直，抬头立颈，走姿轻盈，不可用治疗盘撞门，更不可用脚踹门，应侧身用身体轻轻推门而入。

2. 端治疗盘的训练方法

（1）站立：上臂贴近躯干，小臂与上臂呈90°，双手托盘底两侧边缘的中部，四指在下自然分开，拇指在侧。治疗盘不可贴住工作服，需与工作服间隔2厘米。

（2）行走：行走时同行姿的各项要求，需保证重心、盘面平稳。

（九）推治疗车

1. 推治疗车的基本要求　同行姿要求，把稳方向，速度均匀。注意腰部负重不要过多，行进中随时观察车内物品，注意周围环境，快中求稳。

2. 推治疗车的训练方法

（1）站位：站在没护栏的一侧，双手扶把，双臂均匀用力，重心集中于前臂，上身前倾，身体距治疗车20~30厘米。

（2）行走：行走时保持上身平直，行进、停放平稳。

（十）持病历夹

1. 持病历夹的基本要求　持病历夹的手应保持稳定，手臂自然下垂。不可随意拎着病历夹甩动。

2. 持病历夹的训练方法

（1）站立：左手持文件夹上1/3或中部，正面向内，放于侧胸或侧腰，右手自然下垂或扶托。

（2）行走：肩部自然放松，上臂贴近躯干，病历夹正面向内，右手自然摆臂。

（3）书写或阅读：左手上臂和前臂呈90°，将病历夹平稳托于前臂和左手上，右手协助轻扶文件夹或打开记录。

四、实训方法和过程

(一)讲解与示教

1. 教师通过示范或播放视频，逐步讲解每一个礼仪实训项目的方法和要领。

2. 在示教的过程中，鼓励学生们积极参与实训项目的训练。

(二)分组训练及考核

1. 集体训练　在老师的统一指导下进行微笑、站姿、蹲姿的练习。

2. 分组训练　学生2~4人一组，练习行姿、坐姿、开关门礼、引导礼、端治疗盘、推治疗车、持病历夹。行姿练习时可配上背景音乐进行。

3. 角色扮演　以小组为单位，围绕礼仪的项目自编情景进行角色扮演练习。

4. 考核展示　练习完毕后按小组进行考核，由师生共同进行评价。考核可分组展示或由教师抽组展示，展示的方式由学生自行设定。

五、实训效果评价

1. 教师及学生对展示结果进行评价，并指出改进方法。

2. 按照教师和同学们的建议进行调整和完善。

3. 评价内容

(1)学习态度　是否积极认真地参与并较好地完成了训练任务。

(2)技能发展　是否能在教师的指导下顺利完成项目训练；动作是否标准、规范。

(3)团队协作　是否积极参与团队活动；团队成员之间是否相互协作、相互指导、配合默契。

(4)创新精神　展示是否新颖、有创意；是否能在具体的情境中灵活恰当规范地运用仪态礼仪。

(5)职业情感　训练过程中态度是否严谨、认真；行为是否体现了对患者的关爱，能否规范自己的举止，保持优雅的仪态，体现护士的职业风范。

附：礼仪实训效果评价(表2-1)

表2-1　护士礼仪实训效果评价

项目及分数		评价要点及标准	自评	学生互评	教师评价	建议
微笑 10分		自然真诚，蕴涵情感，传递真诚友善，微笑时脸部统一协调。注意不同场合的适时微笑				
姿态 20分	站姿 5分	头颈保持直立，挺胸、收腹、展肩、提臀、立腰；手贴放身体两侧或相握(右手在上)放于腹前，两脚呈“丁”字步或前后错步站立。男士两脚可分开，但不超过肩宽				
	行姿 5分	行走时头正、颈直、目不斜视、匀速				

续表2-1

项目及分数		评价要点及标准	自评	学生互评	教师评价	建议
姿态 20分	坐姿 5分	坐于椅面的前1/2~2/3位置，上部身体直立，小腿与地面呈自然的90°，双手搭握，轻放在大腿上				
	蹲姿 5分	衣裙下摆不贴地面，上身直立，两腿靠紧下蹲，动作协调、自然、优美				
引导礼 10分		手势为四指并拢，拇指微张，掌心向上，以肘为轴，朝所指示方向伸去。引导时将头部、上身和目光转向对方				
开关门礼 10分		食指或中指轻轻敲门，连敲三下，一重两轻，一长两短，间隔为0.3~0.5秒。离开时正面退出房间，礼貌致意，再轻轻地把门关上				
端治疗盘 10分		上臂贴近躯干，小臂与上臂呈90°，双手托盘底两侧边缘的中部，四指在下自然分开，拇指在侧				
推治疗车 10分		站在没护栏的一侧，双手扶把，双臂均匀用力，重心集中于前臂，上身前倾，身体距治疗车20~30厘米。行走时保持上身平直，行进、停放平稳				
持病历夹 10分		站立：左手持病历夹上1/3或中部，正面向内，放于侧胸或侧腰，右手自然下垂或扶托				
		行走：肩部自然放松，上臂贴近躯干，病历夹正面向内，右手自然摆臂				
		书写或阅读：左手上臂和前臂呈90°，将病历夹平稳托于前臂和左手上，右手协助轻扶病历夹或打开记录				
综合 20分	学习态度和团队精神 8分	团队中每位同学均参与，积极完成训练项目				
	创新精神 6分	展示形式新颖，体现护士的职业风范				
	职业情感 6分	训练过程严谨，体现对患者的关爱				

（王志敏）

实训三　护士人际沟通实训

一、实训目的

1. 学会护患语言沟通与非语言沟通的内容与技巧。

2. 增强学生同理心和提高职业应对能力，培养团队协作精神。

3. 督促学生不断学习和更新自己的知识和技能，提高专业素养和竞争力，促进专业发展。

二、实训准备

1. 环境准备　教室的桌椅摆放于四周，中心处放一张桌子、一把长椅，模拟病房；或在护理实训中心的模拟病房上课。

2. 学生准备　学生认真复习护患有效的语言沟通技巧和原则，包括倾听、表达、提问等；以及非语言沟通技巧，如面部表情、肢体语言、声音等内容；指导学生查阅护士人际沟通的相关资料和数据，如阅读并分析护患语言沟通和非语言沟通成功以及失败的案例。

三、实训过程与方法

（一）实训场景及案例

教师介绍本次实训目的与要求，复述护患语言沟通与非语言沟通的原则、技巧，介绍实训场景及实训案例。

案例 1　护患语言沟通实训案例

钟先生，65 岁，高血压 10 年，血压忽高忽低不稳定。住院期间医院要求他晚上应在病房住，但钟先生却时常偷偷回家，护士发给他的药也没有按时服用。针对这种情况，护士小王应如何与钟先生有效沟通？

案例 2　护患非语言沟通实训案例

护士小王在心血管科工作了 10 年。一天，她负责照顾一位新入院的心脏病患者——李先生。李先生因为突发心肌梗死被紧急送入医院，他对自己的病情非常担忧，并且因为环境的陌生和身体不适感到有些焦虑。

（二）演示、讲解训练

1. 教师先进行演示和讲解，学生再根据老师的提问逐个回答。

2. 护士人际沟通案例实训演示。

2.1　护患语言沟通

在这个护患沟通实训案例中，我们将模拟护士小王如何与 65 岁的钟先生进行有效沟通，以解决他高血压管理中的问题。

钟先生有 10 年的高血压病史，血压控制不稳定，且存在不遵守住院规定、私自回家以及不按时服药的情况。护士小王面临的挑战是如何通过语言沟通，与钟先生建立信任关系并促使其配合治疗。我们拟分以下五个步骤进行：

第一步：建立信任与同理心。护士小王首先要做的是通过友善、耐心的态度与钟先生建立信任关系。她可以用温暖的语言表达关心，比如："钟先生，我了解到您患高血压已经有很长时间了，您一定很不容易。我们都在努力帮助您控制血压，减少并发症的风险。"

第二步：了解患者需求与顾虑。护士小王接下来需要深入了解钟先生不遵守住院规定和没有按时服药的具体原因。她可以询问："钟先生，我了解到您晚上会回家，也有时候不能按时服药，能告诉我您这样做的原因吗？是不是有什么顾虑或需求我们没有满足？"

第三步：提供信息与解释。在了解了钟先生的想法后，护士小王需要向他提供关于高血压正规服药治疗和遵守住院规定的重要性信息。她可以用通俗易懂的语言解释："钟先生，高血压病的治疗是一个长期、规范的过程，按时服药和在医院住宿是为了更好地监测您的血压情况，防止并发症的发生。我们都很关心您的健康，希望您能配合我们的治疗。"

第四步：制定个性化沟通策略。根据钟先生的性格和需求，护士小王可能需要采用不同的沟通策略。例如，如果钟先生是个固执的人，小王可以更多地使用同理心，理解他的想法，并通过温和的方式提出建议。如果钟先生是个理性的人，小王可以用数据和事实来说服他。

第五步：及时跟进与反馈。作为责任护士的小王需要对钟先生的治疗情况及时跟进并给予反馈。她可以说："钟先生，我们会定期检查您的血压情况，并了解您是否按时服药。如果您有任何问题或困难，都可以随时告诉我，我们会一起想办法解决。"

通过这个案例，我们可以看到，有效的护患沟通不仅仅是传递信息，更是建立信任、理解患者需求并提供个性化支持的过程。小王通过这五步沟通策略，不仅可以帮助钟先生更好地管理高血压，还能促进医患关系的和谐与发展。

2.2 护患非语言沟通

第一步：护士小王进入病房，面带微笑并用温和的目光与李先生打招呼，传递出关心与友好的态度。

第二步：在与李先生交谈时，小王注意保持适当的姿势，身体微微前倾，表现出倾听和关注的姿态。

第三步：当李先生表达不适时，小王轻轻握住他的手，用柔和的语气安慰患者，同时轻轻拍打李先生的肩膀，传递出安慰和支持。

第四步：在为李先生整理床单调整体位时，小王动作轻柔，尽量避免引起李先生的不适感，同时与患者保持眼神交流，解释每一步操作的目的和效果。

第五步：在离开病房前，小王再次面带微笑并点头表达对李先生的关心和支持，并告诉他如有需要可以随时呼叫她。

(三)情境扮演和模拟角色对话

将学生分成若干学习小组，每组 5~6 人，在小组长带领下根据实训沟通案例创设的情景，进行角色扮演。

(四)抽取其中一组进行展示

（五）同学点评；教师总结点评

四、实训效果评价

1. 教师及学生对展示结果进行评价，并指出需要改进的方面。
2. 按照教师和同学们的建议进行调整和完善。
3. 书写实训报告，列出实训情景中护士与患者的沟通技巧。

（王莉　薛慧慧）

实训四　临床思维案例实训

一、实训目的

1. 培养学生树立科学思维习惯，提升临床思维能力。
2. 学会运用科学思维方法开展临床护理实践。

二、实训准备

1. 环境准备　教室课桌椅摆放于四周，中心处放置模拟病床。一位学生模拟患者躺于床上。

2. 用物准备　病历夹、笔、纸等。

3. 学生准备　认真复习“护士的科学思维修养”相关知识，根据病例设置场景，准备好相关资料。

三、过程与方法

1. 教师首先介绍实训目的与要求，并介绍实训案例及场景。

患者，男，70 岁，CCU-40 床，患者因 3 天前受凉后出现胸闷气促进行性加重，咳嗽、咳白色黏液痰，急诊拟“心力衰竭”于 2023 年 11 月 1 日急诊入院。神志清楚，T：36.8 ℃，P：96 次/分，R：26 次/分，BP：104/61 mmHg，SPO_2 95%。专科体查：颈静脉轻度充盈，心脏叩诊向两侧扩大，主动脉瓣第二听诊区（胸骨左缘第 3～4 肋间）舒张期叹气样杂音；双肺呼吸音弱，可闻及干湿性啰音，双下肢重度凹陷性水肿。

辅助检查：

（1）B 型脑利钠肽前体 27300.00 ng/L↑；降钙素原 0.500 ng/mL；肌钙蛋白 10.013 ug/L↑；D-二聚体 3380.00 ug/L↑；血红蛋白 73 g/L↓。

（2）粪便常规+隐血：隐血阳性；尿常规：隐血+-。

（3）胸部 CT：双侧胸腔积液。

（4）心脏彩超：全心扩大、主动脉瓣钙化并重度反流，心律不齐。

诊断：

（1）急性心力衰竭，心功能Ⅳ级。

(2)心脏瓣膜病。

(3)慢性支气管炎伴肺气肿。

诊疗经过：

(1)入住 CCU 病房，予以遥测心电监护，吸氧。记录 24 小时尿量。

(2)治疗上予以“地高辛”强心、“螺内酯片+呋塞米片”利尿消肿、“丹参酮ⅡA 磺酸钠+盐酸罂粟碱”改善循环、“那屈肝素”抗凝防血栓等对症支持治疗。

(3)11 月 2 日患者粪便隐血阳性，考虑消化道出血，予以停用“那屈肝素”，加用“泮托拉唑钠”抑酸护胃。

(4)11 月 3 日患者咳嗽、咳痰，遵医嘱予以“布地奈德+异丙托溴铵”止咳化痰、解痉平喘。

(5)11 月 5 日患者胸腔大量积液，建议胸腔穿刺引流放液，患者及家属拒绝。

(6)11 月 10 日患者血压 80~90/50~60 mmHg，遵医嘱予多巴胺组泵入升压。

(7)11 月 12 日患者因心衰终末期，长期利尿，经多巴胺升压后血压仍波动在 80~90/50~60 mmHg，遵医嘱改予去甲肾上腺素组持续泵入，建议完善中心静脉压监测，患者及家属拒绝，予置入 MC 导管。

(8)11 月 13 日复查 B 型脑利钠肽前体 14600.00 ng/L↑，但较前有所下降；双下肢中度凹陷性水肿，无咳嗽咳痰。

2. 学生分组查房

对该案例进行评估，护理过程中可能存在的问题有哪些？

3. 分析讨论

(1)该案例中患者为心脏瓣膜病终末期，反复发作心力衰竭，导致体液潴留严重，利尿效果欠佳，血压低，又拒绝行中心静脉测压，我们怎么对该患者进行人文关怀与沟通？

(2)运用临床思维思考该患者现存的护理问题有哪些？

4. 教师进行总结。

四、实训效果评价

1. 简述通过本次实训，自己的心得体会有哪些？

2. 概述护士的临床思维的重要性。

（李建树）

参考文献

[1] 刘义兰，翟惠敏. 护士人文修养[M]. 3 版. 北京：人民卫生出版社，2022.

[2] 丁宏伟. 护士人文修养[M]. 2 版. 北京：人民卫生出版社，2022.

[3] 张红菱. 护士人文修养[M]. 北京：人民卫生出版社，2022.

[4] 马嫦英，朱晓琴. 护士人文修养[M]. 北京：科学技术文献出版社，2019.

[5] 张颖，安文忠，单伟颖，等. 护理人文关怀相关概念内涵解析[J]. 承德医学院学报，2017，34(5)：449-450.

[6] 侯金莲，杜纪美. 呼吸内科优质护理服务引入责任制整体护理方法的临床效果分析[J]. 系统医学，2020，5(16)：160-162.

[7] 高翔，段晓侠. 近 10 年我国护理人文关怀能力测评工具研究现状的文献计量学分析[J]. 全科护理，2021，19(5)：577-581.

[8] 刘琴，何自强，骆佳佳，等. 以提升人文关怀能力为导向的护理学导论教学模式应用研究[J]. 沈阳医学院学报，2023，25(5)：540-543.

[9] 王珊珊，贺琳晰，张晓雨，等. 叙事护理教育提升护理本科生人文关怀能力的效果研究[J]. 中国继续医学教育，2023，15(22)：97-102.

[10] 蔡丽梅，邝丽娟，李咏怡，等. 护理实习生人文关怀品质现状及影响因素研究[J]. 卫生职业教育，2023，41(23)：138-141.

[11] 周闯，金学勤，马晓敏. 护士人文关怀的研究进展[J]. 中国医学伦理学，2024，37(1)：100-107.

[12] 王燕，丁宏伟. 护士人文修养[M]. 北京：人民卫生出版社，2015.

[13] 李本富. 医学伦理学[M]. 北京：人民卫生出版社，2018.

[14] 张悦，王晓燕. 护士在维护患者权益中的角色与责任[J]. 中国护理管理，2021，21(6)：801-804.

[15] 刘芳，李晓燕. 患者权利保护的法律与伦理思考[J]. 医学与哲学(A)，2020，41(11)：40-43.

[16] 王岩，刘振东，等. 当代医疗环境中护士对患者权利保障的实践与思考[J]. 护理学杂志，2023，38(5)：1-4.

[17] 李本富. 护理伦理学[M]. 北京：科学出版社，2018.

[18] 刘晓红，王一方. 护理伦理学理论与实践[M]. 北京：人民卫生出版社，2019.

[19] 胡林英. 护理伦理学[M]. 北京：人民卫生出版社，2020.

[20] BELL L. Code of Ethics for Nurses with Interpretive Statements[J]. Critical Care Nurse，2015，35(4)：84.

[21] 丛亚丽. 护理伦理学[M]. 北京：人民卫生出版社，2017.

[22] 杨晓玲，杨辉. 护理伦理学[M]. 北京：科学出版社，2018.

[23] 王文杰，王梅. 护理伦理学概论[M]. 北京：人民卫生出版社，2016.

[24] 罗羽，谭静. 护理伦理学[M]. 重庆大学出版社：2022. 08. 244.
[25] 杨平，黄小红. 护士法律法规[M]. 北京：人民卫生出版社，2021.
[26] 王玉玲，王玉波. 护理法规与护理管理[M]. 北京：人民卫生出版社，2022.
[27] 刘玉锦. 护理法律法规与职业防护[M]. 北京：化学工业出版社，2021.
[28] 杨平. 护理法律法规与护理管理[M]. 2 版. 北京：人民卫生出版社，2020.
[29] 蒋红，黄莺，王峥. 实用护理法律法规[M]. 上海：上海科学技术出版社，2020.
[30] 李小妹，冯先琼. 护理学导论[M]. 5 版. 北京：人民卫生出版社，2022.
[31] H. Russell Searight. Ethical Challenges in Multi-Cultural Patient Care [M]. Springer Cham，2019.
[32] 费孝通. 中华民族多元一体格局[M]. 北京：中央民族大学出版社，2018.
[33] KAREN H. Cultural Awareness in Nursing and Health Care：An Introductory Text [M]. CRC Press，2017.
[34] 叶萌，NYAMATHI A，王骏. 多元文化与护理[M]. 上海：复旦大学出版社，2014.
[35] 邹红，凌云霞. 护理文化建设[M]. 北京：军事医学科学出版社，2012.
[36] 史宝欣. 多元文化与护理[M]. 北京：高等教育出版社，2010.
[37] 汤媛，傅琼. 中国礼仪的发展历程及其启示[J]. 商丘职业技术学院学报，2020，19(4)：27-30.
[38] 余媛. 浅谈护士礼仪培训在优质护理服务中的重要性[J]. 人人健康，2020(11)：158.
[39] 卢玉贞，丘宇茹，陈洁瑜. 护士礼仪培训在护理工作中应用的效果评价[J]. 中华护理教育，2010，7(2)：77-79.
[40] 秦东华. 护理礼仪与人际沟通[M]. 北京：人民卫生出版社，2014.
[41] 玉湘萍. 护士礼仪培训在门诊护理工作中的应用价值分析[J]. 中国社区医师，2020，36(14)：166-168.
[42] 解红，罗劲梅，李爱夏，等. 护理礼仪[M]. 华中科技大学出版社，2020.
[43] 史瑞芬，刘义兰. 护士人文修养[M]. 2 版. 北京：人民卫生出版社，2017.
[44] 李惠玲. 护理人文修养[M]. 北京：人民卫生出版社，2015.
[45] 程跃英. 护理美学[M]. 北京：高等教育出版社，2014.
[46] 雷巍娥，张自珍. 护理礼仪与形体训练[M]. 3 版. 西安：第四军医大学出版社，2016.
[47] 付元秀. 人际沟通[M]. 郑州：第四军医大学出版社，2016.
[48] 李霞，黄建英，陈莉. 中国礼仪：医护礼仪[M]. 沈阳：东北大学出版社，2018.
[49] 王燕，秦秀海. 护理礼仪与人际沟通[M]. 北京：人民卫生出版社，2018.
[50] 秦东华. 护理礼仪与人际沟通[M]. 2 版. 北京：人民卫生出版社，2019.
[51] 曾萍萍，蒙桂琴. 护理礼仪与人际沟通[M]. 2 版. 北京：人民卫生出版社，2017.
[52] 王宇，高元杰. 护理礼仪与人际沟通[M]. 北京：人民卫生出版社，2018.
[53] 宋海燕，宋文娟. 护理礼仪[M]. 北京：人民卫生出版社，2015.
[54] 耿洁，吴彬. 护理礼仪[M]. 3 版. 北京：人民卫生出版社，2015.
[55] 全国护士执业资格考试用书编写专家委员会. 2023 全国护士执业资格考试指导[M]. 北京：人民卫生出版社，2022.
[56] 李小妹. 护理学导论[M]. 3 版. 北京：人民卫生出版社，2012.
[57] 吕扬，高凤莉. 系统化评估与风险预判培训对提高护士评判性思维能力的效果评价[J]. 中华护理杂志，2016，51(2)：186-189.
[58] 江寅芳，王薇. 护理评判性思维概念内涵的研究进展[J]. 护理学报，2011，18(4)：1-5.
[59] 全国护理事业发展规划(2016—2020 年)[J]. 中国护理管理，2017，17(1)：1-5.
[60] 高金声. 愿善良成为医学的灵魂[M]. 北京：中国协和医科大学出版社，2014.
[61] 李晓东. 诺贝尔奖获得者给青少年的思维方法[M]. 长春：吉林出版集团有限责任公司，2013.

[62] 史瑞芬. 护士人文修养[M]. 2 版. 北京：人民卫生出版社，2016.
[63] 朱玉军，王香凤. 科学思维内涵要素与方法[J]. 化学教育，2024，45(1)：9-13.
[64] 王春燕，曹靖玮. 培养医学生批判性思维的教学模式初探[J]. 中国继续医学教育，2023，15(10)：37-41.

扫描获取教学大纲（参考）

扫描获取本书自测题答案